Kristin Rübesamen
Alle sind erleuchtet

PIPER

Zu diesem Buch

Immer wenn etwas schiefläuft, tauchen Yogis auf. Noch nie war es so schick, Yoga zu üben, noch nie hat die Sehnsucht nach einem friedlichen Leben so sexy ausgesehen. Yoga ist im Westen zum Mittelstandsphänomen geworden und scheint die Antwort zu geben auf die Frage nach einem Halt in unwirtlichen Zeiten. Kann Yoga das erschöpfte Selbst, wie es die Soziologen nennen, retten? Oder führt es doch zur stillen Revolution? Macht es die Nervösen nicht vielleicht empfindlicher, die Geknickten noch wehleidiger, die Sanften debil und die Aggressiven unerträglich? Kristin Rübesamen erzählt von ihrem Weg von New York bis Berlin-Wedding, berichtet von ihren Lehrern und ihrer Erfahrung als Lehrerin und warum sie anfing, im Studio um die Ecke zu üben. Sie führt uns einmal um die Welt, um dann wieder beim Geheimnis des nach unten schauenden Hundes zu landen – flüchtig, staunend und voller Respekt.

Kristin Rübesamen, geboren in München, studierte deutsche und russische Literatur und arbeitete für Spiegel-TV und ZDF. Nach einem Jahrzehnt in New York und London lebt sie nun mit ihrem Mann und ihren beiden Töchtern in Berlin. Sie schreibt für die Süddeutsche Zeitung und die Frankfurter Allgemeine Sonntagszeitung, veröffentlichte zwei Romane und zuletzt zusammen mit Angelika Taschen *Great Yoga Retreats.* Sie unterrichtet Yoga in Berlin und auf der ganzen Welt.

Kristin Rübesamen

ALLE SIND ERLEUCHTET

Bekenntnisse einer Yoga-Lehrerin

Piper München Zürich

Mehr über unsere Autoren und Bücher:
www.piper.de

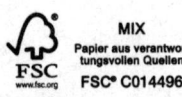

MIX
Papier aus verantwor-
tungsvollen Quellen
FSC® C014496

Ungekürzte Taschenbuchausgabe
Piper Verlag GmbH, München
März 2014
© 2010, 2012 Berlin Verlag in der Piper Verlag GmbH, München
Alle Rechte vorbehalten
Umschlaggestaltung: semper smile, München, nach einem Entwurf von
Rothfos & Gabler, Hamburg.
Umschlagabbildung: Frederike Helwig
Satz: Greiner & Reichel, Köln
Gesetzt aus der Scala
Papier: Munken Print von Arctic Paper Munkedals AB, Schweden
Druck und Bindung: GGP Media GmbH, Pößneck
Printed in Germany   ISBN 978-3-492-30435-1

Für meinen Vater, Hans-Eckart

Denn ein Leben nur, ein einziges, hat jeder.

Marc Aurel

ANMERKUNG ZUM FOTO
11

TAGESRATION ZUVERSICHT
13

SCHICK DEINE AUFMERKSAMKEIT ZWISCHEN
DEINE SCHULTERBLÄTTER
57

YOGA CONFIDENTIAL
84

SCHIEFE EBENE
157

KLEINE KOBRAS
191

6 A.M. MEET THE GURU
243

GEWINNEN SIE EIN ASTRONAUTEN-TRAINING
334

ANMERKUNG ZUM FOTO

Wenn Sie genau hinsehen, werden Sie feststellen, dass ich etwas schief stehe. Meine Unterarme bilden kein gleichschenkliges Dreieck, meine rechte Schulter ist nicht genügend nach innen rotiert. Meine Lendenwirbelsäule macht ebenfalls einen leicht komprimierten Eindruck. Dass meine Schultern nicht aktiv weg von den Ohren ziehen, schaut dagegen nur so aus. Das liegt am T-Shirt. Dafür, dass es kurz danach angefangen hat, ordentlich zu regnen, sieht der Himmel noch recht freundlich aus. London ist immer gut für eine böse Überraschung. Dass ich auf dem Foto lächle, ist jedoch kein Zufall: Freddie hat darauf bestanden.

Im Nachhinein scheint es mir unmöglich, ein paar Jahre bevor das Jahrtausend zu Ende ging, Yoga auszuweichen und sich nicht – so wie es in großen Liebesgeschichten passiert – so zu verstricken, dass ich mich nicht mehr lösen konnte. Ich übte Yoga vor dem Hintergrund der untergehenden Finanzwelt, erst in New York, dann in London, während alles explodierte. Auch später in Berlin brachte Yoga Stabilität in das Durcheinander, auch in das Durcheinander eines normal komplizierten Lebens als Frau mit Familie und Beruf und dem Gefühl vor einer Verantwortung davon zu laufen, die ich habe als Mensch.
Vor den Augen des Yogi steht alles unter Verdacht, auch meine Geschichte, die jetzt folgt.

TAGESRATION ZUVERSICHT

Wie alle großen Veränderungen im Leben fing auch diese undramatisch an: im Oktober 1997 im zweiten Stock eines heruntergekommenen Wohnblocks auf der 14th Street. Neben der verbeulten Tür, die mit einem Summton aufschnappte, lag der Eingang zu einem »99 Cent«-Laden, in dem, was naheliegend ist, alles höchstens 99 Cent kostete, eine grandiose Perversion unserer Konsumgesellschaft. Die Südinder, die giftige Limonade verkauften (56 Cent) und Partyzubehör (99 Cent), sprachen kaum Englisch. Der Mindeststundenlohn war gerade auf 5,15 Dollar erhöht worden, dafür konnten sie sich üppig mit Luftballons und Konfetti eindecken, wenn sie nicht als illegale Einwanderer sowieso noch weniger verdienten hier in Manhattan. Zwei Stockwerke höher im OM Yoga Center lag der Gebrauchswert deutlich höher. Yoga war ein Wort, das auf Deutsch bei mir keinerlei Resonanz entwickelt hatte – und wenn überhaupt, dann etwas Triefiges an sich hatte dadurch, dass bei dem Endvokal der Unterkiefer nach unten klappt wie bei Menschen, deren Gesicht jede Kontur verliert, wenn sie mit offenem Mund herumlaufen. Auf Englisch wiederum klang das offene Ende vielversprechend, geradezu sexy, wie ein reizvolles Rückendekolleté. So etwas in der Art jedenfalls strahlte Cherie aus, als ich ihr ein paar Tage zuvor auf der 6th Avenue über den Weg gelaufen war. Cherie war Exmodel und schwanger und kam gerade vom OM zurück. Sie schlenderte so lässig vorbei, als käme sie vom Strand, vom letzten Sonnenschein noch milde glühend. Sie sagte: »Es gibt nichts Besseres für deinen Hintern, glaub's mir.«

Ich hatte Cherie auf einer Party ganz in der Nähe kennengelernt, wo die Leute noch rauchten, die meisten anständige Jobs hatten und jemand das Sextape von Pamela Anderson einlegte. So ging das letzte Jahrtausend zu Ende, mit Sextapes, Joints, oder was einem sonst noch gastfreundlich angeboten wurde von Individualisten, für die der Plural dieses Wortes noch nicht – wie heute – die Frage nach sich zog, wer von uns es geschafft hat, und wenn, dann zu welchem Preis.

Ich habe mir über die Beziehung zwischen Individuum und Gesellschaft damals keine Gedanken gemacht. Ob es eine Verantwortung des Einzelnen gegenüber dem Ganzen gibt, zum Beispiel, war mir schnuppe. Die Abgrenzung von der Menge war nicht mal böse gemeint. Es ging um Kleider, Musik, Filme, Bücher und Drogen. Es war recht einfach und einfach fabelhaft, auf diese Weise ein Individuum zu sein. Dass ein solcher Individualismus vor allem eine fröhliche kapitalistische Erfindung war, kümmerte mich genauso wenig wie die Frage, was jenseits dieser Betriebsamkeit liegen könnte. Als ich die verbeulte Tür passiert hatte und durch das Treppenhaus die Stufen nach oben stieg, wollte ich das Glühen von Cherie, das war alles.

Auch im OM ging es um Status, aber er wurde anders bemessen. Nicht so sehr die Kleidung, die die Schüler trugen, zählte, sondern die Körper, die sie beim Umziehen zeigten. Und ihr Verhalten. Die Bescheidenheit, mit der sie ihre Sachen auf möglichst wenig Raum aufhängten, die Wendigkeit, mit der man sich aus dem Weg ging in dem kleinen, durch Stoffe abgehängten Umkleideraum, die Tatsache, dass niemand fluchte in einer Stadt, deren Taxifahrer das Fluchen erfunden hatten. Die tiefe Gelassenheit, die in den Gesichtern der verschwitzten Menschen saß, wenn sie aus einer Stunde kamen. Die Wärme, die mir aus jeder ihrer Zellen entgegenströmte. Die ernsthafte Nebensächlichkeit, in der diese Menschen ihre flachen Bäuche vorführten. Ich hatte das Gefühl, Zeuge einer geglückten Landung auf einem glitzernden Planeten zu sein, und hätte am liebsten allen gratuliert.

Die Regeln auf diesem Planeten erschlossen sich schnell. Nur wenn man nichts erwartete, wurde einem alles geschenkt. Denn geschenkt kann man es ja wohl nennen, wenn man für den Preis einer neunzigminütigen Yogastunde Glück und Zuversicht für den ganzen Tag bekam, in einer feierlichen Sprache, die sich in ihrer Unbedarftheit angenehm unterschied von dem harten, schnellen Ton, der in unseren Kreisen herrschte.

In diesem Studio, das an einer lauten, schäbigen Querachse Manhattans lag, die vor allem Lastwagenfahrer nutzten, wurden »die Samen für eine bessere Welt gesät«, eine Welt, in der »alle eins« waren.

Nicht gleich, sondern eins. So bekam man es immer wieder zu hören: »all is one«. Das fand ich erst mal dick aufgetragen, außerdem klang es wie ein Nike-Slogan, schick und leer. Wie wollten die das durchsetzen, welche Theorie stand dahinter, wo war der Plan? Andererseits war ich erleichtert, dass endlich mal wieder jemand aussprach, dass wir eine bessere Welt brauchten. Das hatte ich seit dem Sommerlager der evangelischen Jugendgruppe, in das ich mich als Katholikin eingeschlichen hatte, nicht mehr gehört. In diesem Sommerlager küsste ich einen Jungen, der am Harras, einem Arbeiterviertel von München, lebte und stark nach einem billigen Waschmittel roch. Ich erwähne das nur deshalb, weil daher vielleicht meine Schwäche für Initiationsriten in muffigen, nach Desinfektionsmittel riechenden Hallen kommt, meine mit leichtem Horror durchsetzte Erregung bei jeder Art von Gruppenerlebnissen, wie ich sie später auf Yogakonferenzen machte.

Es war erst mal nicht mehr als die Erinnerung an dieses vage Jugendlagergefühl von Verschwörung und Weltverbesserung, das mich überfiel, als ich die Schule an der 14th Street betrat. Ermutigt zog ich meine Schuhe aus, bezahlte zehn Dollar für eine Probestunde und wartete still neben den anderen in dem winzigen Flur, bis die vorangegangene Klasse vorbei war. Die Verheißung roch nach Räucherstäbchen und verschwitzten Körpern, nach Sandelholz und dem Gummi der Matten. Gar nicht so schlimm.

Dann ging die Tür auf und wir durften in einen großen Raum mit unverputzten weißen Wänden und einem abgelaufenen Parkettboden. Eine ältere Frau mit großem Busen kam herein. Sie war sicher über fünfzig, hatte aber immer noch eine scharfe Figur. Ihr Gesicht war faltig, vor allem ihr Hals. Sie trug eine Brille und lächelte nicht. Sie hatte unspektakuläre alte Tanzklamotten an und setzte sich vorne ans Fenster neben einen Altar, auf dem einfache Tankstellenblumen einen dicken, gleichmütig lächelnden Buddha einrahmten. Irgendetwas an ihr gefiel mir sofort. Es gab keinen Spiegel im Raum, die Leute saßen mit gekreuzten Beinen auf ihren Matten und hätten sich ohne weiteres in die Augen sehen können, wenn sie gewollt hätten. Einige kannten sich und sprachen leise miteinander, wobei auch gelacht wurde. Einige hatten die Augen geschlossen, andere hielten sie zwar offen, aber ihr Blick war leer, als seien sie blind. Sie unterschieden sich von den Menschen in der Subway, die, außer sie waren Kinder, ebenfalls ins Leere schauten. Wer in der Subway fuhr, wollte keinen Ärger und hielt deswegen den Blick gesenkt. Die Leute im OM dagegen sahen so aus, als gab es irgendetwas Hochinteressantes zu sehen, nur eben unsichtbar für den Rest der Gruppe. Manche machten ziemlich verbissene Gesichter dabei. Auf einmal öffnete die Lehrerin den Mund und heraus kam ein langgezogenes »Ohhhhm«, in das alle einstimmten. Nun ja, nicht durchgehend harmonisch, so dass es darauf wohl nicht ankam. Wie auch immer, mein Gesicht brannte vor Peinlichkeit und ich brachte keinen Ton heraus. Schließlich öffneten alle die Augen, die Lehrerin machte einen bösen Witz über ihren Vermieter, den ich nur zur Hälfte verstand, und es ging los mit einer mir völlig überflüssig erscheinenden Atemübung, bei der man stoßweise durch die Nase ausatmen musste. Mir wurde schwindlig und ich fand es lästig, mich mit dem Einzigen abzugeben, was von allein funktionierte, der Atmung.

Natürlich hatte ich schon vorher geatmet, mehrere Millionen Male, ein und aus, ohne mich damit aufzuhalten. Höchstens mittelbar, weil man beim Einatmen notgedrungen auch Gerüche wahrnimmt. Die dann, darüber wurde ja gerne spekuliert, irgendwo gespeichert wurden und von diesem Platz aus unser Leben bestimmten. Eine ganze Reservatenkammer trug ich mit mir herum. Dort moderte der Scheuerlappengeruch vor sich hin, der sich auf den Fluren des Gymnasiums breitmachte, sobald der letzte Gong verhallt war, der jähe Schock, der einen aufweckte, wenn man aus der Wunderbar 1991 in die Stille einer eiskalten Münchner Januarnacht hinaustrat, jenes fremde Waschpulver im Pullover des Jungen, den ich küsste.

Aber ich hätte all die Jahre genauso durch die Ohren einatmen können, so wenig Aufmerksamkeit hatte ich diesem Prozess bislang geschenkt. Überhaupt, das Wort »Aufmerksamkeit« kam in meiner Welt nur im Zusammenhang mit Straßenverkehr vor. Warum auch? Aufmerksamkeit ist erst mal unangenehm. Wer weiß schon, was dabei herauskommt? Und eine Belohnung gibt es auch nicht, außer man findet eine Tüte mit 1000 Dollar auf der Straße.

Es half alles nichts. Ich musste es einfach akzeptieren: Ohne Aufmerksamkeit läuft nichts im Yoga. Einen Mann kann man zur Not auch, ohne verliebt zu sein, umarmen, aber Yoga ohne Aufmerksamkeit zu üben wäre, wie stattdessen eine Tür zu küssen: es ergibt einfach wenig Sinn.

Um diese Aufmerksamkeit auf mich, meine Muskeln und Knochen in der völlig nüchternen und unsentimentalen Weise zu richten, zu der die Lehrerin uns aufforderte, fehlte mir das Vokabular.

Nicht mal auf Deutsch hätte ich verstanden, was ein Kreuzbein ist und wo es sich befindet. Auch ohne es zu verstehen, konnte ich die geforderte Konzentration aufbringen und sogar genießen. Dass dies hauptsächlich die Leistung der Lehrerin war, wusste ich damals noch nicht.

Die Gruppe bestand zum Großteil aus Frauen zwischen zwanzig und fünfzig und war auf den zweiten Blick recht einschüchternd. Es waren ein paar sexy Tänzerinnen mit den üblichen ausgedrehten Hüften und extra schlabbrigen Hosen da, aber auch Männer in seltsamen kurzen Hosen und mit haarigen Beinen. Wenn man ihre Bewegungen beobachtete, merkte man, dass sie sich auskannten. Das Tempo stimmte, die Balance, die langsame Streckung der Wirbelsäule, die Schwerelosigkeit, mit der sie sich mit gestreckten Beinen in den Kopfstand hoben. Ich war neidisch. Neunzig Minuten leitete uns Libby durch verschiedene Stellungen, die, obwohl sie so niedliche Namen trugen wie Hund oder Baby-Cobra, so anstrengend waren, dass ich nach kürzester Zeit schwitzte und auf meiner Matte zu rutschen begann. Die Matte verwandelte sich in eine glitschige, hellblaue Talbahn und meine Arme begannen zu zittern.

Wenn ich heute Anfänger sehe, die im nach unten schauenden Hund, Adho Mukho Svanasana, den Kopf nach oben recken und sich hilfesuchend umsehen, bin ich immer wieder ehrlich bewegt, denn es kostet nun mal Überwindung, das Denken dem Hintern zu überlassen.

Hier war ich, zwar keine Sportskanone, aber beweglich und nicht untrainiert, um nicht zu sagen, zäh, und konnte: nichts. Das Letzte, was ich spürte, bevor ich mich am

Schluss der Stunde der Länge nach auf den Boden legte, war, wie sich meine Mundwinkel einen Millimeter hoben. Ich konnte es nicht benennen damals, aber so, dachte ich, müsste es sich für den anfühlen, der behauptet, »bereit zu sein, zu sterben«.

Mit der Ahnung, versehentlich auf das Problem der Sterblichkeit gestoßen zu sein, wenn auch nur für den Bruchteil einer Sekunde – denn hat sich das Problem nicht erledigt, sobald man die Angst davor verliert? –, ging ich nach Hause und wusste: Dies war etwas, was ich lernen wollte. Es fühlte sich wild an, radikal, ganz und gar durchgedreht und hatte mich mit jeder Faser in seinen Besitz genommen wie ein Liebhaber, der alles richtig macht. Umstandslos hatte ich meine Schwärmerei für Cheries Hintern auf Yoga übertragen, ohne jemals wieder einen Gedanken an das Model zu verlieren.

Ich hätte auch einem Fitnessclub beitreten können, davon gab es in jedem Block mindestens einen, aber das kam nicht in Frage. Zu viele Spiegel. Sich selbst dabei zuzusehen, wie man mit vollem Ernst versucht, ein anderer zu werden, war keine gute Idee, und andere zu erwischen, wie sie mit hartem Gesicht, ein teures Biotherm-Showergel in der Hand, ihre unkooperative Rückseite im Spiegel prüfen, war noch bitterer. Die ganze Show, die draußen ablief, lief drinnen genauso ab. Wer draußen Freunde hatte, fand auch drinnen welche. Wer draußen keine hatte, stand auch drinnen stumm herum und wartete auf den Beginn von »Bauch, Beine, Po«. Wer mir nicht glaubt, kann ja mal an einem Samstagabend in ein Fitnessstudio gehen, eine höhere Rate an Selbstmordkandidaten trifft man nirgends.

Drehbuchkurse, Fundraising-Komitees, Wohltätigkeitsveranstaltungen, also jede Art von Tätigkeiten, die dich irgendwie zum Diener oder Sklaven oder auch Idioten machen, machen dich glücklicher als Fitnessstudios. Ich spreche aus Erfahrung.

In den ersten Monaten in New York war ich so einsam, wie man sein kann mit zwei kleinen Kindern und einem Mann, der einen neuen Job anfängt. Nicht schlimm einsam, nicht mal traurig einsam, eher solidarisch einsam, denn die Einsamkeit stellte, das hatte man ja tausendmal gelesen, den Anfang dar, sie vereinte einen mit allen anderen Neuankömmlingen, ich hatte sie geradezu ersehnt und erwartet in einer Stadt, die für den Neuanfang erfunden wurde. Sie vereinte einen sogar mit denen, deren Neuanfang gescheitert war, mit dem Mann in unserer Straße, der auch im Winter kurzärmelig wie ein Kaugummiautomat auf den Stufen vor seinem Apartmenthaus Wache hielt, mit Shirley Firestone, der jüdischen Psychoanalytikerin aus dem dritten Stock, die in allem eine Verschwörung witterte außer in uns, der deutschen Kleinfamilie, mit Judith aus dem ersten Stock, die für Oprah Winfrey arbeitete und ein großes Buch »How to be Comfortable Naked« auf dem Sofa liegen hatte. Unter all diesen Einsamen hielt ich mich für eine Pionierin, weil ich mich bewegte.

Ich unternahm endlose Fußmärsche, sobald die Kinder untergebracht waren. Ich hörte laute Musik auf meinem Discman, kaute Zimtkaugummi, trug eine Sonnenbrille und raste die 5th Avenue hinunter. Eine Viertelstunde nur brauchte ich von unserer Wohnung in der 12ten Straße zum Museum of Modern Art, wo ich eine scharfe Kehrtwende machte, um rechtzeitig zurück bei den Kindern zu sein. Manchmal arbeitete ich und verdiente in drei Stunden tausend Dolllar. Manchmal ging ich aus und tanzte mit kleinen Südamerikanern. Ich hätte ewig weiter glücklich einsam sein können und mir einbilden, dass es eine Rolle spielte, was ich wahrnahm und was nicht auf meinen Märschen, mir einbilden, dass ich die Oberhand über mein Leben hatte, aber ich konnte nicht auf einem Bein stehen, und das war ein Zeichen dafür, dass, Oberhand hin oder her, ich keinen Boden unter den Füßen hatte.

In einer Sekunde sorgte das Tempo, in dem Eindrücke auf mich einprasselten, dafür, dass ich durch die Stadt rannte, mit zunehmender Geschwindigkeit, wie Superman. In der nächsten wusste ich nicht, wie ich die Straße überqueren sollte, so steif und zaghaft machte mich das Meer an Möglichkeiten, das sich vor mir ausbreitete.

In Deutschland war ich auf dem besten Wege gewesen, eine gutverdienende, kettenrauchende Fernsehproduzentin zu werden, die Sorte, die für alles und jedes eine ironische Bemerkung übrig hat und wenig Interesse für Themen aufbringt, die sich nicht verwerten lassen. Etwas fehlte. Und hätte es damals schon dieses Gerede von Work-Life-Balance gegeben oder die Erinnerung an den Wert eines schönen Hobbys, hätte ich Yoga als solches betreiben, mir den radikalen Kurswechsel vielleicht ersparen können und wäre heute nicht weniger zufrieden, hätte dafür mit Sicherheit mehr Geld. Aber so war es weniger die Sehnsucht nach jener schwer strapazierten Balance als die Aussicht, einen völlig fremden Weg einzuschlagen, die mich reizte, ohne dass dieser Weg mehr als ein schwacher Widerhall einer Stimme war, die ständig wiederholte:

Inhale.

Exhale.

Inhale.

Exhale.

Natürlich, die hübschen Wolldecken, die Räucherstäbchen, die Musik, die Heimeligkeit eines Yogastudios, die frühen Anfänge des ganzen innenarchitektonischen Klimbims, ohne das in den letzten zehn Jahren kein Studio mehr auskommt, haben mir, in all der damaligen Bescheidenheit, durchaus auch gefallen.

Es ist unmöglich, auf einem Bein zu balancieren, wenn du in der äußersten Peripherie eines Kettenkarussells sitzt. Wenn du nicht Kontakt aufnimmst, fällst du um. Also lernte ich in New York, wie man Kontakt aufnimmt zu einem staubigen Parkettboden. Es war schwer. Ich kaufte eine Drei-Monatskarte.

Über die nächsten Wochen steigerte ich mein Pensum kontinuierlich von zwei auf drei bis zu vier Stunden in der Woche. Schnell stellte sich heraus, dass, wer etwas auf sich hielt, die Vormittagsstunden um zehn Uhr besuchte. Vor allem in die Dienstags- und Donnerstagsstunden, die Lippy unterrichtete, schienen dieselben Leute zu kommen. Es gab zwei lange Reihen, in denen man sich gegenübersaß. Sie ließen einen breiten Mittelgang frei, auf dem der Lehrer auf und ab spazierte und uns kontrollierte. Ich begann, meine Matte jedes Mal an derselben Stelle auszurollen, etwa drei, vier Plätze weg vom Altar. So ein Nummer-sicher-

Platz, der alles über mich verriet: nah beim Lehrer, der vorne am Fenster saß, aber nicht zu nah.

Mir gegenüber saß gewöhnlich eine Frau. Sie war dicklich, trug schwarze Samtleggings, hatte schmuddelige blonde Locken und nach kürzester Zeit einen roten Kopf. Ich musste mich zusammennehmen, um sie nicht anzustarren. Es war eine kleine Befriedigung, jemanden zu beobachten, der etwas nicht konnte, was man gerade selber eben gemeistert hatte, und natürlich eine Ablenkung von der mühseligen »Aufmerksamkeit«, aber das war es nicht allein.

Während wir uns alle abmühten, die Handflächen flach zum Boden zu pressen, die Nase zum Knie zu drücken oder zumindest Fortschritte vorweisen wollten, legte sie kaum Ehrgeiz an den Tag. Uns wäre es nicht im Traum eingefallen, die ganze Sache anders als verteufelt ernst zu nehmen, und bis heute kenne ich kaum Anfänger, die sich anders benehmen, aber Kelly blieb auf rätselhafte Weise unbeeindruckt.

Diese Frau war der Charakter in »Fame«, der am Anfang allein im Regen weint, den pummeligen Körper in eine zu enge Kapuzenjacke gezwängt, doch am Ende den meisten Applaus einheimst. Warum ich das wusste: Weil Lippy ihren Namen kannte. Lip half ihr mit Blocks und Gurten in jede Stellung mit einer Geduld, die im Gegensatz zu ihrer sonst so schroffen Art stand.

»Kelly, bring die Schulterblätter zusammen!« Kelly lachte. »Kelly! Nicht die Knie festklemmen!« Kelly kicherte verzweifelt. Kelly war alleinerziehende Mutter, programmierte Computer und wollte Rockstar werden. Ich hatte keine Ahnung, dass sie mal eine meiner besten Freundinnen werden würde, aber mir gefiel, dass sie keine Hemmungen hatte. Es war ihr egal, ob sie eine gute Figur machte, und weil es ihr egal war, fiel etwas von ihrer Menschlichkeit auf uns ab.

Dass sie ein Mathegenie war und von Start-ups trotz ihres Nasenrings umworben wurde wie Stephen Hawkings, wusste keiner von uns. Ich wusste auch nicht, was die anderen machten. Vielleicht gehörte es zu den Voraussetzungen einer guten Yogastunde, dass wir alle anonym blieben. Eine Anzahl von Armen, Beinen, steifen Gelenken, verstopften Organen und schweren Herzen.

Ich hatte keine Beschwerden und das machte es schwer, etwas zu fühlen. Ich bemühte mich. Ich wurde zum Streber, aber es klappte nicht. Ich erinnerte mich daran, wie ich als 12-Jährige mit meiner besten Freundin die Salzbergwerke in der Nähe von Berchtesgaden besuchte. Nachdem ihr Vater, ein strenger Arzt, dem unsere Freundschaft ein Dorn im Auge war, bezahlt hatte, bekamen wir Schutzmäntel und einen Helm und fuhren in einem klapprigen Wagen in den Schacht. Statt weißer, glitzernder Höhlen erwarteten uns enge, nasse Räume, deren Dimensionen von der Dunkelheit verschluckt wurden. Einmal sahen wir für einen kurzen Moment Männer, deren Blick sich längst an die Dunkelheit gewöhnt hatte. Sie hatten uns etwas voraus, aber sie schienen sich nicht darüber zu freuen. Weil es in Wahrheit nichts zu sehen gab – oder eben doch? Wir hatten nicht mal eine Taschenlampe. Wenn es einen Stromausfall gegeben hätte, malte ich mir aus, dann wären wir erledigt gewesen. So fühlte ich mich in der Yogaklasse bei dem Versuch, *nach innen zu spüren*. Da war nichts. Als habe es einen Stromausfall gegeben.

Ich konzentrierte mich also erst mal auf die äußere Form.

Eine Klasse dauerte damals noch eine Stunde und fünfzig Minuten und sie ging alles andere als im Flug vorüber. Wir fingen im Schneidersitz oder Halben Lotus an, chanteten Om und begannen mit Atemübungen, von denen ich mit Sicherheit sagen kann, dass ich das erste halbe Jahr keinen Schimmer davon hatte, was ich da machte. Wie sollte ich etwas beeinflussen, das mit mir nicht das Geringste zu tun hatte, sich im Gegenteil jede Einmischung zu verbieten schien, wie sonst ließ es sich erklären, dass ich abwechselnd dachte, zu platzen, zu ersticken, mich zu übergeben? Ich rettete mich wie die meisten einfach dadurch, dass ich so tat, als ob. Es folgte ein ausgedehntes Warm-up, das im Sitzen stattfand. Bis ich drei Jahre später einen Workshop zum Thema »Home Practise« besuchte, verschwendete ich keinen Gedanken über den Aufbau, wie sinnvoll er war und was er bewirkte. Ich wusste wie ein Tier in der Manege, wann ich aufstehen musste und die Hände nach oben zur Decke strecken, was sich gut anfühlte, wann ich mich nach unten beugen musste, wobei mir gelegentlich schwindlig wurde, wann ich federleicht nach hinten zu springen hatte in eine Art Liegestütz, was nie gelingen wollte, wie ich von dieser Position den Oberkörper nach oben heben sollte, ohne dabei die Beine ablegen zu dürfen, was schlichtweg gemein war, und wie ich durch diese ersten zehn Minuten der Sonnengrüße, Surya Namaskar, was ich als genuscheltes »Srjinmasga« verstand, ziemlich ins

Schwitzen kam. Die anschließenden stehenden Haltungen im Krieger 1, 2 und 3, Trikonasana, Parsvottanasana, Parsvakonasana waren eine Qual, die, auch wenn die Füße immerhin am Boden bleiben durften, darin bestand, das Zittern der Beinmuskeln und die bettelnde Stimme im Kopf, endlich befreit zu werden, mehr oder weniger erfolglos zu ignorieren. Es folgte eine Reihe von Twists, Drehungen, die mich erheiterten in der immer neuen Weise, in der wir Arme und Beine umeinanderschlingen in lustige Knäuel, die es absolut unmöglich machten, weiterzuatmen. Oft gab es dann eine Pause, in der wir alle aufstehen und die Matten zur Wand rücken mussten, um eine besonders verrückte Haltung in ihre Einzelteile zu zerlegen. Eine Pause, in der wir der Lehrerin zuschauen durften, die das Ganze präsentierte und gründlich erklärte, und gleichzeitig Gelegenheit hatten, sich die anderen Schüler anzuschauen, was sie anhatten, die Farbe ihres Nagellacks, den leicht abwesenden Ausdruck auf ihren Gesichtern, in denen sich, wenn man selbst genau hinschaute und sie gerade nicht aufpassten, in diesem Moment ihr ganzes Wesen spiegeln konnte. Viel zu oft kam dann die Aufforderung »grab a partner«. Ich wusste noch nicht, wie sehr eine bestimmte Gruppe von Yogis auf Hilfsmittel stand, bei Iyengar können sie eine Partnerschaft ersetzen, aber auch ein Körper ist in diesem Zusammenhang nur mehr ein weiteres Hilfsmittel. Wer also nicht beherzt das Gesäß des schwitzigen »Partners« mit beiden Händen zu sich heranziehen mochte, musste sich eine gute Entschuldigung einfallen lassen. Auf Dauer kam man nicht darum herum.

Endlich ging es danach auf den Boden, mit Glück

konnten wir uns hinlegen, alles im Liegen war ein Segen, speziell bei den Vorbeugen mit gestreckten Beinen, bei denen man den Kopf Richtung Knie bringen musste, konnte man gut schummeln und die Beine einfach leicht anwinkeln. Natürlich konnte es einem dabei übel ins Kreuz schießen, aber das wusste ich damals noch nicht und hätte es auch gar nicht wissen wollen. Kopfstand! Wir durften ihn an der Wand machen. Manchmal vergesse ich, wie besessen ich von der Idee war, Kopfstand machen zu können, aber die Erfahrung, diese ganze wackelige, schwer atmende Angelegenheit überhaupt zu überleben, war jedes Mal berauschend. Schulterstand dagegen war ein Kinderspiel, und so fühlte ich mich auch, wie ein altes Kind, fast hatte ich das Gefühl, noch immer in einem Frotteeschlafanzug zu stecken, etwas albern, aber nicht unangenehm das Ganze. Zum Schluss kam Savasana. Man durfte sich hinlegen, die Vorhänge wurden zugezogen, die Fenster leicht geöffnet. Der Krach von der Straße verwandelte sich in einen geruhsam fließenden Strom. Möglich, dass ich ein paarmal dachte, hier auch noch irgendetwas richtig machen zu müssen, aber da es nie eine Anweisung gab, außer alles loszulassen, worunter ich mir nicht das Geringste vorstellen konnte, tat ich schließlich genau das. Ich wurde schwer, ich wurde leicht, irgendetwas Entscheidendes passierte in diesen letzten zehn Minuten. Ich wusste nicht, was, aber es war etwas Grandioses.

Auf Deutsch sagt man »Endentspannung«, was nach Keilriemen oder Gaskammer klingt, dabei ist es das Schönste auf der Welt. Besser als Sex, würden viele sagen, was genial ist vor allem für die, die keinen haben.

Über die nächsten Wochen und Monate ging ich jeden Dienstag und Donnerstag zu Lippy. Die Jahre waren nicht zimperlich mit ihr umgesprungen, und sie hatte etwas Abgebrühtes an sich, aber vielleicht war sie auch nur alt.

Von Anfang an mochte ich etwas an ihr, das sie von anderen Lehrern, wie ich später feststellte, grundlegend unterschied. Populäre Lehrer treten als Zuhörer der Schüler auf, speichern deren Handynummern und erkundigen sich nach Job und Liebesangelegenheiten, als wäre man befreundet. Auch in den folgenden Jahren waren es immer Lehrer, die nicht um die Gunst ihrer Schüler warben und sich keine Mühe machten, ihr autoritäres Temperament zu verdecken, zu denen ich gerne ging, um deren Freundschaft ich als Schülerin warb, nicht umgekehrt. Ich versuchte, mich nicht dabei erwischen zu lassen, aber ich begann Lippy zu studieren.

Nie kam sie zu spät, nie sah ich sie anders als in den abgewetzten Leggings. Nur einmal, als ich zu einem anderen Lehrer ging, sah ich sie in einer Jeansjacke auf der schmalen Holzbank vor dem Studio sitzen und einen Salat aus einem Plastikcontainer essen. Sie hatte weiße, schmale Hände, ein bisschen knochig, zwar noch voller Kraft, aber doch zu schrumpelig, um sich noch mal mit der Grazie zu bewegen, mit der sie jahrelang die Männer und das Publikum um den Finger gewickelt haben muss. An ihre Füße musste ich mich erst mal gewöhnen. Ihre Füße schienen ein Eigenleben zu führen. Sie waren weißer als die von Jesus, mit leicht gebogenen Zehen, starken Ballen, auf die sie sich mühelos rollte, während sie aus der Hocke die Hände schulterbreit vor sich auf den Boden brachte, das

Gewicht unmissverständlich in die Hände verlagerte, so dass sich ihre Fersen ohne großes Theater vom Boden lösten und sie sich, nun die Fußballen ganz vom Boden lösend, nur mehr auf den Handflächen, genauer den Rändern ihrer Hände, balancierend nach oben in Bakasana, die Krähe, hob. Die Beine angewinkelt, die Knie von außen ganz oben gegen die Oberarme gedrückt, die Arme selbst fast durchgestreckt, Brustbein und Kopf ebenfalls nach vorne und oben gereckt, verrieten schließlich nur ihre äußersten Fingerspitzen, die leicht zitternd immer wieder erneut Bodenkontakt aufnahmen, dass sie ein Vogel, aber auch ein Mensch war. Sie machte keine Umstände, wenn es darum ging, Schüler quer durch den Raum beim Namen zu nennen und zu kritisieren. »Jerry, was ist das? Trikonasana? Ein Dreieck? Kannst du einen Schulabschluss nachweisen?« – »Was soll diese lasche Flosse? Auf dem linken Ringfinger solltet ihr einen Martini balancieren können, so aktiviert muss der sein.« – »Dreh die Hüfte ein und hör auf, die Kiefer aufeinanderzupressen. Die können dir auch nicht weiterhelfen!«

Es herrschte also ein sachlicher, fast schon angriffslustiger Ton in ihren Klassen, der eine bestimmte Art Schüler, darunter mich, dazu brachte, unsere Tagesabläufe und Jobs rund um ihren Stundenplan zu organisieren.

Hätte sie wie viele andere Lehrer, die ich später traf, einen missionarischen Ton angeschlagen, den üblichen Unsinn von den Sünden des Westens, der Umzingelung durch Kapitalismus und der spirituellen Unschuld Indiens gepredigt, überhaupt das Thema Sinnsuche angesprochen, wäre ich vielleicht nicht so angesprungen. Aber ihre Sachlichkeit, die kein Erbarmen kannte, machte es mir leicht, sie als Autorität zu akzeptieren, das Gefälle zwischen Lehrer und Schüler, sie oben, ich unten, nicht etwa nur in Kauf zu nehmen, sondern im Gegenteil zu genießen. Es liegt, auch wenn es schwerwiegende Konsequenzen haben kann, erst mal etwas Befreiendes darin, sich als Erwachsener unterzuordnen. Man kann dabei richtig ins Schwärmen geraten.

Ich wäre nie drauf gekommen, dass Lippy uns genauso brauchte, hätte sie es nicht, wie es ihre Art war, direkt ausgesprochen. Es war drei oder vier Jahre, nachdem ich zum ersten Mal in ihrer Klasse war, und es passierte in einer ihrer Dienstags- oder Donnerstagsstunden. Möglich, dass es ihr Geburtstag war, und irgendjemand hatte ihr ein kleines (denn groß wäre ihrer und damit unserer Ansicht nach dasselbe wie großkotzig gewesen) Blumensträußchen überreicht. Jedenfalls sagte sie, wie immer vor uns sitzend in der fadenscheinigen schwarzen Balletthose: »Ihr müsst wissen, dass diese Stunden hier mit euch das Beste sind, das es in meinem Leben gibt.« Sie machte eine Pause und wir schwiegen, peinlich berührt, denn was hatten wir ihr schon zu bieten, das auch annähernd die Ausdauer, die Phantasie, die Geduld und das Wissen aufwog, mit dem sie uns Woche für Woche unterrichtete? Der Blumenstrauß war auf einmal nicht mehr winzig, sondern nur noch mickrig, und jeder, ohne dass es abgesprochen worden wäre, stürzte sich in die Stunde wie besessen, um alles wiedergutzumachen, was wir über die Jahre versäumt hatten: dass wir keine guten Schüler waren, denn ein guter Schüler ehrt seinen Lehrer und bringt ihm Respekt entgegen oder in Lippys Fall eine schöne Flasche schottischen Whisky? Dass wir noch ein anderes Leben hatten, das Berufe, Abendessen mit Sitzordnung, Skifahren und Elternabende beinhaltete? Das wäre albern gewesen, denn Lippy hätte uns das nie vorgeworfen, und gerade, weil sie selbst dieses andere Leben gehabt hatte, mit fiebernden Liebhabern am Bühneneingang, so stellten wir es uns jedenfalls vor, liebten wir sie so. Denn sie war der Beweis dafür, dass es auf dieses andere Leben nicht ankam. Sie hatte kein glückliches Leben geführt, zuletzt war ihr der zehn Jahre jüngere Arabermann davongelaufen, und trotzdem war sie zufrieden. Oder etwa doch nicht? Dieser Satz, dass sie uns mehr brauchte als wir sie, hatte einen störenden Nachhall. Denn wir wollten keinen, der uns brauchte. Wir wollten eine Heilige. Das war grausam und es ist mir auch erst viel später aufgefallen.

Ich mochte auch andere Lehrer. Montagabends zum Beispiel ging ich zu Dana Strong, die kurze, stämmige Beine und einen wippenden Pferdeschwanz hatte wie bei einem Rock-'n'-Roll-Tanzwettbewerb und deren 18-Uhr-Klasse voller Leute war, die am Wochenende zu viel getrunken hatten. Ihre Stunde war wie eine Bloody Mary, sie hatte viele Verehrer, die darauf warteten, dass sie aus dem Handstand in die Brücke ging und ihren festen, runden Bauch zeigte. Einmal sagte sie: »Ob ihr das Bein durchstreckt oder nicht, ist mir wirklich völlig schnuppe.« Sie machte sich nicht die Mühe, ihre Gleichgültigkeit zu verbergen, im Gegenteil hatte ich sie im Verdacht, dass sie diese mit Absicht auffuhr, um ihre Fans auf Abstand zu halten. Ein kluger Schachzug. Und sie hatte recht. Ein gestrecktes Bein macht noch lange keinen Yogi. Erst die Frage, warum übe ich, die Intention unterscheidet Yoga von Stretching. Sie gehörte ebenfalls zu meinen Lieblingslehrerinnen.

Manchmal hatte ich auch am Wochenende gefeiert, aber oft war ich nur müde davon, am Morgen früh aufzustehen. Ich weiß, dass acht Uhr für viele Leute nicht früh ist und ich gesegnet war mit Kindern, die so lange still waren, wie ich es ihnen befahl, aber für mich war es trotzdem früh und ich konnte eine kleine Pause gut vertragen, vor allem abends, wenn die Kinder müde waren und dreckig und hungrig und noch zu jung, um fernzusehen.

Wenn ich heute Mütter von kleinen Kindern in 18-Uhr-Stunden sehe, denke ich, alles klar, Schwester, hast dich also auch davongestohlen. Ich verstehe auch die Männer, die erst nach Hause kommen, wenn die Kinder im Bett sind.

Leichter zu bewerkstelligen waren für mich die 20-Uhr-Stunden, wenn die Kinder schliefen. Ich war immer ein Anhänger geregelter Bettzeiten gewesen, und es war auch schon vorher sinnvoll gewesen, aber jetzt wurde es auf einmal fürchterlich wichtig, pünktlich fertig zu sein. Ich atmete flach ein in dieser Stunde zwischen sieben und acht, verrichtete jeden Handgriff mit Präzision, die Nudeln, die Windeln, Zähneputzen und Vorlesen: zügig, jedoch ohne Hast, denn Hast schafft Fehler, und die auszubügeln hätte ich mir zeitlich nicht leisten können. Ich kam mir vor wie ein Mitarbeiter im Maschinenraum im Cape Canaveral kurz vor der Zündung, einer, der zwar nichts zu entscheiden hat, aber dennoch in seinem überschaubaren kleinen Feld höchste Verantwortung trägt.

Erst auf der Matte atmete ich lange und tief aus und die Nudeln, das Geschrei und der Lärm von der Straße hoben sich langsam von der Brust und machten Platz für etwas, was sich wie Ferien auf einer leeren Landebahn in der Wüste anfühlte: ungewohnt, aber nicht übel.

Die 20-Uhr-Stunden hatten ihren eigenen Reiz. Auf dem Nachhauseweg verschwammen die Scheinwerferlichter der Autos, die nackten Glühbirnen, die in den Zeitungskiosken brannten, während die Besitzer zusammenpackten, das heruntergedimmte Licht in der Bar Six zu einem freundlichen, fast weihnachtlichen Lichtermeer. Die Welt schien nach nicht mal zwei Stunden ihre wahre, gute Natur zu zeigen. Die Autos bremsten weicher, die Leute fluchten sanfter, die 6th Avenue war der Rio Bravo als Oper und ich kannte ihre Melodie. Das mag jetzt etwas dick aufgetragen klingen, aber so ist es nun mal nach einer guten Yogaklasse. Die Maßstäbe verschieben sich wie nach einem erstklassigen Trip. Soll jetzt noch einer sagen, dass zwölf Dollar für eine normale Yogastunde zu teuer sind.

Die Stunden folgten einem losen Schema. Ich hielt es für normal, dass die Lehrer mehr oder weniger machen durften, was sie wollten, und wusste noch nicht, dass das in anderen Schulen anders war.

Etwa nach der Hälfte der Zeit folgte bei den erfahreneren Lehrern, die damals noch nicht »senior« hießen, eine Art Workshop. Sagen wir, es ging um Eka Pada Rajakapotasana, eine Variante der Taube. Man sitzt dabei auf dem Boden, das rechte Bein angewinkelt, so dass die rechte Ferse zu linke Leiste kommt, während das linke Bein nach hinten ausgestreckt wird und Oberschenkel, Knie und Schienbein auf dem Boden ruhen. Um der rechten Hüfte, die sich bei dieser Öffnung gerne nach oben hebt, die Arbeit zu erleichtern, sollte man eine Decke unter das rechte Pobein schieben, so dass das Becken gerade ist und man eine Chance hat, aufrecht zu sitzen. So weit die Taube. Von hier nun hebt man den rechten Arm über den Kopf und greift optimistisch hinter sich und erwischt dabei hoffentlich den linken Fuß. Die linke Hand ruht hier so lange noch auf dem Boden. Wer jetzt noch dabei ist, nimmt nun die linke Hand ebenfalls zum linken Fuß, drückt den Brustkorb nach vorne und bringt den Schädel zu den Fußsohlen. Selbst für Lehrer war das keine kleine Herausforderung, aber es gab einige, die ihren Oberkörper trotz der massiven Hüftöffnung so weit nach hinten biegen konnten, dass die Stirn auf den Sohlen ruhte wie ein Juwel auf einem Samtkissen.

Wir standen mit verschränkten Armen und konzentriertem Blick drum herum und gingen schließlich mit demselben Ernst zurück zu unseren Matten, als müssten wir noch mal das Matheabitur schreiben. Schon die einfache Taube ist nicht einfach, weil in dem Moment, wo sich die Hüfte eigentlich geschmeidig öffnen sollte, der Körper vor Angst derart verkrampft, dass an jede weitere Bewegung nicht zu denken ist. Gewöhnlich stockt der Atem bei der Vorstellung, aus der Haltung auf die Seite zu fallen, und mit angehaltenem Atem verkrampfen sich die Muskeln und die Gelenke lassen sich erst recht nicht öffnen.

Es waren letztlich Worte, die mir halfen, das Becken »schwer in den Boden sinken« zu lassen und von dort aus in die Rückbeuge zu gehen. Ein beflügelnder, feierlicher Moment, viel besser als das langweilige Abitur.

Ich lernte ununterbrochen. Als Erstes lernte ich Geduld, eine große Aufgabe, denn mein Problem war seit jeher die Ungeduld. Ich hatte ein klares Bild von mir als geduldigem Menschen, es hatte etwas mit Weisheit, leichtem Lächeln und glatter Haut zu tun. Geduld war jedoch viel schwerer als alles andere, zu schwer für einen Anfänger wie mich. Wenn ich ein Erfolgserlebnis wollte, musste ich erst mal einzelne Übungen meistern. Ich spekulierte darauf, dass sich die Fähigkeit zur Geduld dabei von allein entwickeln würde, aber das Gegenteil passierte. Ich wurde noch ungeduldiger und aufgeregter angesichts des Reiches, dessen Grenzen von meiner Matte aus nicht mal zu ahnen waren. Es ging um Atmung, um Knochen und Muskeln, um Sitzbeinhöcker, verschiedene Gesäßmuskeln, den Oberschenkelhals und andere anatomische Spezialitäten. Besonderen Respekt genoss der Iliopsoas, ein Muskel, der an der hinteren Wirbelsäule ansetzt und die Hüftpfanne hinter sich lassend am inneren oberen Oberschenkel endet oder so ähnlich. Er war offensichtlich für steife Hüften verantwortlich, weshalb er besonders im Hinblick auf Sex am Wochenende gedehnt werden musste. »Ok, und die von euch, die das Glück haben, später noch ein Rendezvous zu haben, noch mal zehn tiefe Atemzüge. Die, die vor einer DVD auf dem Sofa einknacken, lasst mit jeder Ausatmung noch mehr los: Wer weiß, was für eine böse Überraschung ihr euch spart, und ›loving kindness‹ geht ja zur Not auch mal allein.« Solche Bemerkungen trauten sich lediglich die Stars unter den Lehrern zu machen, und sie funktionierten auch nur in der Anonymität voller Klassen. So weit die Scherze zum guten Leben. Wie das richtige Leben beschaffen war und wie wir in Zukunft leben wollten, zu dem Thema herrschte in dieser Schule angenehme Zurückhaltung.

In den ersten Monaten in New York spielte ich eine Zeitlang mit dem Gedanken an eine Brustvergrößerung. Jede Verkäuferin hatte damals bereits gemachte Titten und ich dachte, warum nicht. Die Stadt war wie geschaffen für Neuanfänge und ich war offen für alles. Morgens trug ich den schweren Kinderwagen aus dem vierten Stock nach unten und rammte in jeder Kurve aus Rache die parfümierten Trockenblumengestecke, die der Vermieter zu unserem Plaisir aufgebaut hatte. Ich war die einzige weiße Mutter auf dem Spielplatz am Washington Square und entwickelte Theorien zum Rassismus, weil das jeder tut in New York. Die schwarzen Nannys, die außer mir da waren, waren dick, hatten tolle Fingernägel und tauschten Süßigkeiten untereinander aus. Ich überlegte, wie es wäre, mit ihnen befreundet zu sein, und dachte mir Fragen für sie aus. Wenn wir erst mal Freundinnen wären, würden sie mich mitnehmen in ihre zerfallenen Häuser in der Bronx, wo wir auf der Hollywoodschaukel Bier trinken und sie mich in die Geheimnisse ihres schwarzen Lebens einweihen würden. Zu diesem Zeitpunkt hätten sie ihr Misstrauen gegen mich längst begraben und ihre Kinder würden auf meinem Schoß sitzen und mich »Tante« nennen. Ich würde ihre Söhne, die alle in mich verliebt wären, ermahnen, fleißig zu lernen. Zum Dank würden die Mütter mir ihr Rezept des Amerikanischen Käsekuchens verraten, während im Radio »Respect« von Aretha Franklin läuft. Ich war fast so weit. Bevor ich ging, fragte ich sie beiläufig, um meine Aufregung zu überspielen, ob sie eine gute Nanny wüssten. Es war eine naheliegende Frage, weil ich wirklich eine suchte, aber die falsche, um mich mit ihnen anzufreunden. Sie wussten keine, und eine zweite Frage fiel mir nicht ein. Ich ging die verblasene 5th Avenue entlang und dachte: »5th Avenue!« Mehr nicht.

Ich arbeitete in dieser Zeit zum ersten Mal in meinem Leben zu Hause und nahm sofort alle schlechte Angewohnheiten an, von denen ich gehört hatte. Ein Becher Ben&Jerry am Vormittag, manchmal kämmte ich mich tagelang nicht, nur Fernsehen erlaubte ich mir erst abends. Ich verdiente mit wenig Arbeit genug Geld, um es für teure Kleider ausgeben zu können. Ich kaufte mir bei Katayone Adeli Hosen und bei Kirna Zabete kurze, hübsche Jäckchen für den Tag, an dem ich wieder unter Leute gehen würde, tagsüber, als Mitglied der Gesellschaft, aber der Tag kam nie. Manchmal zog ich die Hosen an und interviewte Prominente, sowie Elie Wiesel, der ebenfalls ungeduldig war, oder Jude Law, der noch kleiner war als erwartet, und man weiß ja, dass Schauspieler immer mindestens einen Kopf kleiner sind als erwartet. Einmal flog ich nach Los Angeles, um Annett Benning zu interviewen, die damals alles hatte, was die Welt von Hollywood-Frauen wollte: Sex, Schönheit, Macht und eine harte Kindheit. Auf ihrem Gesicht glänzte eine

Feuchtigkeitscreme und sie hatte, damit ich schreiben konnte, wie entspannt sie war, die Schuhe ausgezogen und sich im Schneidersitz aufs Sofa gesetzt. Wir sprachen nur über Yoga, das heißt, ich redete die meiste Zeit, was hinterher beim Aufschreiben ein Problem war. Aber, ich habe es ja schon erwähnt, ein Becher Ben&Jerry und das Problem war gelöst. Annett Benning liebte Yoga so wie ich und machte es dafür verantwortlich, dass sie ihr Leben, die Aufzucht ihrer Kinder, ihre einzigartige Karriere und Warren Beatty, ihren machtbesessenen Mann, so elegant in Schach hielt. Umso unverzeihlicher, dass ich vergessen habe, welche Methode sie bevorzugte. Konnte es Kundalini gewesen sein, wo man unkontrolliert zu schnellem Indienpop über Stunden die Glieder schüttelt? Auch ihr Busen sah gemacht aus, und während ich die Idee einer OP wieder verworfen hatte, weil ich dann für mehrere Wochen nicht hätte üben können und mir auch nicht sicher war, wie die Silikonkissen die auf dem Boden liegenden Rückbeugen wie Shalabasana vertragen hätten, fragte ich mich, ob sie vielleicht auf Rückbeugen verzichten musste.

Keine Ahnung, wie lange Annett Benning schon Yoga übte, aber ihre Mutter, Sängerin im Kirchenchor von Topeka, wird die »Kansas News« für einen Augenblick zur Seite gelegt haben, nachdem sie den Bericht über die Schlammschlacht von Woodstock überflogen hat. Vielleicht hat sie versucht, mit einer scherzhaften Bemerkung über den Teufel, der in diese halbnackten Seelen gefahren sein musste, ihren Mann aufzuheitern, bevor der sich wieder auf den Weg machte, um Versicherungen zu verkaufen. Vielleicht hat sie auch nichts gesagt und Annett feste Zöpfe geflochten, aber gespürt haben müssen sie, dass etwas anders war. Denn damals ging es los. In Prag ließen die Russen Panzer gegen das Volk rollen, in Berlin schoss ein Rechtsradikaler Rudi Dutschke fast tot, Robert Kennedy und Martin Luther King wurden erschossen. Der große Aufbruch, der 1968 in Gewalt eskalierte, war in der Innerlichkeit geendet, in der Psychotherapie und auf der Yogamatte.

Swami Satchidananda, der Gründer des Integral Yoga, der auf Einladung eines amerikanischen Künstlers nach Amerika gereist war, eröffnete am 30. 10. 1969 das Festival von Woodstock. In den Pausen zwischen den Auftritten warb ein junger Amerikaner mit freiem Oberkörper für seine Atemübungen mit dem Slogan: »So könnt ihr selber Drogen freisetzen in eurem Körper und high werden, wann immer ihr wollt!« Im selben Jahr gründete Yogi Bhajan in Los Angeles eine Schule für Kundalini Yoga und seine 3-H-Organisation: happy, healthy, holy. 1968 reiste Allen Ginsberg während des Parteitags der Demokraten nach Chicago. Er erfuhr, dass der Bürgermeister der Stadt das »Festival of Life« im Lincoln Park nicht nur nicht genehmigt hatte, sondern erlebte, wie die Polizei derart aggressiv auf die zu Tausenden angereisten Hippies reagierte, dass er seine Mitstreiter zu einem ungewohnten Verteidigungsmittel aufrief. Über sieben Stunden chanteten sie Om, während die Polizisten sie ungerührt mit Tränengas bombardierten.

Offizieller Startschuss der Geschichte des modernen Yoga in Amerika ist der Auftritt von Swami Vivekanana beim »Parliament of Religions« in Chicago im Jahr 1893, bei dem der Schüler des als heilig bekannten Ramakrishna die Amerikaner durch die bestechende Anrede »Brüder und Schwestern« beeindruckte. Richtig ins Rollen brachte Paramahansa Yogananda den Ball, als er 1920 Boston erreichte und mit seiner »Autobiographie eines Yogis« immer neue Anhänger fand. Maharishi Mahesh Yogi, den die Beatles durch ihren Besuch in seinem Ashram in Rishikesh zum Popstar machten, führte die Transzendentale Meditation im Westen ein und behauptete, er könnte fliegen. Jiddu Krishnamurti formulierte philosophische Konzepte von der »völligen geistigen Freiheit«, reiste als Lehrer um die ganze Welt und gründete Schulen in Indien, Großbritannien und den USA. 2007 eröffnete das Feuilleton der »Zeit« zum Thema Religion und Ideologie mit einem Auszug aus Krishnamurtis »Einbruch in die Freiheit«. Ausgewählt hatte den Text der Künstler Wolfgang Tillmans. Andere Gurus, die in der zweiten Hälfte des letzten Jahrhunderts in Amerika bekannt wurden, waren Swami Chidananda, Swami Satyananda und Sathya Sai Baba.

Einer der bekanntesten Yogalehrer war Swami Sivananda, der mehr als zweihundert Bücher über Yoga und Philosophie schrieb und in Amerika und Europa Yogaschulen eröffnete. Bhagawan Rajneesh, besser bekannt als Osho, gelang es schließlich am eindrucksvollsten, der sinnhungrigen, kraftlosen Elite des Westens nach dem Zerfall der Protestbewegung ein Auffanglager zu bieten. Die letzte Hoffnung der erst nach Poona und später nach Oregon pilgernden Jünger bestand darin, durch Verschmelzung mit dem omnipotenten Führer doch noch vollkommenes Glück zu erlangen. Ihrer einem unstillbaren Beziehungshunger geschuldeten Selbstunterwerfungsbereitschaft ist es zu verdanken, dass seitdem jede größere Gruppe, die mit Meditations- und Körpererfahrungstechniken arbeitet, in den Verdacht eines modernen, latent faschistischen Mehrzweckunternehmens gerät. Dennoch hat jedes Kaufhaus Yogamatten im Angebot und selbst auf dem flachsten, mittlersten Westen Amerikas wird sich jemand finden, der einem hilft, die Beine zu dem zu verknoten, was ein Lotus seinem Wesen nach ist: eine Blüte, die aus dem dunklen Sumpf nach oben ans Licht wächst, die Chiffre der Selbstverwirklichung.

Nach kurzer Zeit unterschied ich die Tage in Tage, an denen ich übte, und Tage, an denen ich nicht übte. An den Tagen, an denen ich nicht übte, freute ich mich auf den nächsten Tag und überlegte, zu welchem Lehrer ich gehen würde. Ich fing an, an den Schultern meiner Freunde herumzudrücken, und meinem Mann steckte ich einen dieser überdimensional großen Kochlöffel, die einen über die kleinen Küchen hinwegtrösten sollen, hinten ins Hemd, um ihn auf die Krümmung seiner Wirbelsäule aufmerksam zu machen.

Jedes Mal, wenn ich die 6th Avenue hinunterging zum Yogacenter und die 13te Straße kreuzte, warf ich einen Blick auf die Papierlaterne, die vor einem Restaurant hing. Das Restaurant hieß »Salaam« und gehörte Bassam, einem fröhlichen Ägypter, der an freien Tagen eine Tischtennisplatte im Hinterzimmer aufbaute. Seine Tochter, ein schweigsames Mädchen, das selten lächelte, ging mit meiner großen Tochter in die Klasse und die beiden verbrachten fast jeden Nachmittag in einem Kellerschacht, in den man von der Küche aus kletterte. Sie nahmen Bücher mit und Joan, Bassams Frau, reichte ihnen regelmäßig süßes Gebäck, frisch aus dem Ofen.

Ich zeigte ihnen Schulteröffner, die sie im Stehen machen konnten, und höflich legten sie das Messer aus der Hand und verdrehten die Arme nach meiner Anweisung. In der Küche war es sehr heiß und voll, obwohl das Restaurant oft leer war, und ich machte mir Sorgen, wer das ganze Gebäck essen würde.

Ich erwähne das deshalb, weil es keine Vorschriften gab, wie man seine Kinder zu erziehen hatte, anders als in Deutschland. Es gab keine frische Luft und keine zweisprachigen Kindergärten, weil die meisten Kinder sowieso zwei Sprachen konnten und die öffentlichen Schulen Pausenhöfe hatten, die wie eingegitterte Parkplätze aussahen. Während der Woche ließ ich meine Kinder im Kellerschacht zurück und ging glücklich zum Yoga.

Ein Problem stellten die Wochenenden dar, die wir auf dem Land verbrachten. Wir hatten Zimmer bei einer Freundin in Sag Habor gemietet und stellten uns jeden Freitagabend in den Stau auf dem Long Island Expressway. Erst nach zweieinhalb Stunden, auf der Landstraße hinter Southampton, wo die mexikanischen Hausangestellten in flachen Blechhäusern wohnten, spürten wir, wie die Stadt die ganze Woche an uns gezerrt hatte. Wären wir nicht gefahren, hätten wir es nicht gemerkt. Es wurde einem nicht viel abverlangt in Sag Habor. Manchmal strahlte einfach nur die Sonne ungewöhnlich hell auf den leeren Gibson Beach und wenn ich lang genug blieb, löste sich in meinem Inneren etwas mit demselben Schmerz, als wenn ein Pflaster abgezogen wird. Diese Leere veranlasste die meisten Wochenendbesucher dazu, mit über den Schultern verknoteten Kaschmirpullovern in Korallenfarben in Easthampton von einer Kunstgalerie zur nächsten zu schlendern. Ich machte den Druckabfall damit wett, dass ich auf dem Land immer doppelt so viel Kaffee trank wie in New York. Man kann sagen, dass ich nicht der Typ war, der gerne runterkam.

Wie überall auf der Welt braucht man für das Leben mit zwei kleinen Kindern und einem nicht ganz unkomplizierten Mann eine bestimmte Portion Zuversicht und die Fähigkeit, dem normalen Leben gelegentlich einen Reiz zu entlocken, der über die gar nicht hoch genug einzuschätzende alltägliche Routine hinausgeht. Das konnte in unserer Situation in der Fremde schon jemand sein, der von weitem den Arm hob, um zu grüßen, ein Abendessen zu zweit an die Bar eines japanischen Kellerlokals gezwängt, ein Ausflug mit einer Freundin ins Copacabana, mehr oder minder bürgerliche Vergnügungen, bei denen es allein darauf ankam, alle Beteiligten in dem Glauben zu wiegen, dass ein normales Leben nicht ohne Überraschungen auskommen musste. Yoga hatte in diesem System, in dem sich jeder die Versuchung auszubrechen auf Armlänge vom Leib hielt, einen riesigen Vorteil. Es war privat, schon fast intim, tat aber niemandem weh und übertrug keine Krankheiten. Dass ich es niemandem auf die Nase binden wollte und auch zu Hause kaum davon sprach, lag schlicht daran, dass ich fürchtete, selbst von einem gut gemeinten Kommentar gekränkt zu werden, jedenfalls in den ersten beiden Jahren. Das Gefühl, dabei womöglich Teil einer radikal neuen Gruppe zu sein, verbot darüber hinaus, das Thema Yoga anders als heute üblich in jede zweite Konversation einzuflechten.

Nach drei Monaten hatte ich eine Sehnenscheidenentzündung. Ich hatte natürlich am Anfang gelogen und behauptet, zu den Zeiten, in denen Anfängerstunden unterrichtet wurden, mit den Kindern beschäftigt zu sein. Ich wollte mich nicht mit den Grundlagen aufhalten. Ich hatte es von jeher eilig gehabt im Leben, es war ein Wunder, dass ich die Kinder tatsächlich neun Monate ausgetragen hatte – kurz, ich wollte auch im Yoga möglichst schnell vorankommen.

So überflüssig ich das Atmen fand und so lästig das Meditieren, so sehr schmiss ich mich in die Haltungen, die ich für die Hauptsache hielt, und dass es die Hauptsache sein musste, lag auf der Hand: Ich schwitzte wie verrückt. Langsam begann ich die äußere Form einiger Übungen zu beherrschen. Mein Ehrgeiz zahlte sich aus. Meine Arme und Beine zitterten nicht mehr die ganze Zeit, sondern nur während der letzten Atemzüge, in denen uns der Lehrer in den Asanas zappeln ließ. *Stiram sukham asanam.* Klingt gut, oder? Es bedeutete nur leider nicht Ehrgeiz und schlimmen Muskelkater, nach dem wir uns alle sehnten, denn wir brauchten schließlich Beweise. Was es heißt, habe ich erst später gelernt: Dass man Asanas mit Stabilität und Leichtigkeit üben soll. Mit Disziplin und Freude. Sagte Patanjali bereits vor über zweitausend Jahren. Patanjali, dessen Namen ich heute mit großer Zärtlichkeit ausspreche, so sehr bewundere ich diesen Mann. Es spricht also einiges dafür, dass die Inder schon damals entweder zu verbissen oder zu faul bei der Sache waren.

Ich war eindeutig zu verbissen bei der Sache. Und Ehrgeiz ist unter Yogis in etwa so populär wie eine Badehose am FKK-Strand. Wenn wir damals auch nicht wussten, was daran unpassend war.

Meine Sehnenscheidenentzündung kam von Adho Mukho Svanasana, dem nach unten schauenden Hund. Der Trick bei dieser Haltung, bei der nur Hände und Füße Kontakt zum Boden haben, besteht darin – hat man sich erst mal daran gewöhnt, seinen Hintern so prominent wie möglich in die Luft zu recken –, das Gewicht aus den Handgelenken nach oben in die Sitzhöcker zu ziehen und über die Rückseite der Beine wieder in den Boden abzugeben. Kompliziert? Selbst nach über zehn Jahren muss man sich immer wieder daran erinnern, nicht in den Schultern einzusacken, besonders wenn man wie ich große Flexibilität im unteren Rücken besitzt, den mittleren Rücken nicht zu ignorieren und Arme und Beine einzuspannen. Dazu gab es detaillierte Anweisungen: »Don't lock your knees, hug the bones into your muscles, breethe through the inner knee, feeling a slight lift in your perineum, bringing your tailbone and pubic bone together ...« und so weiter. Ich habe sie nur nicht verstanden. Speziell die letzte: »Schwanzknochen« und Schambein zusammenbringen? Wie denn? Wo denn? Ich atmete durch das innere Knie, so fest ich konnte, doch mein Ego stellte sich dazwischen.

Anfänger haben in dieser Haltung Probleme, die Beine auch nur halbwegs zu strecken. Ihre Knie hängen, fast hört man sie wimmern, knapp über dem Boden, die Schultern tragen, statt sich in einer schönen Diagonale von Handgelenk zu Sitzbeinhöcker zu strecken, viel zu viel Gewicht, der Kopf wird verzweifelt nach oben gereckt in der Hoffnung, wieder Überblick zu gewinnen, es ist eine Tragödie, und schuld daran ist die »Tight Hamstring Mentality«, unter der diejenigen leiden, die zu viel im Büro sitzen und deshalb Achillessehnen und hintere Oberschenkelmuskulatur verkürzt sind. Warum sitzen sie so viel im Büro? Weil sie ihre wahre Natur verkennen und unbedingt vorankommen möchten anstatt sich über die erstaunliche Schnittmenge zu freuen, die sie mit Bäumen und Fischen teilen. Weil sie ihr Leben nicht der Rettung von Bäumen und Fischen widmen, stattdessen ihre eigenen Schäfchen ins Trockene bringen wollen und so weiter. All das erzählte man uns, während wir im Hund ausharrten.

Diesen Verdacht hätte ich schnell ausräumen können, wäre ich danach gefragt worden. Zumindest oberflächlich. Ich hatte kein Büro und an dem winzigen Schreibtisch, der auf einer schmalen Galerie neben Bett und Schrank gequetscht war, saß ich nie länger, als man braucht, um den bekannten Becher Eis zu essen. Trotzdem, nach drei Monaten war es so weit. Ich konnte mein rechtes Handgelenk nicht mehr bewegen. Ich ging zu Kathryn Bigelow, einer altmodischen Apotheke auf der 6th Avenue, ließ die hübsch glitzernden Haarspangen und Badesalze, an denen ich so gerne zum Trost roch, links liegen und beschrieb gefasst meine Symptome. Für acht Dollar kaufte ich einen abnehmbaren Stützverband, legte ihn sofort an und erschien am nächsten Tag wie gewohnt zu Lippys Stunde. Ich trug den Verband die nächsten Wochen mit Selbstverständlichkeit und stiller Würde und versuchte kein großes Aufheben zu machen, dabei bebte ich vor Stolz: meine erste Yogaverletzung.

»Alles klar«, sagte Magret, die am Check-in im OM saß, und wackelte mit dem Kopf. Sie hatte ein rundes Gesicht, einen festen Körper und einen zu kurz abgeschnittenen Pony. Ich tippte darauf, dass sie ihn sich selber geschnitten hatte.

Eigentlich hätte sie mich nach Hause schicken müssen, dann aber damit rechnen müssen, dass ich als Kranke sie darum bitten würde, meine Monatskarte zu verlängern. Keine hübsche Situation, denn mit Geld begannen gewöhnlich die Schwierigkeiten. Das zeigte die Abkühlung der Temperatur, sobald jemand am Front Desk anfing zu verhandeln. Das wurde nicht gerne gesehen, auch von uns Schülern nicht. Es konnte einem schnell die Stimmung versauen.

Sie strich meinen 20-Dollar-Schein glatt und zeigte auf meinen Verband.

»Tut's weh?«

»Komischerweise nicht besonders. Hattest du das auch schon mal?«

»Nein. Aber ich hätte es haben können.«

»Wie meinst du das?«

»Ich war Kunstturnerin.«

»Toll.« Kunstturnen, wie schrecklich. Vielleicht war eine sexuelle Abhängigkeit im Spiel gewesen, irgendetwas Schlimmes. Sonst würde sie hier nicht so ergeben auf drei Quadratmetern in diesem fensterlosen Durchgang sitzen. Bis heute kenne ich keine Kunstturnerin, die nicht einen ordentlichen Hau weghat. Wenn ich ehrlich war, wollte ich damals aber gar nicht wissen, warum sie damit aufgehört hatte, aber als diejenige, die mich hier seit Wochen zu meiner Lieblingsbeschäftigung durchschleuste, war sie mir ans Herz gewachsen. Irgendwie musste ich sie aufmuntern.

»Bist du dünner geworden?«, fragte ich unvermittelt.

»Ich hatte schon immer schmale Hüften, aber meine Schultern sind so breit, da kann ich so dünn sein, wie ich will, ich sehe immer dick aus.«

»Aber nein! Dein Pony ist lustig!«

Sie lächelte erfreut und gab mir mein Wechselgeld.

Vielleicht ist es in Rudervereinen auch nicht anders oder beim Kegeln, aber diese eigenartige Unverbindlichkeit, Gespräche zu führen, deren verschwörerischer Charakter trotzdem Wärme ausstrahlte, war neu. Ich sah in ihr nicht weniger als einen Ausweg aus der Kommunikation, wie ich sie gewöhnt war: hart, direkt, gerne verletzend.

Hier dagegen herrschte kein Interesse, einander unangenehme Fragen zu stellen, und so stellten wir nur freundliche, im besten Fall neutrale Fragen. In Magrets Fall war klar, dass es sich um eine missglückte Karriere im Leistungssport gehandelt haben musste. Wahrscheinlich hatte sie sonst keine Ausbildung und schnitt sich auch deshalb den Pony selber. Warum hätte ich darauf rumhacken sollen? Wozu brauchten wir überhaupt ein *Gespräch*? Sie atmete die Luft ein, die ich ausatmete, und ich atmete die Luft ein, die sie ausgeatmet hatte. Wenn das nicht intim ist, dann keine Ahnung.

Ich presste meine Hand samt Verband auf den Boden und stemmte mich hoch in Adho Mukho Svanasana, den nach unten schauenden Hund, was sich in Englisch wie ädamukaschwänäsänä anhörte. Ich spürte mein Handgelenk kaum, drehte den Unterarm einwärts und den Oberarm auswärts. Das geht, dank dem Ellenbogen, genauer dem Pronatur quadratus, der die interne Rotation ermöglicht. »Kristin, on your knees!« Lippy verbot mir den Hund.

Meine Verletzung öffnete mir die Tür zu einer Welt, die ich bisher nicht betreten hatte. Eine Art Zauberberg, auf dem die anderen Verletzten lebten. Ihre Krankengeschichten waren unterschiedlich, aber meist hatten sie Ärger mit der Lendenwirbelsäule. Es gab auf diesem Berg eine Menge Verständnis für Leiden, auch wenn die körperlichen nicht so angesehen waren wie zum Beispiel ein Schicksalsschlag, über den man hinwegzukommen suchte. Ein lebensgefährlicher Unfall, verursacht durch skrupellose Autofahrer, ein schwerkranker Lebenspartner oder der Verdacht auf eine tödliche Immunschwäche standen ganz oben.

Wer ohne Leiden auskommen musste, praktizierte extra hart, um jenen leuchtenden Opferkranz zu bekommen, der über einigen Yogamatten wie ein Mückenschwarm hing. Es war ein kleiner Balanceakt, doch es war nicht schwierig, seinen Ehrgeiz zu verstecken. Hinter Disziplin. Wer jeden Morgen antanzte, galt als ernsthafter Yogi. Wer vor der Stunde im Lotussitz meditierte, den Rücken noch gerader aufgerichtet, die Augen noch seliger geschlossen, wer sich von Sirsasana in Pincha Maryasana hob, also vom Kopfstand in den unendlich schwierigen Unterarmstand, und von dort weiter in den Skorpion, bei dem sich der Körper in eine extreme Rückbeuge biegt, die Knie sich beugen und die Füße von oben auf den Hinterkopf sinken – nicht dass das oft vorkam, das konnten damals nur sehr wenige –, den beteten wir an. Aus der Entfernung, denn Verehrung ist ja die Kehrseite von Ehrgeiz, also ebenfalls verboten. Auch seinen Lehrer durfte man nicht zu offensichtlich verehren: »If you meet the buddha, kill the buddha.«

Ich fand das bedauerlich. Ich bin katholisch aufgewachsen und habe schon während der endlosen Predigten in der Spitalkirche von Aichach, in die uns meine Großmutter mitnahm, berauscht vom Weihrauch und Latein, die vom Kerzenlicht umtanzte Madonna angehimmelt, weil es sich so schön anfühlte. Außerdem, es hat ja nicht mal bei den Buddhisten geklappt, das mit dem Abbild, das man sich *nicht* machen soll. Sonst könnte die Hälfte aller Wellnesstempel in Deutschland zumachen, denn da sitzt ja überall so ein kleines Steindickerchen in einem Vogelbad und muss sich das Geplätscher ringsherum anhören.

Kelly kannte dieses Problem nicht. Einmal kam sie mir mit zwei blonden Mädchen auf der 6th Avenue entgegen mit einer riesigen Tüte Pommes in der Hand. Ich erkannte sie von weitem und hatte genug Gelegenheit, die Ähnlichkeit zwischen der pummeligen Frau in Cowboystiefeln und den zwei dürren Teenagers zu studieren, von denen die eine eine Zahnspange und die andere eine Brille trug. Kelly freute sich so, mich zu sehen, dass ich verlegen wurde. Ihr Eyeliner war verschmiert. Sie hatte eine Art, Menschen so herzlich und dabei aufrichtig zu grüßen, dass niemand gekränkt und jeder glücklich war. Eine Gabe, die kaum ein

Mensch besitzt, außer vielleicht Popstars, die es tun *müssen*, weil sie von der Reaktion, die ihr Lächeln auslöst, leben wie andere vom Kindergeld. Ihre Töchter hatten kleine Mäusegesichter und lächelten mich ernsthaft an. Sie kamen von der Weihnachtsfeier im OM, zu der ich auch gerade unterwegs war.

»War's langweilig oder warum geht ihr schon nach Hause?«

»Wir müssen ins Bett.«

»Oh, schade. Wie kommt ihr nach Hause?«

»Wir gehen zu Fuß.«

»Echt Schade. Was soll ich denn da ohne euch?«

»Gerade haben sie Gedichte vorgelesen. Die Party fängt erst später an.«

»Was war mit dem Buffet?«

»Na ja, das Buffet wird wohl erst später eröffnet. Sah aber toll aus.«

Sie waren also aus demselben Grund wie ich gekommen, wegen des tollen vegetarischen Buffets, und mussten nun mit Pommes abziehen. Ich war damals noch kein hundertprozentiger Vegetarier, vor allem, weil ich Tuna-Sandwiches liebte, aber auf dem besten Weg dabei, einer zu werden. Das angekündigte Buffet hatte auf der Einladung paradiesisch geklungen und ich war neugierig, die anderen außerhalb des Stundenplans zu sehen, sonst wäre ich wohl zu Hause geblieben und hätte mir die »Sopranos« auf HBO angeschaut.

Erste schwere Regentropfen fielen wie zufällig vom Himmel.

»Wir gehen besser.«

»Klar.«

Es sah nett aus, wie die drei nach Hause gingen, ungeachtet des Dramas, das sich tief über dem Hudson River am Abendhimmel abspielte und ein baldiges Gewitter ankündigte. Wenn es regnet in New York, dann nicht einfach irgendwie, sondern völlig übertrieben. Kelly erzählte mir später, dass sie oft kein Geld hatten für den Bus.

Sie hatten auch keine Krankenversicherung oder eine Geschirrspülmaschine. Wenn man Kelly allerdings heute zuhört, denkt man, es kann keinen schöneren Platz gegeben haben für eine 23-jährige Alleinerziehende, die total bankrott aus einem »Shelter For Battered Women« mit zwei Kleinkindern ins East Village gezogen ist.

Ich denke natürlich, dass Kelly das alles heute mit Absicht so idyllisch darstellt. Jedenfalls denkt das der kritische Teil meines Verstandes, der darauf trainiert wurde, nach Widersprüchen zu suchen. Keine Waschmaschine, höre ich ihn muffeln, Heim für misshandelte Frauen, nicht mal Geld für den Bus, dauernd pleite, und dann diese gute Laune? Er, der kritische Verstand, trägt alle Fakten zusammen, die Füße schön warm eingepackt in Fellschuhen, eine Tasse lauwarmen Pfefferminztee vor sich. Ich wäre ihn gerne los, aber er ist schon so lange im Amt, dass es unbezahlbar wäre, ihn zu entlassen. Ich frage mich auch, wo Kellys kritischer Verstand geblieben ist.

Immerhin hat sie Computer programmiert im Alter von zehn Jahren, hat mehrere Klassen übersprungen und ging bereits mit siebzehn aufs College, weil sie so ein Mathegenie war. Trotz schlimmer Rückenschmerzen zwang sie ihr Stiefvater, in einer seiner McDonald's-Filialen Pommes zu frittieren, um sich ihr Schulgeld zu verdienen. Als ihre Stiefschwester zum Geburtstag ein Auto geschenkt bekam, aber gleich mit ihrem Boyfriend in die Ferien abhaute, durfte Kelly damit zur Arbeit fahren. Bis der Tag kam, als die Stiefschwester braungebrannt mit einem Miami-T-Shirt erwartungsvoll in der Tür stand. Alle schwiegen, dann legte Kelly den Autoschlüssel auf den Tisch und rannte aus dem Haus. Später machte ihr die Mutter Vorwürfe.

»Es wäre doch so nett gewesen, wenn du Brenda an der Hand genommen und gesagt hättest, komm, hier ist dein neues Auto.«

Warum hatte sie einen Vietnam-Veteranen geheiratet, der sie schlug, so dass sie fliehen musste mit den Babys? Warum vor allem trägt sie diesem Mann, der sie vor einem Diner angesprochen hat, als sie in ihren Hot Pants auf einem Parkplatz vor einem Supermarkt in New Jersey gerade mit dem Schloss des Kofferraums kämpfte, nicht das Geringste nach? Sie hatte dem Geschrei und Gezänk, das ihr viele Jahre älterer Ehemann veranstaltete, lange nichts entgegenzusetzen, weil sie es von zu Hause so gewohnt war. Und später? Selbst heute lässt sie sich zu keinem schlechten Wort über ihren Exmann hinreißen, ohne dass es ihr viel Mühe zu bereiten scheint. Wird man so, wenn man nur lang genug meditiert?

In ihrer Einzimmerwohnung auf St. Mark's Place saß sie abends, nachdem sie die Kinder ins Bett gebracht hatte, in einem Ohrensessel am Fenster, trank ein Pete's Wicked Tallboy und beobachtete die Leute, die in einem Zimmer im Haus gegenüber Yoga machten. Regelmäßig sah sie einen ziemlich tätowierten Mann und eine hübsche Frau mit der Figur einer Tänzerin auf der Straße und hatte keine Ahnung, dass diese Leute David Life und Sharon Gannon waren, die damals gerade ihr erstes Yogastudio in der Nähe eröffnet hatten und später ihre wichtigsten Lehrer werden würden.

Und meine.

Ich bin dann allein zur Weihnachtsfeier von OM gegangen. Es war fast ein bisschen enttäuschend, Leute, die man nur in Turnhose kannte, auf einmal in geblümten Röcken und im Jackett zu sehen. Auch dass man sich unterhalten sollte in einem Raum, in dem Reden für gewöhnlich untersagt war, machte den Abend anstrengend. So irritierend es die ersten Male war, als ich hierherkam, diesen Menschen ohne Make-up jenseits aller gesellschaftlichen Konventionen zu begegnen, so fand ich es jetzt schon fast peinlich, wahrzunehmen, welcher Lippenstift und welcher Partner gewählt worden war anlässlich der Feierlichkeit. Es waren Schauspieler, junge und alternde Tänzer, Physiotherapeuten, Leute, die kreativ arbeiteten, Leute, die Computerprogramme entwarfen, Kellner, Friseure, Leute, die Geld hatten und ehrenamtlich in Suppenküchen aushalfen, Studenten. Viele hatten mehrere Jobs, die wenigsten schienen, wie man heute sagt, »angekommen« zu sein.

In Deutschland kannte ich in den letzten Jahren des vergangenen Jahrhunderts niemanden, der Yoga übte. Meine

Freunde gingen laufen, manche ins Fitnesscenter. Es hatte längst nicht jeder ein Handy, man bekam unbefristete Verträge, möglicherweise hielten die Beziehungen etwas länger.

Damals, in diesen ersten Monaten bei OM, dachte ich nicht darüber nach, ob Rache sinnvoll war, ob Erleuchtung am Ende nur heißt, sich selber besser kennenzulernen. Das Problem der Sterblichkeit war nicht gelöst worden, nicht mal formuliert. Ich wusste nur, ich wollte unbedingt zu irgendeinem »Wir« gehören. Kelly gehörte schon dazu. Sie war im CBGBs aufgetreten. Es konnte nicht verkehrt sein.

Ich war dreißig Jahre alt, Mutter von zwei kleinen Kindern. Ich hatte in meinem Erwachsenenleben einen ungeheuren Meinungsüberschuss produziert, der auf nichts fußte, und an meinem ersten Abend in der Stadt hielt ich mich an einem Joint draußen auf der Feuertreppe fest, während drinnen das Sextape von Pamela Anderson lief.

Es gibt ein Foto aus dieser Zeit, auf dem ich im Wintermantel auf dem Dach unserer Wohnung in New York sitze, ein Kind auf dem Schoß, das andere rennt weinend aus dem Bild. Hinter mir der Vater der Kinder, der in die Kamera lächelt. Ich trage einen Herrenhaarschnitt, die Haare schwarz gefärbt. Das Mittel habe ich bei Ricky's gekauft, einfach nur, weil es vor mir zwei Punkmädchen aus dem Regal gezogen hatten. Man könnte vielleicht sagen, ich war auf der Suche.

SCHICK DEINE AUFMERKSAMKEIT
ZWISCHEN DEINE SCHULTERBLÄTTER

Es ist lange her, seit ich angefangen habe, täglich zu üben. So lange her, dass es mir schwerfällt, mich an die Zeit davor anders zu erinnern als an einen Film mit einer Hauptfigur, deren Charaktersprünge als Temperament abgetan werden. Ein langer Film, in dem sich die Hauptfigur verliebt, eine Familie gründet, gerne ein Klavier besäße, das Land verlässt, sich streitet und wieder versöhnt, die Spülmaschine anschaltet, die Zeitung liest.

Als ich angefangen habe zu üben, war ich noch jung, aber keine junge Frau mehr. Ich hatte zwei Kinder geboren, war niemals jemand, der mehr als ein Paar abgelaufene Sportschuhe besaß, und fand, Apfelschorle war ein hässliches Wort. Ich hielt mich für relativ gelenkig, nicht unsportlich, für jemanden, der Ausdauer besaß. Jedenfalls dachte ich das, bevor ich anfing.

In den ersten Monaten, in denen ich ein- oder zweimal in der Woche übte, stellte sich eine nervöse Unruhe ein, die mich ebenso verwirrte wie beschwingte, es war, als ginge ich die zwei Blocks auf der 6th Avenue hinauf zur 14th Street zu einem heimlichen Rendezvous, aufgeregt, in der Hoffnung, eine gute Figur zu machen. Vor allem aber erleichtert, wenn mich niemand sah. Weil ich immer spät dran war, lief ich in meinen Yogaklamotten zum Center mit dem Gefühl, mein Hintern sei größer als die »New York Times«, mit der Überschrift: »Hat keinen Job«. Meine Beine fühlten sich an wie Zement, darüber ebenjener Hintern, ein undefinierbarer Mitteltrakt, ein albernes Doppelkinn und ein Haarschnitt, der Entschlossenheit suggerieren sollte: wie eine Baustelle, die einen neuen Investor sucht. Na gut, das ist stark übertrieben, so würde ich es in einer Frauenzeitschrift schreiben, aber ich habe Freundinnen, vernünftige, kluge Frauen, die ihren Körper so einschätzen. Ich dagegen war in Bezug auf meinen Körper noch nie sonderlich neurotisch. Dafür war ich durch und durch Realistin, machte mir viel zu viele Gedanken über die Komplexität der Dinge, bin alles in allem bis heute jemand, der unter seiner ständigen Selbstbeobachtung leidet und dem als Erlösung jedes Mittel recht wäre.

Zum ersten Mal in meinem Leben arbeitete ich freiberuflich. Das heißt, ich hatte sehr wohl einen Job, aber ich hatte kein Büro, ich musste also das Haus nicht verlassen, wenn ich nicht wollte. Dadurch stellte sich die Frage, wie ich mich fit halten würde. Denn ich musste mich bewegen, sonst bestünde die Gefahr, dass ich an einem recht niedrigen Blutdruck leidend am Schreibtisch einschlafen würde. Leute, die ein Büro haben, müssen in meiner Vorstellung ständig aufstehen und zum Kopierer gehen, zum Kaffeeautomaten und, weil sie in ihren Meetings zu lange reden, zu den anschließenden Meetings rennen. Ich hatte aber keinen Kopierer und auch keine Meetings, nicht mal Arbeitszeiten, im Gegenteil, ich konnte mir meine *Zeit einteilen*, wie ich wollte.

Ohne Yoga hätte ich Probleme mit dieser Option gehabt, aber so liegt bis heute der größte Vorteil, den ich mir vor Augen halte, wenn ich mal wieder meine Freunde beneide, die »einen Job haben« als Angestellte, darin, dass ich jederzeit Yoga üben kann. Wann immer ich will. Ich kann eine Vormittagsstunde nehmen und habe dann den Abend frei, ich kann mit Aussicht auf eine wunderbare einstündige Mittagsstunde mein Arbeitspensum am Vormittag steigern, ich kann am frühen Abend üben, ich kann mich entscheiden, fünf Vormittage hintereinander bei einem Koreaner, der Stöckelschuhe trägt, eine Fortbildung zu machen. Ich habe maximale Freiheit, mir auszusuchen, wann ich übe, solange ich nur übe. Denn ohne Yoga könnte ich schwer schreiben.

Die Tatsache, dass ich diesen niedrigen Blutdruck hatte, einen Mann mit Festanstellung und in einer Stadt lebte, in der Kinderbetreuung schon für die Kleinsten selbstverständlich war, half. Ich übte und übte, ohne zu wissen, dass dieses Üben mein Leben einschneidend verändern würde.

Neben Bewegung gab es aber noch ein weiteres Motiv, das mir allerdings erst später als solches klar geworden ist. Obwohl es die richtige Entscheidung gewesen war, Hamburg zu verlassen und damit meine Karriere beim Fernsehen an den Nagel zu hängen, war dadurch noch lange nichts geklärt. Ich hatte vom ersten Tag an in New York immer Arbeit als Journalistin, aber ich hatte keine Aufgabe. Möglicherweise ist die eine große, sinnvolle Aufgabe im Leben, die wir alle suchen, überschätzt. Der Kontext bestimmt schließlich im Wesentlichen, ob wir finden, etwas

Befriedigendes hinbekommen zu haben als Schreiner, Sachbearbeiter, Dirigent oder nicht, und sei es die erfolgreiche Zustellung eines Pakets trotz mühsamer Suche nach dem Adressaten. Und in dieser Hinsicht war ich durchaus zufrieden. Die Illusion dagegen, einen Sinn herzustellen, der über die eigenen kleinen Sorgen hinauswächst, ist etwas anderes. Diese Illusion war mir in New York verloren gegangen, und deswegen, ohne dass mir das klar war, suchte ich wohl nach einer Aufgabe. Damit ist nicht der heute so gern eingeforderte »Ausgleich zur Karriere« gemeint. Ich zum Beispiel hatte alles, was man Karriere hätte nennen können, in Hamburg gelassen.

Ich kann nicht sagen, dass ich Yoga so ohne weiteres als meine Aufgabe erkannt hätte, im Gegenteil. Neben der Disziplin und Routine gefiel mir vor allem das Gefühl, wenn es vorbei war. Ich ging erst einmal in der Woche, dann zweimal, schließlich dreimal und nach wenigen Monaten jeden Tag. Das Leben *da draußen*, wie wir sagen, wurde dadurch nicht weniger kompliziert, es wurde erst mal komplizierter, denn ich handelte mir eine Menge kleiner Aufgaben ein, die ich nur schwer bewältigen konnte.

Morgens oder abends saß ich nun auf einer zusammengerollten Decke, die nackten Füße gekreuzt, die Augen halb geschlossen, und versuchte zu verstehen, was damit gemeint war: die Wirbelsäule aufrichten.

Etwas gut machen zu wollen, von dem man keine Ahnung hat, bringt einen schnell an den Rand der Verlegenheit, ein Gefühl, das sich damals zu dem Unvermögen gesellte, die Wirbelsäule zu finden, auf dem Kopf zu stehen, auf einem Bein zu stehen, auf beiden Beinen zu stehen, einfach nur so. Manchmal schwankte ich so heftig, selbst mit beiden Füßen fest am Boden, dass ich fast umgefallen wäre.

Die Stunde ging los. Tadasana, der Berg. Alle stellten sich vorne an den Rand der Matte, Füße geschlossen, Beine gestreckt, Rücken gerade, Finger aktiv, den Blick leicht nach innen gerichtet, das ganze Programm. Durch die Fußsohlen saugten wir Energie ein bis ganz nach oben zum Scheitel, nur ich saugte die falsche Energie ein, irgendetwas mit Rum, und musste alle Kraft aufwenden, um mich gerade zu halten. Ich lernte dann, dass es die falschen Gedanken waren, die mich daran hinderten, wie ein Berg zu stehen. Vielleicht hielt ich zu krampfhaft fest, an den Kindern, meiner ungezwungenen Art, der Aussicht, im Sommer zwei Wochen nach Griechenland zu fahren? Ich strich Griechenland von der Liste, strich die Liste von der Liste, fühlte die Energie durch die Kanalisation die zwei Stockwerke nach oben drängen, stetig, unerbittlich, und stand schließlich da wie eine Eins.

Bevor ich verstand, worum es ging im Yoga, wollte ich gut darin sein. Der Wunsch, Erfolg zu haben, trieb mich aus dem Haus. Was auch sonst? Über die Jahre nehmen sie dir im Yoga deine Motive so auseinander, dass du dich schlecht fühlst, wenn du etwas gut machen willst. Erfolg, Leistung, Disziplin, überhaupt vorankommen zu wollen: alles schlecht, nichts ist ihnen gut genug. Dir bleibt irgendwann nichts anderes übrig, als so zu tun, als wäre es dir schnuppe, ob du einen Kopfstand hinbekommst oder nicht, weil du damit rechnest, dass wenn du nur höflich genug wartest, sich der Kopfstand gnädig von allein einstellt. Bescheidenheit lernst du auf die Weise, wird dir versichert. Das hörst du gerne, denn das, soweit du informiert bist, ist ein entscheidender Wesenszug des Yogis, der du so brennend gerne wärst.

»Schick deine Aufmerksamkeit in den Platz zwischen deinen Schulterblättern.«

Es war mir neu, dass ich etwas schicken konnte, was doch eigentlich wunderbar ohne mich funktionierte. Überhaupt, dieser permanente Imperativ! Ich war jedoch Gast im Land und entschlossen, alle Möglichkeiten voll auszuschöpfen, auch die sprachlichen. Den Übergriff, den diese Art von suggestiver Psychosprache darstellt, denn es waren ja all jene neuen Wörter, die sich in den Kopf stahlen, hätte ich in Deutschland, da bin ich mir fast sicher, nicht so ohne weiteres geduldet.

Doch es war schwer. Was war denn meine Aufmerksamkeit? Ich nahm das Gelb einer M&M-Packung wahr, die schwarz umrandeten schönen Augen in einem teigigen Gesicht, Staub, eine dramatisch schief hängende Schere, die Hoffnung in den Bücherregalen. Das Gehirn arbeitete rund um die Uhr, warum Überstunden machen? Weil Lippy, die Lehrerin, es sagte. Also schickte ich meine *Aufmerksamkeit* in Gestalt eines nicht übermäßig motivierten Wachpersonals los, die Art von Gurkentruppe, die sich von einem gutmütigen Hund nachts durch Fabrikgebäude ziehen lässt. Schickte meine Konzentration in das *Dickicht hinter meinem Herzen* auf der Suche nach der Wirbelsäule, dieser Autobahn, auf der die Energie angeblich auf und ab rast. Nicht, dass ich verstanden hätte, woraus Energie oder

Prana, wie man dazu sagte, bestand. Sehr abstrakt, das Ganze, aber lustig.

Einmal machten wir mit der Schule meiner Tochter einen Ausflug zu einem völlig verwilderten hügeligen Gartengrundstück an der Houston Street, und ein Stadthistoriker und Biologe erklärte uns, dass Manhattan früher überall so ausgesehen hatte. Wir standen mit Kaffeebechern im Dreck und trauten uns nicht, unsere Handys zu benutzen. Es ist immer wieder verblüffend, wie einfach es im Grunde ist: Sobald man anhält, wirklich ruhig bleibt und sich damit abgefunden hat, stillzuhalten und nicht zu reden, bemerkt man, wie unablässig die Sinnesorgane arbeiten, rund um die Uhr, ohne großes Theater.

Ein paar sehr lange Minuten nur, und die Welt verwandelte sich vor uns. Der Lärm von der Straße rauschte friedlich, Krokodile schwammen vorbei und Schmetterlinge tanzten in der Sonne.

Als ich zurück nach Hause ging, verstand ich, dass ich Abstand herstellen musste, um etwas zu erkennen. So wahrzunehmen, wie man als Kind wahrnimmt, bevor die Welt in Worte zerfällt, die man redigiert, und Parfüm, das man bezahlt, und Fisch, den man elegant auf zwei Stäbchen zu balancieren gelernt hat.

Man kann sagen, dass Yoga dieses verwilderte Gartenstück in meinem Leben war, ein Platz, wo man nicht rauchen durfte und alles fremd war.

Es gibt nichts Schwierigeres auf der Welt, als diesen Abstand herzustellen, und es geschieht nicht immer aus freien Stücken. Eine Menge Menschen fangen Yoga an, weil sie ihr Leid sonst nicht ertragen. Viele haben Liebeskummer, jemand ist gestorben, manchmal trauern sie auch um ein verpatztes Leben, in der Regel geht es um Verlust. Schon neunzig Minuten, in denen sie den Anweisungen eines Lehrers folgen müssen, den rechten Arm um das linke Knie wickeln, sich in die Brücke stemmen, die Augen schließen und bei allem die Ruhe bewahren, sind neunzig Minuten, die ihnen helfen, all jene Gefühle, die unweigerlich aufsteigen, in Bewegung zu bringen in der nicht unbegründeten Hoffnung darauf, am Ende der Stunde etwas weniger mit seinem Schicksal zu hadern. Mehr ist es vielleicht gar nicht, aber es ist hilfreicher als ins Kino zu gehen, wo das Licht angeht, und prompt bauen sie sich alle wieder vor einem auf, die Trauer, der Kummer, die Angst, die Enttäuschung.

Diese Menschen haben es bei all der Schwere, um derentwillen ich niemals mit ihnen tauschen möchte, einfacher, denn jeder Millimeter, den sie zwischen sich und ihr Leid bringen, verschafft ihnen Linderung. Ich hatte es in dieser Hinsicht schwerer, denn ich kannte kaum Leid. Genauso haben es flexible Menschen schwerer, denn wo es keinen Widerstand gibt, gibt es auch keine Reibung, der Atem kann schwerer greifen, die ganze Sache wird zum Jazzdance. Leute, die bei Vorbeugen sofort die Stirn auf den Boden legen, brauchen dreimal so viel Konzentration, um ihre Sitzbeinhöcker wahrzunehmen, ein Gefühl von Länge im Rücken herzustellen, den Atem sinnvoll einzusetzen.

Denn langsam begann ich zu verstehen, was dieser ganze Zirkus mit dem Atem sollte. Ein Atemzug, den man bewusst macht, wirkt wie ein Lösungsmittel, ein Katalysator oder ein Verstärker: auf einmal erkennt man deutlich, was man gerade tut. Pranayama, dieses schöne Wort, das ich so gerne wegen seines Klangs benutze, bedeutet nicht nur Atemkontrolle im Sinne von Restriktion und Beherrschung, sondern gleichzeitig das genaue Gegenteil, die Freisetzung von Prana, von Energie, von dem, was dafür sorgt, dass Blumen wachsen und wir morgens aufstehen anstatt liegen zu bleiben. Schon ein paar Minuten Pranayama, das man am besten mit einem Metronom übt, genügen, um ruhig zu werden. Man braucht noch nicht mal eine Matte dafür.

Sobald ich erlebt hatte, welche Chancen in diesem Abstand steckten, wie es im Yoga genau darum ging, um Nähe und Entfernung, Einstellungen zur Wirklichkeit, die ich beeinflussen konnte, dachte ich, das solltest du lernen. Es waren keine großen Dramen, im Gegenteil, vielleicht nur ein Streit mit meinem Mann, die Haustür, die in ihr zweifach rahmengesichertes Schloss knallte, ein verlockendes Angebot aus Deutschland, das die Rückkehr bedeutet hätte, ein Anflug von Einsamkeit beim Anblick einer vergnügten Runde im Restaurant oder die Sorge um die Kinder, ob sie Freunde finden in der Schule, nach einer Yogastunde kam ich fast jedes Mal zurück auf die Straße mit der Aussicht, die Dinge vielleicht anders, in einem freundlicheren Licht zu betrachten.

Später sah ich das Üben fast wie einen Feueralarm: Vielleicht brauchst du es einmal, wenn etwas Schlimmes passiert.

Leid zu vermeiden ist die wichtigste Motivation der Menschen. Deshalb haben wir angefangen zu glauben, und deshalb denken wir. So entstanden Vernunft und Glaube, das, was wir als Geist bezeichnen: aus Angst vor Leid und in der Hoffnung, Leid zu vermeiden. Wenn ich wissen wollte, was hinter Vernunft und Glaube lauerte, und sei es nur Getränke Hoffmann wie in dem wunderbaren Lied von Sven Regener, musste ich den Geist besser verstehen beziehungsweise seine Grenzen kennenlernen. Was für ein Glück, dass genau das die Spezialität von Yoga ist, dem einflussreichsten der indischen Systeme, die Philosophie, Psychologie, Religion und Naturwissenschaften vereinen *und* einen straffen Hintern bewirken.

Dass hinter Yoga eine Philosophie stand, die womöglich achttausend Jahre alt war und aus einer Zeit stammte, in der sie in Indien bereits Duschen hatten und sich Gedanken über die Erziehung ihrer Kinder machten, dass aus dieser Zeit unser Wissen über Yoga, Tantra und Ayurveda stammt, dass es überhaupt ein Wissen gab, dass es Bücher gab, dass man bei Iyengar oder Patanjali nachschlagen konnte, wusste ich lange nicht. Vermutlich habe ich es, weil mein ganzes bisheriges Leben durch Studium und Schreiben auf Wörtern gründete, gar nicht wissen wollen. Die ersten Yogabücher las ich erst, als ich musste, bei meiner ersten Lehrerausbildung. Vielleicht hatte schon Patanjali, der große Weise, der vor etwa zweitausend Jahren das Wissen über die Wirkungsweise des menschlichen Geistes systematisiert hat, keine echte Lust an der Festlegung seiner Gedanken gehabt, sonst hätte er wohl keinen so großen Zirkus veranstaltet. Man sagt, er habe sich hinter einem Vorhang versteckt und seine Zuhörer bei Todesstrafe gewarnt, einen Blick auf ihn zu werfen. Als dann doch einer im Laufe des Vortrags, es waren immerhin fast zweihundert Verse, die er mündlich wiedergab, nach vorne schlich und den Vorhang ein Stückchen lüftete, verbrannten zur Strafe alle bis auf einen kleinen Jungen, der auf dem Klo gewesen war. Dieser kleiner Junge war der Einzige, der das kostbare Wissen weitergeben konnte. Wenn das nicht ein perfekter Gründungsmythos war.

Sobald die Bewegungen des Geistes zur Ruhe kommen, entsteht Yoga. So steht es bei Patanjali gleich an zweiter Stelle seines genialen, atemberaubend klugen Werkes, dem über zweitausend Jahre alten Yogasutra:

1.2. *Yogash chitta vrtti nirodhah*
»Yoga ist der Zustand, in dem die Bewegungen des Citta (des Geistes) in eine dynamische Stille übergehen.« (Sriram).
Oder:
»Yoga ist die Fähigkeit, sich ausschließlich auf einen Gegenstand, eine Frage oder einen anderen Inhalt auszurichten und in dieser Ausrichtung ohne Ablenkung zu verweilen.« (T. K. V. Desikachar)

Also habe ich den Geist angebunden, denn das ist es, was Yoga in seiner Wortwurzel »yui«, verwandt mit dem deutschen »Joch«, bedeutet: anbinden. Den Menschen frei von allem, was er denkt, glaubt, erinnert, erhofft – frei und unbeeindruckt von allem, was wir mental nennen –, mit seinem Bewusstsein zu verbinden, ist das Ziel. So hingeschrieben, klingt es einfach nur abstrakt, schwierig umzusetzen und für mich, da ich nicht kochen kann, wie ein kompliziertes Rezept, das mich sofort zu langweilen beginnt.

Das ist der große Unterschied zwischen den Geisteswissenschaften und Yoga. Wenn man etwas nicht erklären kann, ist es damit nicht erledigt: Man kann es erfahren. Jeder kann es erfahren und sollte keine Silbe glauben, wenn er nicht eine entsprechende Erfahrung gemacht hat. Yoga ist eine Erfahrungswissenschaft, die keine Angst vor Verzauberung und selbst Ekstase hat. Es kann eben nicht immer alles erklärt werden. Was nicht heißt, dass nicht ein Haufen gescheiterter Fernsehschauspieler als Yogalehrer eine Menge Müll reden, am liebsten über Gott. Und umgekehrt die Sachlichkeitsfanatiker jeden Zauber in Grund und Boden quatschen mit ihrem »Stehe knöchern in den Füßen«.

Dabei besteht ein Großteil der Wirklichkeit nun mal aus Knochen. Überhaupt kann man in Wahrheit sein ganzes Leben lang Yoga üben, ohne sich auch nur einmal den Kopf darüber zu zerbrechen, was der Geist so lange treibt, und mit etwas Glück gelangt man trotzdem zu dem, wie Sharon Gannon Yoga frech übersetzte: den Zustand, in dem man nichts vermisst.

Sharon Gannon hat die Beschäftigung mit den alten Texten zu einer der entscheidenden Säulen ihrer Methode gemacht. Was bei anderen Methoden gar nicht oder nur oberflächlich in der Lehrerausbildung stattfindet, ist zwingend Teil einer jeden Jivamukti-Stunde, egal, wo auf der Welt sie unterrichtet wird. Bei OM sah man das lässiger, bis heute herrscht dort ein sympathischer Pragmatismus, der Yoga eher in den allgemeinen Kosmos von Lebenshilfe rückt, ein bisschen wie Sauna und die neuerdings so unvermeidlichen Sprossen im Salat.

Weil es eine Zeitlang dauerte, bis ich die englischen Anatomiebegriffe für Trapezmuskel, Darmbeinstachel, Hüftpfanne oder Zwischenwirbelscheibe verstand, versuchte ich die sprachlichen Schwierigkeiten einfach zu übergehen. Es ist schwer nachzuvollziehen, dass ich all die Begriffe, mit denen uns Lippy terrorisierte, niemals nachgeschlagen habe. Ich suchte sie im Körper. Ich schob und drehte und hob und zog, von fremden Wörtern angestachelt, einer vagen Ahnung folgend, als räumte ich im Dunkeln eine fremde Garage auf. Noch nie hatte mich etwas so angestrengt. Allein der aufwärtsschauende Hund war eine Karikatur des Verhaltens eines achtmonatigen Babys ohne die Belohnung, die das Baby erhält, wenn es sich endlich, die Beine und Hüften schlapp am Boden lassend, mit Hilfe der Ärmchen den Brustkorb nach oben reckt, um endlich mehr sehen zu können. Es dauert eine Ewigkeit, bis nur mehr die Fußrücken am Boden liegen, die Beine kräftig genug sind, sich vom Boden abzuheben, die Arme zu entlasten, sich der Brustkorb weit nach vorne und oben durch die gestreckten Arme hebt. Kein Wunder, dass sich auch geübte Schüler durch diese Haltung mogeln, wann immer sie können.

Yoga hat mit Entspannung nichts zu tun: Zum Beispiel die stehenden Haltungen, Virabadrasana 1, Virabadrasana 2, Trikonasana, denn so einfach und belanglos diese Haltungen daherkommen, so endlos lässt sich an der Anordnung der Knochen, der Rotation der Gelenke, der Arbeit der Muskeln feilen.

Man kann jede Haltung entweder in all ihrer undurchdringlichen Fremde nehmen, wie sie kommt, und sich in dieser Bescheidenheit sehr wohl fühlen. Oder aber man zerlegt sie in alle Einzelteile, setzt sie wieder zusammen und hat dann in dieser neuen Komplexität mit Glück ein Bayreuth-Erlebnis.

Die gönnerhafte Stimmung jedenfalls, die sich einstellt, wenn man in Virabadrasana 2 das vordere Knie beugt und die Arme streckt – sehr viel mehr ist es ja nicht –, schlägt schnell um, sobald die Oberschenkelmuskeln zu zittern beginnen, die Arme das Zehnfache wiegen und die Gedanken, die bis dahin milde am Rand des Geschehens herumlungerten, sich zu einer einzigen wütenden Anklage gegen den Lehrer, ach gegen die Welt, zusammentun: Wann kann ich hier endlich raus?

Es fängt schon vorher an: Nichts vermittelt dem Menschen so sehr das Gefühl, schutzlos zu sein, als wenn man ihm befiehlt, die Schuhe auszuziehen, und nichts kann ihm umgekehrt mehr den Eindruck von Verbundenheit vermitteln, als barfuß auf der Erde zu stehen, auch wenn die Erde ein rissiger Parkettboden im zweiten Stock eines Bürohauses ist.

Vielleicht ist der ganze Ansatz falsch, unbedingt etwas über das Leben lernen zu wollen, bevor oder während es einem zustößt. Unter Umständen ist das Geheimnis dahinter ganz banal.

Unsere Nachbarin Shirley Firestone, eine jüdische Psychologin Anfang siebzig, hatten der Kampf um die Emanzipation, der Vermieter, der sie wegen ihrer geringen Miete schikanierte, und die Angewohnheit, keine Zeitung wegzuwerfen, zermürbt. Sie kam manchmal nach oben mit Nougat für die Kinder. Ständig war sie auf dem Sprung zum Arzt, und einmal gestand sie mir, wieder auf dem Treppenflur, dass Psychoanalyse nichts bringe. »Um nach Jahren auf der Couch dann mit achtzig zu verstehen, wie das Leben geht, Herzchen? Das ist doch einfach nur lächerlich.«

Sich der Komik wohl bewusst, denn sie war eine kluge Frau, sagte sie auf Deutsch mit einem fröhlichen Seufzen: »Immer wieder etwas, das ist das Leben.«

Shirley Firestone hätte gut mit der ersten Welle der Begeisterung für Yoga Ende der sechziger Jahre anfangen können, sich auf kleinen Teppichen auf den Boden zu setzen und tief auszuatmen, denn damals war Yoga mindestens so crazy wie Psychotherapie, aber sie wäre wohl niemals der Ideologie auf den Leim gegangen, die seitdem an vielen Yogaschulen herrscht. Die Sehnsucht nach innerer Veränderung ist heute, wo die persönliche Einflussnahme auf äußere Prozesse in Politik und Gesellschaft gegen null geht, riesig. Allein die Vorstellung, alle, die jeden Tag Zeit finden, ins Yogastudio zu gehen, investierten dieselbe Kraft in soziale Projekte, die Aufforstung eines Waldstückes in Brandenburg oder auch nur ein ausgedehntes Telefongespräch mit ihren Eltern, ohne dabei auf die Uhr zu schielen, wirft die Frage nach der Ursache dieser Sehnsucht auf. Woher kommt dieser Wunsch nach Veränderung, der so viele von uns früher oder später packt?

Das meiste, was du tust in deinem Leben, tust du halbherzig, manches mag dir zustoßen, vieles ergibt sich, oft versickert die Begeisterung für eine Person, eine Idee oder einen Beruf. Zurück bleibt das bohrende Gefühl, etwas zu verpassen, doch alles in allem lässt sich das Leben so aushalten und ist sogar anstrengend genug. Und dann findest du etwas, was noch anstrengender ist, und fast aus Gewohnheit bürdest du dir auch das noch auf. Du kaufst eine Zehnerkarte, machst Scherze über den neuen spirituellen Pfad, auf dem du dich befindest, findest insgeheim Gefallen daran, kräftiger und gesünder zu sein. Du schlägst dich nicht übel, wärest gerne besser und fängst an, weniger zu trinken. Bald kannst du dir nicht mehr vorstellen, dein Leben ohne Yoga meistern zu können, so wie du dich an warmes Wasser und die Möglichkeit, deine Kleider chemisch reinigen zu lassen, gewöhnt hast. Möglicherweise bleibt es dabei, du übst Yoga als Gymnastik, und in gewisser Weise bist du deshalb beneidenswert. Denn an den Punkt, an dem du dein Leben in Frage stellst, weil du etwas kennengelernt hast, was jenseits der vertrauten Ziele liegt, wirst du nie kommen.

Es gibt sogar Leute, die genau deshalb nicht anfangen, Yoga zu üben, kluge Leute, deren Instinkt ihnen befiehlt, die Finger davon zu lassen, denn es könnte ihr Leben radikal umkrempeln. Es sind dieselben Leute, die Angst davor haben, kein Fleisch mehr zu essen. »Was, wenn ich den Biss verliere?« Die Frage ist, soweit es Yoga betrifft, berechtigt, auch wenn ich sie früher mit der Behauptung vom Tisch gewischt habe, dass das Gegenteil eintreffen würde, die Ziele klarer erkennbar würden, die Mittel effektiver. Woher ich das wusste? Ich log, ich hatte keine Ahnung, und wenn mir heute jemand dieselbe Frage stellt, lasse ich mir Zeit mit der Antwort und nehme durchaus mehrere Anläufe.

Denn mein Leben hat sich damals verändert. Meine Ernährung hat sich verändert. Ich habe keine radikale Entscheidung getroffen, ich esse kein Fleisch und trinke keine Milch. Ich esse vielleicht einmal im Jahr ein hartgekochtes Ei, an Ostern, und wenn gar nichts anderes da ist, esse ich zur Not auch Käse. Anders als Fleisch und Milch, Produkte, die ich nicht mehr in den Mund nehmen kann, liebe ich Fisch und könnte ihn jederzeit essen. Ich spüre richtig, wie gut er mir tut. Hier ist es eine Willensentscheidung, und bei Einladungen, auf denen die Gastgeber sagen: »Du bist doch Vegetarier, wir haben Fisch für dich«, kläre ich das Missverständnis zwar auf, esse den Fisch (jetzt wo er schon tot ist) aber trotzdem.

Die ganze Sache hat sich über die Jahre so entwickelt. In der Anfangszeit hat man mich gelegentlich noch nachts gesehen, wenn ich vom Ausgehen nach Hause kam, verschwitzt und glücklich betrunken und mir Schinken direkt aus dem Kühlschrank in den Mund gestopft habe. Doch bei vollem Bewusstsein kam der Schinken nicht aus dem Kühlschrank oder von Balducci, er kam aus dem Schlachthof. Bis heute rieche ich bestimmte Gerichte, die mein Mann kocht oder meine Mutter, mit Wehmut, voller Sentimentalität und Respekt vor der Ernsthaftigkeit und der Liebe, mit der sie kochen. Ich esse sie schon lange nicht mehr, aber ich bin ratlos, was an ihre Stelle treten soll.

Nach meiner Sehnenscheidenentzündung, die mich dazu zwang, die Dinge etwas langsamer anzugehen, begann eine gloriose Phase. Meine Ausdauer wurde besser, mein Atem als solcher erkennbar, auch wenn ich noch nicht wusste, wie ich ihn *vertiefen* sollte, meine Beweglichkeit nahm zu. Ich machte schnell Fortschritte in den einzelnen Haltungen, zumindest auf einer oberflächlichen Ebene. Kritiker werden einwenden, um Trikonasana zu verstehen, muss man gar nicht anfangen, bevor man zehn Jahre geübt hat. Ich begann auf den Händen zu balancieren und auf dem Kopf. Ich wurde nervös, wenn ich verhindert war, und richtete mein Leben so ein, dass ich so gut wie nie eine Stunde verpasste.

Meine Hüften, von Natur aus offen, öffneten sich noch mehr. Ich konnte im Halben Lotus sitzen und schaffte es, den Scheitel nach oben zu ziehen hin zur Decke und den alten Ventilatoren, an denen Spinnweben hingen und sich zart bewegten. Ich chantete Om, ohne rot zu werden, und hätte manchmal am liebsten mit einem jubelnden Dreiklang weitergemacht, so sehr hob sich mit dieser Silbe meine Stimmung. Eine einzige Silbe nur ist nötig, um den ganzen Körper tatsächlich oder eingebildet zum Vibrieren zu bringen, eine freundliche Übernahme, der Kopf hat nichts mehr zu sagen, die Muskeln beginnen sich zu entspannen, gleichzeitig ist Om der Startschuss und der Abpfiff für die dazwischenliegenden neunzig Minuten starker körperlicher Anspannung. Eine geniale Erfindung, noch genialer als die Erfindung des Spannbetttuchs und der Gießkanne.

Ein herrlicher Zweikampf mit dem Parkettboden begann: Ich stemmte mich hoch in den Hund, presste meine Hände in den Boden, und Etwas presste zurück. Ich versuchte es noch mal, versuchte es mit einem kleinen Drucksignal, die staubigen Dielen gaben mit einem Seufzer nach, und das Etwas drückte wieder zurück gegen die Innenflächen meiner Hände.

Wenn in Virabadrasana 2, dem Krieger 2, die Muskeln anfingen zu zittern, streckte ich für den Bruchteil einer Sekunde das Bein, nur um das Knie danach noch tiefer zu beugen. Ich balancierte auf einem Bein, streckte das andere Bein nach vorne aus, drehte mich um die eigene Achse nach hinten und hatte auf einmal nichts mehr als meinen Blick, um mich festzuhalten. Ich presste den Standfuß in den Boden mit der Bitte, nicht nachzugeben, streckte das Bein aus gegen die Luft mit der Bitte, dagegenzuhalten, zog den Scheitel nach oben in der Hoffnung auf Gnade und versuchte, in derselben Hoffnung, meinen Blick nicht zu gierig auf die Wand hinter mir zu richten. Ich schaffte es, für einen satten Atemzug in der Krähe die Füße von der Erde zu lösen.

Und ich machte meinen ersten Kopfstand an der Wand. Mein Gehirn fühlte sich an, als wolle es jeden Moment platzen, und ich war mir nicht sicher, ob es gesund war. Das gesamte Gewicht eines über 30-jährigen Lebens drückte auf die Synapsen. Wozu? Die Frage nach dem Warum war schnell beantwortet. Weil es die Lehrerin so wollte. Und weil ich ihr vertraute. Ohne Vertrauen funktioniert nichts im Yoga. Für Zweifel ist kein Platz. Ein einfacher Brauch belegt die Bedeutung dieses Vertrauens. Seit den

Zeiten der Ramayana, dem zweiten großen indischen Nationalepos neben der Mababharata, stellt sich der Schüler die Sandalen des Lehrers auf den Kopf, um sein Vertrauen in den Lehrer und in die Lehre zu erneuern.

Es ist keine einfache Angelegenheit, auf dem Kopf zu stehen, mit den Füßen sinnlos in der Luft zappelnd, den knallroten Kopf auf die Matte drückend, die Schultern herabhängend. Schon in den Kopfstand zu kommen ist schwierig. Viele kicken sich mit Wucht nach oben, bis die Füße an die Wand knallen, der Körper für einen Moment im kontraproduktiven Hohlkreuz bleibt, den erfolglosen Versuch, Spannung aufzunehmen, schließlich ganz aufgibt, mit lautem Krach zum Boden stürzt und oder langsam an der Wand herunterrinnt wie Spucke.

Dann ein faszinierender Einschnitt: Wieder steht die Welt auf dem Kopf, es drücken dich Zentner in den Boden, doch plötzlich wiegen die Beine nur noch die Hälfte, der Blick stabilisiert sich, die Beine ragen nach oben anstatt zur Seite, insgesamt kehrt Ruhe ein, selbst der Ehrgeiz legt sich und weicht dem wunderbaren Gefühl, dass alles im Lot ist und nichts zu tun. Gedanken, möglicherweise interessant, drängen sich nach vorne, und sofort verliert man die Balance. Das Gleichgewicht ist das Resultat aus Arbeit und Respekt und geht genauso schnell wieder verloren, wenn die einzelnen beteiligten Faktoren nicht genügend gewürdigt werden.

Heute halte ich den Kopfstand an guten Tagen fünfzehn Minuten und befinde mich meiner Einschätzung nach damit im unteren Mittelfeld der Yogalehrer. Meine Lehrer Sharon Gannon und David Life von Jivamukti haben den Kopfstand einmal eine Stunde lang gehalten. Es ging um den Weltfrieden, auf irgendeiner Veranstaltung in den letzten Jahren. Die meisten machen nach zehn Minuten schlapp, Yogeswari, eine der ältesten Lehrerinnen bei Jivamukti, die auf ihrem nicht altern wollenden Körper einen ebenso sturen Schädel trägt, hielt immerhin eine halbe Stunde durch.

Der Kopfstand ist nicht unumstritten. Bryan Kest, Erfinder des Power-Yogas in Los Angeles, unterrichtet ihn in seinen ebenso schlichten wie absurd anstrengenden Stunden aus Prinzip nicht. »Wozu wollen wir auf dem Kopf stehen? Lasst uns Vorbeugen machen! Wir müssen uns beugen, um uns die Schuhe zuzuschnüren, Müll aufzuheben, ein Baby hochzuheben. Das ist sinnvoll!«

Für Lehrer wie B.K.S. Iyengar, einen der einflussreichsten Yogalehrer, dessen Buch »Licht auf Yoga« ganze Therapiesequenzen gegen so unterschiedliche Symptome wie Plattfüße, Impotenz und Tuberkulose enthält, ist der Kopfstand eine der wichtigsten Asanas.

Nach einer halben Stunde Kopfstand, erklärte Iyengar dem Journalisten Christoph Biermann, werde das Gehirn schwer durch die Dehydrierung. Der Kopf fühle sich an wie ein Stück Holz.

Aber so weit war ich noch lange nicht. Mit der Arroganz eines Pioniers sah ich über Grenzen hinweg. Ich ignorierte Schmerzen. Ich wollte vorankommen. Und prompt erreichte ich ein Plateau, eine Phase der Stagnation, die kein Ende nehmen wollte.

Die Tage des Verliebtseins waren vorbei, meine Matte rollte ich mittlerweile mit demselben klatschenden Geräusch aus wie die anderen. Ich ging selbstbewusst an »Murray's Bagels« vorbei. Ich saß auf dem Spielplatz im Schneidersitz auf der Bank und las mit geradem Rücken, wie ein Start-up-Unternehmen nach dem nächsten gegründet wurde.

Lange Zeit geschah nichts. Möglicherweise hatte ich mich jedoch an die zuverlässig eintretende kleine Wirkung, die sich anatomisch und energetisch nach jeder Stunde einstellte, gewöhnt. Ich brauchte kein Workout, ich schlief anständig, ich war nach einer Yogastunde nicht lange, aber doch für eine angenehme Zeit entspannt. Es gab andere Schüler, die Pilates erwähnten, Golf, Laufen und Gewichtheben. Sie kamen oft nur unregelmäßig oder nach einer bestimmten Zeit gar nicht mehr. Wir, die wir blieben, hielten durch, ohne dass es einem wie Durchhalten vorgekommen wäre. Man putzt sich ja auch jeden Abend die Zähne, ohne das immer wieder in Frage zu stellen.

Nach zwei Jahren, in denen sich keine erkennbaren Fortschritte einstellten und mir die Freude, die mit jeder Routine einhergeht, kaum noch auffiel, wurde es auf einmal wieder höllisch interessant. Als hätte ich besseres Werkzeug bekommen, ging ich an die Arbeit und behielt gleichzeitig den Gleichmut, der mir in meinem übrigen Leben so fehlte.

Ich öffnete Schleusen für den Atem und heizte. Meine Organe ließen sich auswringen wie alte Lappen. Meine Knochen krachten, die Gelenkflüssigkeit wurde klar wie Suppe, ich besaß Muskeln an Stellen, die mir zuvor nicht bewusst gewesen waren. Ich verwandelte mich in ein Energiekraftwerk und am Schluss der Stunde, in Savasana, ließ ich meinen schweren Körper unbekümmert in den Boden sinken. Er gehörte der Erde, nicht mehr mir.

Gerade bei dem, was in Savasana passiert, beginnen die Schwierigkeiten mit dem Erklären. Wie soll man erklären, was passiert, wenn eigentlich nichts weiter geschieht, als dass der Körper, Zentimeter für Zentimeter, schwer wird, bis er eins wird mit dem Boden unter sich, und der Geist, ebenso erschöpft wie der Körper, in einen Zustand zwischen Wachheit und Schlaf fällt? Oft passiert nicht mehr als ebendas, und es ist ein köstlicher Zustand, so wohlverdient und gleichzeitig anspruchslos wie sonst kaum etwas im Leben. Doch manchmal, ohne dass man es in der Hand hat, stößt einem etwas zu, das einem die eigentliche Natur dieser Asana, auch Toten-Haltung genannt, vor Augen führt: Tief in einem löst sich ohne Zutun etwas und fällt auf den Grund. Zurück bleibt ein ebenso befreiendes wie schmerzhaftes Gefühl des Verlusts. Deshalb fangen Übende in Savasana oft an zu weinen. Neurologen würden vermutlich mit dem Einfluss, den Asanas auf unseren Hormonhaushalt haben, argumentieren, und sie lägen sicher richtig. Die Signale, die der Geist in Savasana sendet, haben nur eine Botschaft: loslassen. Und oft genug kommt es erst während diesen letzten Minuten zu jenem entscheidenden tiefen Ausatmen.

Natürlich gibt es auch Tage, sogar die meisten meiner Erfahrung nach, an denen sich rundum Zufriedenheit einstellt, eine Art Waffenruhe, die mit Glück noch den restlichen Abend, manchmal nur die kurze Strecke zum nächsten Ärgernis überlebt.

Noch nie habe ich bei mir oder anderen Schülern nach der Stunde die Sorte Triumphgefühl erlebt, die man nach einem gewonnenen Fußballspiel hat, so stelle ich es mir jedenfalls vor, obwohl viele Stunden, unfreiwillig oder nicht, durchaus Züge eines Wettkampfs tragen, und sei es gegen sich selbst.

Was sich jedoch durchaus einstellt, wenngleich es selten ausgesprochen wird, ist das Mannschaftsgefühl, das den Einzelnen über sich selbst wachsen lässt. Das führt, besonders nach körperlich auszehrenden langen Workshops, dazu, dass sich die Teilnehmer in den Armen liegen. Es werden eine Menge Haare gestreichelt. Es herrscht der Drang, Geständnisse zu machen, und wenn jemand ein Bild sucht für unsere *orientierungslose Gesellschaft, die sich nach Werten und Geborgenheit sehnt,* muss er sich nur zum Ende einer intensiven Yogastunde einfinden. Wobei die Gesellschaft, kaum aus der Tür, erstaunlich schnell wieder in die alte Beflissenheit zurückzufallen bereit ist. Mehr als zehn Minuten Verzauberung ist selten einkalkuliert.

Trotzdem steckt in diesem Gemeinschaftserlebnis etwas, das in Stellung gebracht werden kann gegen die soziale Ungleichheit, die schon lange kein Klischee mehr ist.

Nehmen wir einen Tag, an dem man sich besonders kläglich fühlt. Weltverbesserer können einem gestohlen bleiben, die eigene Misere ist jämmerlich genug. Dann diese warme Umarmung einer von schwitzenden Körpern dampfenden Klasse. Am Ende der Stunde genügt es wahrzunehmen, dass man nicht allein ist, und prompt geht es einem besser. Die Einsicht, so jedenfalls der Plan bei Jivamukti, soll nun automatisch dazu führen, auch das Leid der anderen persönlich zu nehmen. Eine riesige schwitzende Mitgefühlsproduktion ist im Gange. Eventuell steckt dahinter ein großartiger Trick, der den Menschen das viel ersehnte Glück vorschwindelt, wenn sie nur für einen überschaubaren Zeitraum so tun, als ginge sie der Rest der Welt *wirklich* etwas an. Nur die traurigsten Zyniker können sich gegen dieses wohltuende Gefühl wehren. Es ist tatsächlich der einfachste Weg zum Glück. Und sollte es tatsächlich zu einer besseren Welt führen, was wäre daran falsch?

Heute bin ich mir ziemlich sicher, dass Mitgefühl so ziemlich das Letzte ist, was sich ein Mensch in Not wünscht. Mitgefühl mag dem Mitfühlenden ein erhebendes Gefühl vermitteln, den Adressaten des Mitgefühls macht es klein. Was er sich wünscht, ist Respekt. Er will seine Würde zurück. Das würde aber bedeuten, dass der Mitfühlende eventuell handeln muss, und nicht nur fühlen.

Damals, Ende 1999 während unserer Zeit in New York, als ich mich entschloss, die Lehrerausbildung bei OM zu machen, ging es mir ausschließlich um mich. Die Erfahrung, die ich als Yogaschüler gemacht hatte, hatte all das, was ich bis dahin über Wirklichkeit wusste, übertroffen. Die vielen Stunden, in denen ich den Geist, der sonst ständig woanders unterwegs war als der Körper, im Körper ruhen lassen konnte, dieser einzigartig wache Zustand, in dem ich das Gefühl hatte, gleichzeitig alle Einzelaspekte des Ganzen, mich eingeschlossen, zu fassen, diese Erfahrung hatte mich in einen Zustand der Panik versetzt. Wenn ich wegginge aus New York, und das musste irgendwann sein, wie sollte ich dann ohne diese Empfindung auskommen?

Während dieser Ausbildung und auch danach mussten wir meditieren, jeden Mittwoch dreißig Minuten, danach fand ein Dharma-Talk statt, man kann sagen, eine Diskussion darüber, worin wir unsere Aufgabe und unseren Weg im Leben sahen. Wir lernten verschiedene Meditationstechniken, und während ich jederzeit bestätigen würde, dass Meditation die Konzentration, die Auffassungsfähigkeit, vielleicht sogar eine innere Gelassenheit stärken kann, ist mir eine bestimmte Meditation besonders in Erinnerung geblieben, an die ich später, immer wenn es um Mitgefühl ging und die Frage, übte ich für mich oder die anderen, denken musste: die Maitri-Meditation. Maitri ist Sanskrit und bedeutet so etwas Ähnliches wie bedingungslose Freundschaft mit sich selbst. Wir sollten dabei, und das Ganze sei nicht ungefährlich, auch Menschen, die wir nicht mochten oder die schlimme Verbrecher waren, in unser Herz schließen. Es sei gefährlich, sagte man, denn je mehr Liebe wir verströmten, desto mehr könnten wir verletzt werden, oder so ähnlich. Es war schwierig, sich festzulegen, ich erinnere mich jedoch, dass ich nach September 2001 Liebe zu Osama Bin Laden zu schicken versuchte, was nicht klappte.

Die Vorstellung, dass Empathie eine Fähigkeit sei, die man üben, ja lernen konnte, fand ich jedoch schon damals faszinierend. Ich kann nicht beurteilen, ob jemand, der über Jahrzehnte diese Form der Meditation praktiziert, damit erfolgreich ist. Ich kann nur sagen, dass in meinem Umkreis, mich eingeschlossen, niemand auch nur mehr als zwei, drei Zentimeter weitergekommen ist als Mensch. Aber es kann ja noch werden.

Rückblickend frage ich mich manchmal, ob es richtig war, so viel Zeit und Kraft in Yoga zu investieren. Ich musste nicht gesund werden, ich besaß das unschätzbare Glück, relativ gesund zu sein. Und trotzdem schien ich ab einem bestimmten Punkt nicht mehr die Wahl zu besitzen, aufzuhören oder weniger zu üben oder mit Bauchtanz anzufangen. Für die ersten Jahre wurde es eine Reise nach innen, die mich körperlich stark machte, während sie mich geistig erschöpfte. Ich war mir nicht sicher, ob ich all das, was ich über mich in Erfahrung brachte, wirklich wissen wollte, und doch gab es bald keine andere Möglichkeit mehr, um mit sich ins Reine zu kommen, als diesen Gedankenverhau zumindest zur Kenntnis zu nehmen. Eine Yogastunde ist kein Gottesbeweis, aber sie ist ein Versuch. Auch deshalb ist für mich die Yogamatte einer der letzten verzauberten Orte auf der Welt. Ein fetter Buddha aus Speckstein im Untergeschoss eines Kitschladens in Chinatown ist Trash. Aber heute kann ich in ihm die Sehnsucht vieler Menschen nach innerer Einkehr sehen, und was ist daran Trash?

»Hast du deinen Pass?«

Niemand hielt mich auf, als ich nach Amerika wollte. Mein Mann blieb mit der großen Tochter in Berlin. Meine Eltern nahmen die kleine Tochter zu sich nach München. Unsere neue Wohnung war gerade abgebrannt. Ich ließ meinen Mann mit seinem Job, einem Buch, das er nebenbei schreiben musste, den schwelenden Schuttbergen und verbogenen Kacheln allein. Ich fuhr nicht mal hin, um mir den Schaden anzuschauen, wie auch? Ich hatte keine Zeit. Am 1. April 2005 hatte ich 5824,– US-Dollar an Jivamukti, New York, überwiesen. Ich musste viele Bücher lesen und einen Aufsatz schreiben. Tausend Wörter in Arial/Times New Roman, 12 Point, mit doppeltem Zeilenabstand, nicht fett gedruckt auf 8 x 10 Inch weißem Papier. Thema: Die Grundlagen des Jivamukti-Yoga. Ich schickte ihn nach New York. Ich habe ihn nie zurückbekommen, es hat ihn auch nie jemand gelesen.

Mein Mann, die Kinder und ich wohnten zu diesem Zeitpunkt bereits über zwei Jahre wieder in Berlin, neben einem jüdischen Altersheim, das wie ein Gefängnis eingemauert war mit Beton, den man extra aus Tel Aviv importiert hatte. Abwechselnd standen wir um sechs Uhr auf, um die Kinder im Dunkeln zum Schulbus zu bringen. Auf dem Rückweg brannte im Altersheim ein Licht im zweiten Stock. Das Einkaufen dauerte ewig. Wir besorgten Maultaschen auf einem Markt, auf den Leute aus Westdeutschland gingen, die es sich um jeden Preis gut gehen lassen wollten. Ich fragte mich, ob mein Klavierlehrer so viel rauchte, weil er einsam war. Die Kinder gingen auf eine amerikanische Schule im äußersten Südwesten der Stadt. Sie war groß, hässlich, kostete nichts und im Sekretariat saßen dicke Frauen, die keine Angst vor dem Älterwerden hatten. Den Direktor nannten die Kinder »Zero, the Hero«. Ich liebte die Schule. Wir gingen spazieren um den Lietzensee und beobachteten die Berliner, die ihre Hunde vergötterten und ihr Geld zusammenhielten. Gut möglich, dass wir beide, mein Mann und ich, eine Depression hatten, vielleicht auch nur ich. Manchmal besuchten uns Freunde, die um Mitternacht auf die Uhr schauten, weil sie zurück in den Osten wollten. Weil wir immer müde waren, war es uns recht. Man konnte, obwohl es noch vier Jahre bis zum ersten großen Börsencrash des Jahrtausends dauern sollte, bereits riechen, dass die Welt in Arm und Reich zerfiel. Ein Blick in die schäbigen Behindertenbusse, auf den Lidl-Aufschnitt in den Küchen alleinerziehender Mütter, die fremden Gesichter von alten Bekannten, die sich über Immobilien unterhielten, genügte.

Ich hielt die Augen halb geschlossen und war erleichtert, dass die Kinder ihr fröhliches Naturell behielten. Sie gingen am liebsten zu Schlecker oder saßen nach der Schule auf der Schaukel am See, bis es dunkel wurde.

Abends fuhr ich fünfundvierzig Minuten mit dem Fahrrad nach Kreuzberg, um Yoga zu unterrichten im »Moveo«, für 23 Euro pro Abend. Im Erdgeschoss der alten Fabrik fanden sich Paare zum Tangotanzen zusammen, die Männer mit Pferdeschwanz, in gewichsten Schuhen, die Frauen stolz und unrasiert. Das Studio leitete eine hübsche, magere Frau mit einer New-Wave-Frisur, die den knappen Finanzen schon seit Jahren ein strahlendes Lächeln und viel Zahnfleisch entgegensetzte. Sie war verheiratet mit einem kleinen, noch dünneren Mann aus Amerika, der die Kasse und die Kaffeemaschine verwaltete. Er hatte ein Gesicht voll sehnsüchtiger Hoffnung, sprach gerne über Poesie und wartete immerzu darauf, im hinteren, stinkenden Treppenhaus eine Zigarettenpause machen zu können. Ich hatte ein Zeugnis von OM in der Tasche, war in der amerikanischen Yoga Alliance gemeldet, die Yogalehrer nur unter strengen Auflagen aufnahm. Die Leiterin des Studios verehrte meine Lehrerin und Gründerin von OM, Cindy Lee, und gab mir die Chance zu unterrichten, was ich für selbstverständlich hielt. Ich unterrichtete einen zackigen Vinyasa-Stil, halb englisch, halb deutsch, und hatte Glück, dass sich niemand verletzte. Wenn es anfing, stark nach Espresso zu riechen, wussten wir, die Stunde war vorbei.

Eines Tages in Berlin begegnete ich mir selbst. Ich kam mir auf einer Party entgegen, hatte die Hände in die Taschen meiner Jeans gequetscht und blickte in mein bekümmertes, blasses Gesicht. Ich fiel mir um den Hals und jammerte: »Was soll ich in Deutschland nur für Zeitungen lesen?« Plötzlich verstand ich alles. Ich drehte mir den Rücken zu und dachte, die spinnt ja volle Pulle, und beschloss, mich nie wieder über Deutschland zu beschweren. Stattdessen würde ich mich weiterentwickeln, immer weiter, so dass sich lustige Kreise bilden würden und Knoten wie in den fettigen Kabeln unter meinem Schreibtisch. Ich verstehe nichts von Depression, aber vielleicht ist eine Ursache, anzunehmen, das Leben müsste linear verlaufen und irgendwohin führen. Vielleicht führt es nirgendwohin und der Weg ist nicht das Ziel, sondern der Weg ist der Weg und jede neue Biegung eine willkommene Überraschung.

Da unter meinem Schreibtisch jedenfalls wohnte meine Biographie, so anspruchslos, so durcheinander.

In der Zeitung las ich, fünfzig Prozent der französischen Jugendlichen wollten Beamte werden. Was hatte ich werden wollen, als ich jung war? Ornella Muti in »Auf der Suche nach der verlorenen Zeit«? Oder doch zu »Terre des Hommes«? Was wurde ich? Germanistin, vorlaut, feige, fleißig. Ich lernte, die Welt zu bewerten. Das geht besser, wenn man seinen Schreibtisch nicht verlässt. Nur ist das der Welt egal, hätte ihr gar nicht egaler sein können.

Was hatte ich mir gedacht, als ich mich 1999 in New York entschied, Yogalehrerin zu werden und mich ein Jahr lang bei OM ausbilden zu lassen? Ich war Journalistin, Redakteurin, Chefin vom Dienst beim Fernsehen gewesen und konnte nichts sagen zur Welt an sich: nichts, wovon ich nicht auch das Gegenteil behaupten könnte – ausgenommen die Tatsache, dass sie schön ist, die Welt, aber das wollte niemand hören. Unfassbar schön, nicht nur die Korallen, die in solchen Momenten immer genannt werden, und die kleinen Tierchen, denen wir unser Leben und unser Atmen verdanken. Vielen Dank. Es ist schön und fürchterlich, wie sich die Menschen lieben und hassen können, wie Flüsse gedankenlos alles ins Verderben reißen, wie Elefanten schwimmen und Itzhak Perlmann Geige spielen kann. Wenn man da mal anfangen würde, eine Liste zu machen, würde man schnell dahinterkommen. Dabei sind wir noch nicht mal bei der vermittelten Wirklichkeit, diesem Riesenberg, den Büchern, den Bildern, der Musik, den Filmen, der Kunst.

Ich hatte die Ausbildung gemacht wie jemand, der das Fischen lernt, falls er in der Wildnis überleben muss. Dass ich dann tatsächlich anfing zu unterrichten, war Marilyns Schuld, die meine erste Yogaschülerin wurde damals in New York, aber dazu ein andermal.

Und es klappte mit dem Fischen. Fünf Jahre später in Berlin war meine Yogamatte das, was mich tröstete, und gleichzeitig jedes Mal, wenn ich sie aufrollte, eine schmerzliche Erinnerung daran, dass ich allein üben musste wie ein Eremit, der sich nach dem Handschlag des Pfarrers im Anschluss an die Predigt sehnt und doch weiß, er kann noch nicht zurück. Noch sind zu viele Fragen offen. Ich ging zu anderen Lehrern, aber bis auf meine Iyengar-Stunden, die ich bei Renate Ockel in Schöneberg nahm, fand ich kaum Trost. Skeptisch, ängstlich, unerfahren, schwunglos kam mir die Berliner Yogaszene vor, und ich litt mehr darunter, als ich es mir eingestehen wollte.

Tief in Inneren wusste ich, dass ich mich arrangieren musste mit den Verhältnissen, hatte deutlich beschlossen, nicht länger in der Vergangenheit leben zu wollen, und würde ihr, wie es alle ersatzreligiösen Wohlfühlideologien predigten, einen kräftigen Schubs geben, um frei zu sein. Frei sein, das konnte ich nur hüstelnd und kichernd flüstern, weil es so schneidend kalt klang, so ohne die Hundedecke Ironie.

Irgendwo hatte ich aufgeschnappt, das ich mir den Tod vor Augen halten müsse, um das Leben zu verstehen. Beiläufig dachte ich darüber nach, während ich wieder mal an Getränke Hoffmann, den es wirklich gab, vorbei nach Kreuzberg radelte, die Bundesstraße, eine ideale Strecke für solche Themen. Ich wollte tief nach unten »auf den dunklen Grund des Meeres tauchen, um mich von dort mit einem kräftigen Stoß abzustoßen und nach oben Richtung Sonne zu schweben«. So würde ich es heute beschreiben, wo mir Metaphern aus dem Bereich der Natur nicht mehr peinlich sind. Leider ist der Bereich überschaubar: Ich kenne zum Beispiel nur drei Baumsorten.

Meine Rechnung war einfach: Hätte ich erst mal die transzendentalen Themen drauf, wäre ich mit einem Schlag meine Rastlosigkeit los. Nichts wäre mehr wichtig und es gäbe nichts mehr zu verlieren.

Denn ich hätte ja auch unter anderen Gesichtspunkten mein Comeback in Deutschland in die Hand nehmen können, einen Job beim Fernsehen ergattern oder bei einer Zeitung. Ich hatte gute Kontakte, war nicht zu alt, die Medienkrise war damals noch lange nicht in Sicht.

Stattdessen meldete ich mich an zu einer weiteren, der härtesten Ausbildung, die man zu dieser Zeit im Westen machen konnte: The Jivamukti 300 Hour Teacher Training at Omega Institute in Rhinebeck, New York, USA, April 24–May 20, 2005.

JIVAMUKTI. Was es für einen wunderbaren Zisch- und Schmatzlaut machte, dieses Wort auszusprechen, so als bisse man in eine leicht gepfefferte Erdbeere. Jiva heißt Seele und Mukti Befreiung. Das wusste ich damals in New York noch nicht, als bei OM in der Umkleide dieser Name unter den Schülern fiel, den auszusprechen offenbar eine gewisse Skrupellosigkeit erforderte. Jeder kannte Jivamukti. Der Name wurde genannt mit dem winzigen Hauch von Abneigung gegen ein Konkurrenzunternehmen, der in der Regel genügt, um uns neugierig zu machen. Ich hatte damals drei Vorbehalte gegenüber Jivamukti: Zu Jivamukti gingen berühmte Schauspieler und Künstler und ich mochte keine Celebrities; Jivamukti bedeutete einen mindestens zehn Minuten längeren Fußweg; und Jivamukti kostete einen Dollar mehr pro Stunde. Kurz, Jivamukti umgab eine Exklusivität, die ich ablehnte, weil ich sie mir nicht leisten konnte und mich nicht traute. Jivamukti umgab jene heiße Mischung aus spiritueller Hysterie und supercooler Boheme, wie sie nur Mitte der achtziger Jahre in den wenigen Straßenzügen im East Village entstehen konnte. Ohne dort gewesen zu sein, genügte es mir, Leuten zuzuhören, wie sie von Jivamukti sprachen, um zu ahnen, dass dort am Ende nicht jedermann willkommen war. Die Leute machten Andeutungen, verdrehten die Augen, lächelten verschwörerisch. Wie nach einer sensationellen Drogenparty, über die all jene, die nicht eingeladen sind, schlecht reden, kursierte das Gerücht, Jivamukti sei eine Sekte. Die angeblich legendären Biographien der Gründer David Life und Sharon Gannon heizten diese Gerüchte nur noch mehr an. Nie sagte jemand, dass David früher ein drogennehmender Kneipenwirt war und Sharon eine durchgedrehte, mittelmäßig erfolgreiche Performance-Künstlerin, nicht durchschnittlicher hätte beider Leben, jedenfalls im East Village in jener Zeit verlaufen können. Aber man erzählte sich auch, schon Krishnamacharya hätte wochenlang ohne Nahrung ausgehalten. An den Biographien berühmter Yogis wurde schon immer ein bisschen oder auch mehr gedreht. Irgendwann wollte ich es doch wissen und ging gelegentlich zu Jivamukti, leicht befremdet, fast schon eingeschüchtert.

Der inhaltliche Kern der Methode besteht in der Berufung auf Ahimsa, was auf Sanskrit Gewaltfreiheit bedeutet und in den Stunden für den Neuling in oft gnadenloser Naivität gepredigt wurde. Während wir im Hund standen, forderte man uns auf, keine Tiere zu essen, keinen Honig und auch keine Gummibärchen (tierische Gelatine!), keine Milch zu trinken und kein Leder zu tragen. Sex, Alkohol und Drogen waren erlaubt.

Ich wusste, als ich bei OM anfing, nicht, dass Cyndi Lee ebenfalls Jivamukti-Lehrerin war, eine der ersten überhaupt, und OM die Lehre weiterentwickelt hatte zu einer Methode, die sich in der spirituellen Ausrichtung vom Hinduismus zum tibetischen Buddhismus bewegte, mehr Spielraum in den Sequenzen zuließ und sich auf eine präzise, körperliche Ausrichtung konzentrierte, zum Beispiel, welcher Mittelfußknochen in welche Richtung zu bewegen war, um eine Korrespondenz zum Becken herzustellen. Wie diese Aufgaben den Geist aufsogen, lernte ich nicht nur in Lippys Stunden, sondern auch bei den Iyengar-Stunden in der Privatwohnung der legendären, damals etwa

60-jährigen Genny Kapuler auf der Houston Street/Ecke Mercer. Die Versessenheit aufs Detail und das daraufhin einsetzende berauschende Gefühl von Kontrolle, das allerdings genauso plötzlich in schlimmste Langeweile umschlagen konnte, gab mir genügend Argumente, um dem aufgeblasenen Firlefanz von Jivamukti skeptisch gegenüberzutreten.

Iyengar war ein Name, den ich bei OM in Lippys Klassen regelmäßig hörte. Später erzählte sie mir, wie sie ihren Unterricht in der Subway vorbereitete, mit dem schon reichlich mitgenommenen Exemplar von »Licht auf Yoga«. Auch Genny Kapulers Name fiel häufig. Ich begann zu ahnen, dass es Leute geben musste, die wussten, warum es sinnvoll war, ein Bein erst anzuwinkeln, nach rechts zu drehen, dann nach links, die Arme herumzuwickeln, dass jede Haltung offensichtlich eine Funktion hatte, auch wenn das alles noch sehr abstrakt war. Mir gefiel das Handfeste daran, die Intelligenz, die sich ihren Weg durch die Gelenke, Knochen und Muskeln bahnte. Irgendwann sah ich dann auch ein Foto von einem alten Mann mit einem Froschbauch, langen Armen und Beinen, einem durchtriebenen Grinsen und warmen, klugen Augen: B. K. S. Iyengar. Erst später, als ich sein Buch auf der Leseliste für die Ausbildung fand, verstand ich, welchen ungeheuren Stellenwert dieser Froschmann für die Entwicklung von Yoga im 20. Jahrhundert hatte. Ein Mann, der als Junge an Tuberkulose litt, dessen Schwester Krishnamacharya geheiratet hatte, schaffte es, für fast jede Beschwerde körperlicher und seelischer Art eine Antwort im Yoga zu finden, die wahrscheinlich fast so vielen Leuten geholfen hat wie die

Erfindung von Penicillin. Tirumalai Krishnamacharyas Name und Bedeutung als wichtigster Yogalehrer des 20. Jahrhunderts, ohne den wir alle vermutlich niemals Yoga kennengelernt hätten, lernte ich erst viel später kennen. Nach über zehn Jahren ist es heute dieser kleine, strenge Mann, der fast hundert Jahre alt wurde, ein Gelehrter, ein Despot, auch ein schöner Mann, der mich am meisten beschäftigt.

Nach einer Jivamukti-Stunde in einem Schwabinger Fitnessstudio, die ich aus Neugier bei einem Deutschlandbesuch nahm, fing ich an, die ungenauen Anweisungen zu kritisieren. So entstehen Verletzungen, sagte ich mit meiner Pentagon-Stimme und schüttelte ablehnend den Kopf. Keine Sau kann Chaturanga! Der hübsche Surfertyp, der die Stunde unterrichtete, lachte. Es war ihm völlig schnuppe, was ich sagte, was mich gegen meinen Willen beeindruckte. Die Tatsachen waren auf seiner Seite: Es gab zu diesem Zeitpunkt nichts anderes, was irgendwie vergleichbar mit dem Yoga, wie ich es aus New York kannte, gewesen wäre, also musste ich zu ihm gehen, wann immer ich in Deutschland war.

Irgendwann mochte ich den Surfertyp, seine uncharmante Art und ruppigen Bemerkungen, und stellte fest, dass er in dem Moment, wo er zu unterrichten begann, ein anderer Mensch wurde: aufmerksam, klug, fast schon leidenschaftlich. Es war Patrick Broome, man kann sagen, der erste große Star der jungen Yogaszene Deutschlands und einer der besten Lehrer, die ich kenne. Er brachte das New Yorker Jivamukti nach Europa. Bevor es Studios in

Kanada, London und Berlin gab, gab es lange das Münchner Studio in der Schellingstraße. Ohne ihn hätte es das »saftige«, wie er sagt, Vinyasa-Yoga amerikanischer Herkunft auch nach Deutschland geschafft, aber sicher erst mit wesentlicher Verzögerung.

2005 gab es vielleicht eine gute Handvoll deutscher Jivamukti-Lehrer. Liest man ihre Lebensläufe auf der Webpage, wird der Zeitpunkt ihrer Ausbildung gerne im Dunkeln gelassen oder weit vom eigentlichen Zeitpunkt aus in die Vergangenheit gerückt. Ein Lehrer, der seit 2003 unterrichtet, schreibt zum Beispiel 2009 über sich: »... *unterrichtet mehr als zehn Jahre*«, damit sein Status wächst. Die meisten Lehrer machen das, ohne dass sie auffliegen, denn auch die Schüler wollen lieber Lehrer, die sie nicht daran erinnern, wie schwierig aller Anfang ist. Ein kräftiger Windstoß und die Schale der Weisheit wäre leer.

Natürlich gab es Yoga schon lange vorher. Anna Trökes, seit über dreißig Jahren eine feste Größe der deutschen Yogaszene, fing bereits 1974 an, im Lichthof der Berliner TU Yoga zu unterrichten, zu einer Zeit, zu der noch nicht mal das berühmte Bausinger Schaffell in Betrieb war. »Damals war ich gerade in meiner Punkphase, das kam bei den anderen Lehrern nicht gut an.« Im Gegensatz zu vielen der älteren Lehrer, die die Amerikaner, die ab Anfang der Neunziger das Geschäft in die Hand nahmen, als »Tretmine« bezeichnen, verteufelt sie die Kollegen nicht. »Wir haben Fachdidaktik entwickelt, wir waren viel langsamer, und auf einmal kamen die an, hatten keinen

Schimmer von Desikachar, stellten sich einfach auf die Bühne und legten los. Das war total gut.«

Natürlich gab es auch einen praktischen Grund, mich Anfang 2005 zu dieser Ausbildung anzumelden. Ein paar Monate später würden wir nach London ziehen. Dort sollte es ab Sommer ein Jivamukti-Yoga-Center geben und ohne Zeugnis hätte ich dort keine Chance. Außerdem würde es eines der letzten Trainings sein, das Sharon Gannon und David Life allein fast ohne Unterstützung unterrichteten.

Und dann stand ich an diesem kühlen Aprilabend auf der krummen Einfahrt vor dem Haus meiner Eltern in München und sah auf meine kleine Tochter, die in vier Tagen Geburtstag feiern würde. Ohne mich.

Ich hatte vorsichtig bei den deutschen Lehrern gefragt, ob ich später anreisen könnte, nur vier Tage. Obwohl die Antwort aus dem Nichts zu kommen schien, war sie unmissverständlich: Nein.

Hast du dein Ticket, deine Brille, deinen Pass?

Meinen Pass?

O Gott. Verdammte Scheiße.

Ich hatte meinen Pass zu Hause in Berlin vergessen.

War das ein Vorzeichen für das gesamte Unternehmen, und wenn ja, dann was für eines? Vier Stunden später, nachdem mein Mann in Berlin mit meiner großen Tochter ein Fußballspiel verließ, zu unserer Wohnung raste, meinen Pass am vermuteten Platz in einer alten Wäschekommode fand, einer Unbekannten in Berlin-Tegel in die Hand drückte, von der ich ihn in München entgegennahm wie von einem Engel (denn ich kann mich nicht an ihr Gesicht erinnern, obwohl ich mich doch sonst immer an jedes Gesicht erinnern kann – und Engel haben kein Gesicht, richtig?), erst dann beschloss ich, das Ganze als gutes Zeichen zu nehmen. Als Zeichen eines dramatischen Auftakts zu einer grundlegenden Wandlung, die Hindernisse und ihre Bewältigung forderte. Jesus ist ja auch nicht vom Kreuz gefallen, als er noch lebte.

Aber erst mal machte es nur Spaß, unterwegs zu sein und weitere Beweise einzusammeln. Der Zug, der sich entlang des Hudson River nach Norden durch die noch kahlen Wälder schob, ließ in seiner quietschenden Zielstrebigkeit keinen Zweifel daran, dass ich auf der richtigen Spur war. Auch das vom vergangenen Herbst liegen gebliebene, dürre Laub auf den Schienen und die leicht nach Urin riechenden Vorortbahnhöfe waren Zeichen dafür, dass es weitergehen musste. Mit einem milden Lächeln, denn Milde war auch ein Gefühl, das auszustrahlen ich mir für die Zukunft vorgenommen hatte, beobachtete ich die übrigen Fahrgäste. Ich spürte die Erleichterung, mit der die Sonntagsausflügler, ihre GAP-Tüten an sich gepresst, auf den Bahnsteig traten, froh, Manhattan weit hinter sich, ein flackerndes Gasfeuer und die Übertragung eines Baseballspiels vor sich zu haben. Ich erkannte mich in ihnen und sie in mir. *All is one.* Das hatten sie mir schon eingeimpft. Ich fühlte das heiße Gebläse ihrer Autoheizung im Gesicht, als sie auf dem Parkplatz mit gekonnten Manövern wendeten. Probeweise sagte ich leise »Tod« zu mir und prüfte aufmerksam die Resonanz. Irgendwann würden sie mir dankbar sein, dass ich weiterfuhr auf der

Suche nach etwas, das nichts mit tiefgefrorenen Shrimps und Sky Television zu tun hatte. Wer auch immer von uns wuchs, würde den anderen daran teilhaben lassen. Es fühlte sich warm und gut an, daran zu glauben.

Mir gegenüber saß eine Frau mit einem Geigenkasten auf dem Schoß. Es war wie in einem Traum, auch sie fuhr zu Omega. Milde lächelte ich sie an. Sie war aus München, wir führten ein freundliches, fast schon persönliches Gespräch, gingen uns dann aber für die restlichen Wochen aus dem Weg, als wollten wir nicht daran erinnert werden, wie wir waren, bevor *es* passierte.

Dann kamen wir an. Ein Taxi brachte uns auf einer kleinen Straße zum Campus am Fuße der Catskills, die für mich, die Kanada nur von Bildern kennt, wie Kanada aussahen und dasselbe Gefühl von Weite im Brustkorb auslösten.

Die Frau am Empfang, die die Reservierungen am Telefon so tüchtig und verständnisvoll (»Nein, Liebes, Zelten solltest du wirklich nicht, wenn du schlecht siehst.«) entgegengenommen hatte, stellte sich als dick und weiß heraus. Sie aß Kekse, und obwohl ich schlecht sah, konnte ich erkennen, dass sie keineswegs glutenfrei waren und nicht dazu beitragen würden, ihren Blutzuckerhaushalt positiv zu regulieren. Überhaupt schienen sich in dem kleinen, stark geheizten Häuschen, in dem die Faxe und Briefe ankamen, wo der Busfahrplan hing und man nach einer zusätzlichen Wolldecke fragen konnte, Menschen aufzuhalten, die es nicht nach drinnen geschafft hatten. Wenn das Häuschen die Schnittstelle zwischen der Innen- und Außenwelt darstellte, waren seine Wärter von einem Desinteresse, das mir unangebracht schien. Oder wussten sie etwas, was wir nicht wussten?

»Beeil dich, Liebes. Deine Veranstaltung hat schon begonnen.«

Sie sagte Veranstaltung. Gemeint war Satsang, eine Art feierliches Clubtreffen aller, die nach der Wahrheit suchten. Satya heißt Wahrheit auf Sanskrit, ein schönes Wort, ich kannte es schon und konnte es mir von Anfang an gut merken.

Das Essen hatte ich verpasst, also rannte ich durch den feuchten, dunklen Nebel einen Hügel hinauf und hinunter und stand schließlich mitten auf einer Wiese vor einer riesigen Halle, durch deren angelaufene Fenster sich gelbes Licht nach draußen stahl.

Wer waren diese etwa neunzig Menschen, die an diesem ersten Abend, in weiße Fummel dem Anlass entsprechend festlich gekleidet, auf dem Boden einer riesigen Turnhalle saßen und auf eine Bühne starrten, wo Leute mit Mikrofonen wie vor einem Popkonzert hantierten? Gescheiterte oder Auserwählte? Langzeitarbeitslose, die hofften, ihr Leben in den Griff zu bekommen? Reizlose Rohkostfanatiker aus Alabama? Sonnenstudiobesucher, die ihr Sternzeichen hassten? Poeten? Verkrüppelte Tänzer? Körperfetischisten? Ex-Alkoholiker? Prostituierte? Leute, die heimlich reich geerbt hatten? Neunzig Menschen, die darauf brannten, ein neues Leben anzufangen? Hatten sie auch gelesen, dass man sich den Tod vor Augen halten muss? Suchten sie ebenfalls Trost? All das. Aber vor allem waren wir auf dem Weg dazu, eine Front zu bilden, die Einheit heißen würde. Noch waren wir nicht so weit. Die vielen Turnschuhe und fröhlich bedruckten Gummistiefel, die vor der Turnhalle ordentlich abgestellt waren, belegten: Es gab noch keine Gemeinsamkeit, aber es sollte eine geben. Dazu mussten wir uns alle an den Händen halten und singen und chanten: Oooooooooooohhhhhhhhhhhhhhhhhmmmmmmmmmmmmmmmm.

Sat-sangave nissangatvam, nissangatve nirmohatvam, nirmohatve nishacla-tavvam, nishcala-tavve jivanmuktih. Bhaja govindam bhaja govindam. Bhaja govindam, mudhamate.

Ich wusste nicht genau, was es bedeutete, aber wie immer, wenn wir diese traurige, sehnsüchtige Weise sangen, musste ich an der Stelle »jivanmuktih« heftig schlucken und mich zusammenreißen, um nicht in Tränen auszubrechen. Wie eine Welle schob sich der gemeinsame Gesang über mich und schluckte alles weg, was meine Seele einschnürte, so dass meine Seele zusammen mit den anderen Seelen im Saal auf dieser Welle tanzte wie kleine schmutzige Schaumkronen auf dem Wasser.

Es gibt sicher eine Menge kluger Leute, die alle möglichen Erkenntnisse über die Wirkung von Singen parat haben. Ich kann lediglich sagen, dass man sich auf seine Stimme nicht verlassen kann und dass darin für mich der ganze Zauber liegt. Sobald ich das Gefühl von Peinlichkeit überwunden hatte und die Mantren am Anfang und am Ende der Stunde einfach mitsang, erkannte ich den Effekt, den das Singen auf mich hatte. Mit dem ersten Laut nahm ich mich etwas weniger wichtig. Wie bei einer guten Yogastunde treten die Gedanken in den Hintergrund. Selbst eine mittelmäßige Stimme wie meine kann diesen angenehmen

Zweck erfüllen, auch wenn es eine Reihe von Mantren gibt, die in jeder Hinsicht schwer erträglich sind.

In der Halle damals aber passierte etwas Seltsames. Eine Fremdheit, die ich gar nicht bemerkt hatte, stieg in mir auf, während ich sang, und ich ließ es zu. Sie wurde immer größer, bis sie sich wie ein schillernder Badezusatz auflöste. Ich war fremd und trotzdem zu Hause. Meine Augen waren nass, mein Herzschlag leicht erhöht.

Dann mussten wir aufstehen und unsere Namen sagen.

Sag, wer du bist, wo du herkommst und weshalb du hier bist.

Eine Herausforderung. Ein letztes öffentliches Bekenntnis zu dem, *was ihr jahrelang als Ballast mit euch rumgeschleppt habt.* Um es dann vor versammelter Mannschaft ins Klo zu spülen. Ich war bereit, keine Frage, aber es sollte ein schöner Abschied werden, ich wollte ein besonderes Opfer bringen, das sollten die anderen unbedingt kapieren.

Ich hörte angestrengt zu, was sie sagten, verstand aber kaum ein Wort. In ein paar Minuten würde ich an der Reihe sein. Ich trug noch Jeans, kein weißes Kleid. Ich war seit über dreißig Stunden auf den Beinen. Mir war übel vor Müdigkeit und heiß vor Nervosität, und trotzdem wollte ich unbedingt vor diesem jetzt im spärlichen Kerzenlicht versinkenden Auditorium loswerden, dass ich meinen Pass vergessen hatte und dass es ein Wunder sei, dass ich überhaupt da war. Hier war, um mit allen anderen im Dunkel des Saales zu verschwinden. Plötzlich war ich dran.

»Deswegen glaube ich, musste ich meine offizielle Identität erst verlieren, um hier …« – irgendwie ging mein Auftritt in die Hose. Meine zukünftigen Mitschüler mochten sich nicht für das Metaphorische einer Story, die sich für sie wie unzählige andere Einwandererschicksale in Bürokratie und Papierkram verlor, erwärmen. Ich erntete statt der erhofften Hochachtung und Zuneigung irritierte Blicke. Dann war auch schon der Nächste dran und ich versank wieder im Dunkel, das sich auf einmal nicht mehr so kolossal anfühlte. Viel schlimmer noch, es fühlte sich an wie Scheitern, und fast begann ich, mich zu schämen.

Ich wäre doch so gerne unsichtbar geworden, hatte mich einreihen wollen, um das, *was ihr in der ersten Hälfte eures Lebens als Identität aufgebaut habt*, mit großer Geste ins Feuer zu werfen, und was war passiert? Schon war ich beleidigt, dass mein Opfer nicht gewürdigt wurde. Und argwöhnisch. Und erleichtert, als es vorbei war.

Ich zog meine Stiefel an und ging auf den kläglich beleuchteten Pfaden zurück zum Quartier. Der Wald, schwarz und schweigsam, starrte mir entgegen. Kein Wind bewegte die kahlen Äste, eine blasse Mondsichel hing tief über den Bäumen und konnte keine Zuversicht verbreiten.

Schnell richtete ich mich in dem ärmlichen Holzhaus, das aus zwei weiß getünchten, kahlen Zimmern und einem winzigen Badezimmer bestand, ein. Wir waren dort zu viert. Ich stellte einen Wecker, mein Arbeitsbuch und ein Fläschchen Lavendelöl auf meine Hälfte des blank gehobelten kleinen Tisches, legte meinen schönen Schal über die Stuhllehne und schob meine Schuhe unter das schmale Bett.

Dann saßen wir auf dem Bett, meine Identität und ich, und sahen uns misstrauisch an. Hatte ich nicht eine Menge Zeit und Geld in meine Identität investiert? Meine schönen schokoladenfarbenen Stiefel, mein ungezwungener Umgangston, die Kinder? Ich klebte Fotos meiner Töchter auf die Hefte als Protest.

Aufgeregt legte ich mich in mein Bett mit der scheußlichen Decke und hörte zu, wie die Heizung röchelte. Von draußen zog feuchte Kälte durch die Ritzen des Hauses. Gab es eigentlich Bären hier oben in den Wäldern? Würden sie mein Ego fressen? Du hast Hunger, sagte ich mir, dein Kopf kann nicht denken, vielleicht ist es auch schon die Gehirnwäsche, auf deren Eintreten ich neugierig wartete. Ich würde nicht auf die Bären warten, sondern mein Ego in Gottes Namen selber abbauen. Aber nicht ganz. Die Stiefel, die Kinder, meine fröhliche Art, das würde ich alles behalten. Es wird ein großes Aufräumen geben und manche Trennung wird mir schwerfallen. Aber am Ende wäre ich einen Schritt weiter, und hat nicht Sokrates gesagt, jedes Leben ist vertan, das nicht der Selbsterforschung dient? Auf einmal war ich wieder heiter. Ich beschloss, hart an mir zu arbeiten, und schloss die Augen, als jemand die Tür aufriss.

Das Mädchen, mit dem ich das Zimmer teilte, war Radiojournalistin aus Berlin und hatte einen großen Koffer mitgebracht, aus dem sie Unmengen von Haarpflegemittel und ihren Föhn zog. Zu Hause hatte sie mir nahegelegt, eine billige Polyesterdecke zu kaufen und mitzunehmen, was sich als wertvoller Rat herausgestellt hatte. Dass die

Decke scheußlich war und orange, bestärkte mich in dem Gefühl, das Richtige zu tun. Ich hatte mit Bedacht nur alte Kleider eingepackt, hässliche, ausgebeulte Jogginghosen, dicke, formlose Pullover und drei schlichte weiße Tuniken für festliche Gelegenheiten, die ich in letzter Sekunde bei Zara gekauft hatte. Ich hatte nicht mal Make-up mitgenommen, was ein Fehler war, denn wann immer ich in den folgenden Wochen in den winzigen Spiegel neben der Zimmertür schaute, sah ich ein graues, kleines Gesicht, eine Knastfresse.

Die Radiojournalistin war nebenberuflich Model und hatte wunderschöne lange Beine. Sie besaß überhaupt einen sehr schönen Körper, was das Zusammenleben auf wenigen Quadratmetern erleichterte. Sie hatte außerdem einen festen, geräuschlosen Schlaf und wachte nie auf, wenn mein Wecker um sechs Uhr piepte. Wach allerdings ergriff zunehmend eine leichte Ruppigkeit von ihr Besitz, die sie mir in Berlin, wo man grobe Manieren für Charakter missversteht, zunächst sympathisch gemacht hätte. Hier, tausende Kilometer entfernt, in den klammen Wäldern und feuchten Schluchten der Catskills, war ich vorsichtig gegenüber ihrer Feindseligkeit, für die sie nach Verbündeten suchte. Sie drehte das Licht an und begann zu schimpfen:

»Was für eine grandiose Scheiß-Trottel-Veranstaltung ...«

»Na ja, war doch ganz ok. Macht es dir etwas aus, das Fenster ein winziges Stück ...«

»Diese verblödeten Typen auf der Bühne, wenn die glauben, dass ich die jetzt anhimmle, bloß weil ...«

»Das war ein toller Tipp mit der Decke! Vielleicht könnten wir das Fenster ein bisschen öffnen?«

»Ja, schau dir mal diesen Witz von Bettzeug an. Dafür verlangen die –«

»Also, entschuldige, aber ich bin erledigt. Wir haben doch die Decken. Ich muss jetzt schlafen.«

Natürlich schlief sie dann vor mir ein. Sie atmete erstaunlich ruhig für jemanden, der sich gerade noch so aufgeregt hatte, und ich dachte, ich hätte es viel schlimmer treffen können.

Am nächsten Morgen schlich ich mit einem dumpfen Surren im Kopf über die eisigen Holzdielen ins Badezimmer und sah aus dem Fenster. Dicht hing der Morgennebel in den Farnen, nichts regte sich. Ich vergaß, dass ich da war, um meine spirituelle Verwandlung voranzutreiben, mitten im Wald in einem Zimmer, das ich mit einer Frau teilte, die ihren Kopf unter der Decke versteckte, während sie schlief.

Vorsichtig zog ich das klapprige Fliegengitter hinter mir zu, als ich ging. Alle schliefen noch. Obwohl ich lächerlich müde war, war es ein erhabenes Gefühl, als Erste unterwegs zu sein. Und ein Vorteil. Auch wenn ich ziemlich sicher war, dass einen Vorteil haben zu wollen zu den Gedanken gehörte, den ich ausmustern musste, genoss ich ihn noch ein letztes Mal, wie eine ausklingende Affäre. Ich und mein Vorteil, als Erste auf den Beinen. Gemeinsam machten wir einen Erkundigungsgang übers Gelände.

Wo war ich eigentlich? Auf einem weitflächigen Anwesen, neunzig Meilen nördlich von New York im Hudson River Valley, das vielen wohlhabenden New Yorkern als

Wochenendflucht dient: ein Landschulheim für beleidigte Großstädter. Die Fakultät von Omega liest sich für Yogis wie für Abonnenten der »New York Times« die Mitgliederliste des Harvard Clubs in Manhattan. Wer irgendetwas auf sich hält in der Yogagemeinde, gehört hier zum Lehrkörper, der von Isabel Allende über Pema Chödron, Rodnee Yee über Thich Naht Hanh über hundert Big Names versammelt. Angestoßen von der Hippiebewegung der frühen siebziger Jahre, sog die erste Generation von Omega alles auf, was an alternativen, ökologischen und spirituellen Lebensangeboten auf dem Markt war, und gründete 1977 den Campus als Non-Profit-Unternehmen. Wochenlange Lehrerausbildungen wie die des Jivamukti-Yogacenters finden hier genauso statt wie Wochenend-Workshops. Zusätzlich zu dem Geld, das das jeweilige Programm kostet, zahlt man an den Campus einen gesalzenen Preis für Übernachtung und Verpflegung.

Bis heute wird hier ernsthaft die Frage diskutiert, was überhaupt mit persönlichem Wachstum jenseits konventioneller Erfolgstheorie gemeint sein könne, wobei auch so simple Vergnügen wie Bootfahren, Broadway-Tanzen und Feuermachen angeboten werden. Alles unter dem Slogan: »OMEGA BRINGT DAS BESTE IM MENSCHLICHEN GEIST HERVOR.«

Noch waren die Geister nicht bereit, erweckt zu werden. Langsam ging ich weiter durch den feuchten, schweren Nebel. Ein Ort, der eine solche Aufgabe zu bewältigen hatte, musste eine bestimmte Neutralität aufweisen, um zu einem mythischen Ort zu werden. Winzige Holzhäuschen, von denen die weiße Farbe absplitterte, waren über das hügelige Gelände verteilt, grob verputzte Bürogebäude, eine geräumige Cafeteria mit einer hübschen Veranda, die die versteckte Sehnsucht des Hausherrn danach verriet, einen Golfclub zu leiten, unten am Fuße des Hügels ein seichter See, freundliches Personal, das sich für eine reguläre Anstellung nicht eignete, in der Mitte einer sumpfigen Wiese eine tennisplatzgroße Halle und schließlich, am äußersten Rande der Anlage, oben in den Hügeln, wo der Wald dicht und undurchdringlich wird, ein pagodenartiger Meditationstempel aus Holz. Ein gelungenes Stück Architektur, zu dessen stillem Zauber die absurde Tatsache kam, dass Handys nur hier oben funktionierten.

Neben der Abgeschiedenheit, die die meisten Ashrams schon aus Kostengründen suchen, waren die einzelnen Elemente, die die Anlage ausmachten, getrennt worden, wie man es sich auf einer Kolchose vorstellt, auf der das Individuum gar nicht das Gefühl haben soll, für längere Zeit unbeobachtet sein zu können und so am Ende noch auf dumme Gedanken kommt. Hier lernen, da waschen, dort schlafen, da essen, da oben beten und, wenn es schon sein muss, dann bitte ausschließlich da drüben, auf dem Parkplatz: rauchen. Ich ging zur Cafeteria und hoffte, dass sie schon geöffnet hatte. Sie hatte.

Kaum zu glauben, was ein süßer Kaffee, auch wenn er nach Erde schmeckt, und eine Scheibe Toast nach einer viel zu kurzen Nacht für Wunder bewirken können. Und wer saß bereits in der Cafeteria, ungekämmt in einer schwarzen Bomberjacke, fusseligen Leggings, und schmierte Marmelade auf ein Muffin? Dass ich Kelly, die ich nach New York aus den Augen verloren hatte, hier wiedertraf, war schließlich der größte Beweis dafür, am richtigen Platz zu sein. Natürlich, ich wollte eigentlich allein sein, anonym bleiben, in der Menge versinken, aber wer Kelly kennt, weiß, dass sie solche Anflüge mit einer winzigen Bewegung ihrer irischen, weißen, weichen Hand wegzuwischen in der Lage war. Ich kannte niemanden, dessen Augen blauer und voll sehnsüchtiger Hoffnung scheinen konnten, nur um sich in der nächsten Minute mit heißen Tränen zu füllen. Niemand machte dreckigere Witze und niemand sprach ergebener von Gott. So oft war sie bereits gescheitert in den fünfunddreißig Jahren ihres Lebens, dass das Scheitern etwas Wahlloses bekam, und trotzdem, darauf könnte ich schwören, habe ich weder damals noch heute je ein Wort des Selbstmitleids von ihr gehört. Heute, wo man sie in New York voller Ehrfurcht »Kelly-ji« so wie Pattabhi Jois »Guru-ji« nennt, ihre Stimme mit der von Patti Smith vergleicht und man ihr ständig versichert, wie außergewöhnlich hübsch sie wieder aussieht, bleibt sie ähnlich ungerührt. Zu lange und zu oft hat man sie in der Yogaszene ignoriert, als dass sie den leisesten Ton von Schmeichelei überhören könnte. Damals in der Cafeteria sah sie nicht nur aus wie ein schwarzes Schaf. Sie war eins, ein schwarzes Schaf in schmuddeligen Leggings und mit schmutzigen blonden Locken, und das machte es mir leichter, mir einzugestehen, dass ich auch eins war, vielleicht äußerlich sauber, aber tief drinnen ebenso verloren, doch wie ein indisches Sprichwort sagt: »Es ist nie zu spät, eine glückliche Kindheit zu haben.«

Dann schlug die Glocke und es wurde ernst. Die erste der vielen hundert Stunden begann und damit die wachsende Gewissheit, niemals alles im Kopf behalten zu können, was wir lernen sollten. Der Unterrichtsstoff beinhaltete Meditation, Sanskrit, Anatomie, Philosophie des Yoga, Prinzipien der Hilfestellungen, Kontrolle des Atems, Karma, indische Musik, die Bausteine jeder einzelnen Yogaklasse, Kinder-Yoga, Schwangeren-Yoga und die Praxis des Unterrichtens selbst. Schon außerhalb der Turnhalle zitterte die Luft, denn die Anspannung, Vorfreude und Nervosität vor einem derart einschüchternden Programm ist vielleicht tatsächlich am ehesten mit den Minuten vor einem Rockkonzert zu vergleichen.

Völlig egal, dass man dann lediglich in eine große Halle voller erwachsener Menschen kommt, die alle mit Papier und Bleistift auf dem Boden sitzen, die gebremste Neugier von Erstklässlern im Gesicht, während hinten in den Augenwinkeln noch die Enttäuschung über den letzten gescheiterten Aufbruch sitzt. Obwohl die Frauen in der Überzahl waren, sah ich ein paar wirklich heiße Typen. Einer, der einen Rock trug und Nagellack, hatte wilde Locken und auffallend schöne Augen. Ein anderer sah aus wie ein Holzfäller. Ständig fielen ihm die Haare ins Gesicht, so dass er sie mit seinen Holzfällerarmen aus der Stirn streichen musste. Die Plätze neben ihm waren besetzt und über seiner Matte stand in die Luft gekritzelt: Verschmelzung mit dem Universum garantiert. Ein Typ, groß wie ein Riese, hatte sich eine Decke umgehängt und massierte einer Frau den Nacken: Dechen Thurman, der Bruder der Schauspielerin Uma Thurman. Die Frau war die Hübschere von zwei Türkinnen. Sie trug ein Nabelpiercing und hatte gemachte Titten.

Ich musste an Gerad denken, einen Mann aus meiner ersten Ausbildung. Wer denkt, dass Yoga nichts mit Sex zu tun hat, hat sich geschnitten. Wir versuchen, die Energie nach oben zu ziehen, keine Frage, und vielleicht schaffen wir es, die Stufe vom zweiten Chakra knapp unterhalb des Nabels, wo die sexuelle Energie wohnt, zur dritten am Solarplexus, wo das Ego haust, zu meistern, aber dann geht es meistens nicht weiter, sorry, aber das ist die Wahrheit.

Gerad gefiel die Vorstellung, Yogalehrer zu werden, aus vielen Gründen, aber eben auch wegen der Mädchen. Wenn das nicht einleuchtend ist: Du stellst dich vorne vor die Klasse. Alle hängen an deinen Lippen. Du bestimmst, wann sie atmen, ihre Beine spreizen, dir ihren Busen entgegendrücken. Dafür singst du ein bisschen, solltest keine zu dolle Fahne haben, die Sanskrit-Namen der Asanas beherrschen und anständige Bauchmuskeln, am besten auch einen freistehenden, minutenlangen Handstand vorweisen können. Du massierst den Frauen, auch den fetten, verschwitzten, jedenfalls kurz, nach der Stunde den Nacken, und wenn du besonders hintertrieben bist, die Füße und gehst nach jeder Stunde mit zehn Telefonnummern nach Hause. Wenn die Alternative ist, ein beschäftigungsloser Schauspieler, unveröffentlichter Schriftsteller, depressiver Geschäftsmann zu sein, sind fünfzig Dollar auf die Hand doch ein feiner Trost für so eine kleine Pornodarstellung.

Für manche Lehrer mag das nicht zutreffen. Sie haben genug verbissenen Frauen im Schulterstand die Beine lang gezogen. Die meisten Lehrer sind jedoch zu feige, um es zuzugeben, wenn es anders wäre. Nur Gerad fand nichts dabei. Eines Tages nach dem Training lagen wir erschöpft auf dem Boden im Studio und ich nahm ihn in die Mangel.

»Gib's zu. Du machst es wegen der Frauen.«

»Klar. Kein Grund, sich aufzuregen.«

»Ich reg mich nicht auf. Obwohl, je länger ich darüber nachdenke, desto abscheulicher finde ich es. Du machst die Frauen dadurch abhängig von dir. Du bist ihr Yogalehrer. Was passiert, wenn sie Sexphantasien von dir haben?«

»There is only One Love.«

»Man darf seine Schüler nicht von sich abhängig machen als Lehrer. Steht irgendwo in den Schriften.«

»Wo denn?«

»Weiß ich jetzt nicht. Lenk nicht ab.«

»Ich lenke nicht ab, aber ich versteh dich nicht. Die Frauen sind doch happy nach der Stunde. Ich langweile mich auch nicht. Wo ist das Problem? Komm her, ich massier dich.«

»Ach ja? Auch wenn ich hässlich wäre, ein fetter Trampel mit einem trampeligen Wesen?«

»Dann nicht.«

»Siehst du.«

»Komm schon.«

Er grinste.

»Meinetwegen.«

Meine Ohren brannten. Gerad hat seine Yogakarriere bald wieder hingeschmissen, aber an seinen Massagen kann es nicht gelegen haben.

Acht Uhr. Alle waren da bis auf Sharon und David, die ich mittlerweile ohne große Überwindung beim Vornamen nannte, wie alle anderen auch. Ein paar Reihen vor mir entdeckte ich den glatt rasierten Schädel von Ben. Ich wollte hingehen, aber er hielt den Kopf leicht gebeugt, so dass sein Kinn fast auf seinem mächtigen Brustkorb ruhte, und meditierte. Tja, wenn man einen kurzen Hals hat. Er war irgendein hohes Tier beim Militär gewesen oder immer noch, da war ich mir nicht sicher, und wollte aussteigen. Es war komisch. In seinem Soldatenkörper flatterte seine Stimme wie ein gefangener Vogel in einem Käfig. Es konnte einen richtig nervös machen. Seine Untertänigkeit und an Hysterie grenzende Selbstlosigkeit kamen mir verdächtig vor. Kein anderer riss sich mit ähnlichem Elan freiwillig darum, die staubigen Decken nachts nach dem Satsang zusammenzulegen. Andererseits, was wusste ich schon? Ich ahnte, dass in dem Untertanen-Ben sich neben dem alten Soldaten-Ben noch ein dritter, völlig fremder Ben versteckte, den ich später mögen würde.

Ein Jivanmukta ist einer, den sowohl Freude also auch Schmerz ungerührt lassen. Vergnügen bringt den Mukta ebenso wenig in Hochstimmung, wie ihn Leid niedergeschlagen macht.

Der Jivanmukta betrachtet die Welt nicht länger als wirklich.

Der Jivanmukta ist so rein wie akasha (Äther).

Der Jivanmukta folgt weder seinen Neigungen noch seinem Egoismus.

Der Jivanmukta fürchtet die Welt nicht, und die Welt hat auch keine Angst vor einem Jivanmukta.

Der Jivanmukta ist im Einklang mit der Welt.
Der Jivanmukta ist frei von materiellem Interesse.
Der Jivanmukta bleibt cool.

So stand es auf der ersten Seite eines etwa vier Kilo schweren Arbeitsbuches, das wir immer mit uns herumtragen mussten. Nach diesen Kriterien ist niemand, der Jivamukti unterrichtet, ein Jivanmukta. Bei sehr wenigen liegt die Schnittmenge vielleicht bei dreißig Prozent. Aber ist nicht die Hauptsache, ein Ziel vor Augen zu haben?

Unter die Definition hatte ich mit Kugelschreiber einen von Sharons Lieblingssätzen geschrieben: »All the way to heaven gotta be heaven«, einfach nur, weil es gut klang und ich es irgendwann im Unterricht verwenden wollte.

Die Regeln für das Training hatte man uns schon am Vorabend eingeimpft:

– Notiere dir alles.
– Wach auf und schreibe den ersten Gedanken auf, der dir zu Bewusstsein kommt.
– Trink, iss, schlaf und benutz die Toilette VOR oder NACH den Unterrichtsstunden oder in der PAUSE.
– Nimm kein Essen von der Cafeteria mit in die Halle.
– Leg dich nicht hin während der Vorlesungen.
– Richte deine Füße nicht gegen den Lehrer oder gegen den Altar.
– Respektiere die Unterweisungen deines Mentors.
– Melde deine Anwesenheit jeden Tag bei deinem Mentor.
– Gib deine Hausaufgaben deinem Mentor regelmäßig zur Zensur.

Die Mentoren waren fünf Unterscharführer, die ebenfalls auf der Bühne sitzen durften, die Masse in Schach hielten und fürs Administrative zuständig waren. Zwischendurch durften sie selber ran und das Abendprogramm gestalten. Aus Solidarität und in der Hoffnung, angenehm aufzufallen, taten die ersten Reihen im Publikum so, als ob die Show der Mentoren genauso gut wäre, und warfen sich ebenso lange in den Staub, aber die Wahrheit war, sie waren die Zweitbesetzung.

Es gab jedoch einen Mentor, dem ich seinen Einsatz abnahm. Er war Hauptkommissar bei der Kripo Köln und hatte es nicht nötig, eine große Welle zu machen.

In Wahrheit gab es natürlich sehr viel mehr Regeln. Rosa Strings unter der Trainingshose hervorblitzen zu lassen war ok, kein BH war nicht ok, Trauer und Depression waren ok, Wut und Zorn nicht ok, Marihuana nach Unterrichtsende ok, Zigaretten nicht ok und so weiter.

Blaue Strähnen waren mehr als ok, denn die trug Sharon. Königsblau blitzten sie in ihrem schwarzen Hexenhaar und ließen ihre weiße Haut noch weißer erscheinen. Lautlos war sie auf der Bühne erschienen. Klein und zierlich setzte sie sich in den Halben Lotus – wobei zierlich mit lieblich zu verwechseln in ihrem Fall ein Fehler gewesen wäre – und streckte den Rücken durch, als müsste sie ihn für die ganze Menschheit strecken. Ich überlegte kurz, ob die blauen Strähnen eine gute Idee waren. Es war nicht richtig, seine Lehrerin, die wie eine alterslose Amazone ihre Truppen in Schach hielt, als sentimentale Mittfünfzigerin und Expunk wahrzunehmen, also beschloss ich, die blauen Strähnen für die Zukunft auszublenden. Es ging ganz einfach. Und wenn es schon mit den Strähnen so leicht ging, dann würde es auch mit dem großen Brocken klappen, den wir mit Hilfe unseres Bewusstseins aus dem Weg räumen sollten: der Realität.

Oooooooooooohhhhhhhhhhhhhhhmmmmmmmmmmmmmm.

Sharon hatte eine schmeichelnde Stimme, die einen sofort für sie einnahm, auch wenn ihr die Lautsprecheranlage, vor allem, wenn sie in schrilles Gelächter ausbrach, etwas Blechernes gab. Sobald sie den Mund aufmachte, passierte etwas Lustiges mit uns, die wir auf dem Boden saßen. Es war unmöglich, den Blick von ihr abzuwenden, während sie sprach. Sie war unsere Mutter, unerbittlich, unerklärlich, dunkel und doch unsere einzige Rettung. Kein Laut war sonst zu hören.

Sie lehrte uns, wie man Meditation unterrichtet, und auch hierfür gab es Regeln. 1. Find a seat 2. Sit still 3. Focus. Wir schrieben eifrig mit. Die restlichen zehn Minuten blieben für einen Testlauf. Wir saßen kerzengerade, die Hände ruhten locker auf den Oberschenkeln. Wir hielten den Bauch entspannt, die Schultern entspannt, das Kinn parallel zum Boden. Bevor ich mit der Ausatmung wie üblich vorsichtig die Augen wie Sargdeckel schloss, sah ich, dass es doch einige Anfänger unter uns gab. Sie hatten die Augen zusammengekniffen, die Schultern eingezogen und den Kopf schief nach oben gereckt, als rechneten sie mit einer Ohrfeige von Gott.

Durch den Sargdeckel sah ich ein flackerndes Licht, ich spürte, wie der Kaffee meinen Herzschlag noch immer beschleunigte. Die Frau neben mir kämpfte mit einem riesigen Berg Spucke. Das Koffein schlug unruhige kleine Wellen in meinen Adern, Gedanken rasten hin und her.

Ooooooooooohhhhhhhhhhhhhmmmmmmmmmmm.

Die zehn Minuten waren vorbei, das Ergebnis war lausig. Nicht eine Sekunde lang hatte ich es geschafft, Stille herzustellen. Enttäuscht kapitulierte ich. Die Frage war, wie ich es in Zukunft schaffen würde, ohne Kaffee auf die Beine zu kommen, denn mit Kaffee würde die Meditation nie funktionieren.

Als Nächstes zerlegte Sharon einen über 2000 Jahre alten Vers in Sanskrit: *Atha Yoga Nushasanam.*

Es ist das erste Sutra des knapp zweihundert Verse (Sutren) zählenden Yogasutra, in dem der Weise Patanjali die Philosophie des Yoga erklärt. Es gibt unzählige Übersetzungen des Yogasutra. T. K. V. Desikachar, salopp gesagt, die Margarete Mitscherlich der Yogapsychologie, und Patanjali wäre dann Immanuel Kant, übersetzt sehr vorsichtig: »Hier nun beginnt der Text, der uns Erläuterungen zum Yoga überliefert.« Sriram, ein sehr leidenschaftlicher Indologe, der abwechselnd sechs Monate in München oder Chennai lebt und mit einer leicht in die Jahre gekommenen, vollbusigen Tänzerin aus Schwaben verheiratet ist, übersetzt deutlicher und mutiger: »Jetzt folgt eine Einführung in Yoga, die auf Erfahrung beruht.« Und was machte Sharon? Sie ignorierte die Konkurrenz und übersetzte mit: »Yoga ist verfügbar. Und zwar JETZT (für den Fall, dass du es noch nicht kapiert hast).« Wenn das nicht genial ist.

Jeden Morgen nahm sie sich nach der Meditation, die erst zwanzig, schließlich dreißig Minuten dauerte, eine

Sutra vor, übersetzte sie Wort für Wort und sprach über ihre Bedeutung. Es wurde meine Lieblingsstunde. Im Saal herrschte schläfrige Konzentration, draußen vor den Fenstern hob sich langsam der Nebel. Ich fühlte mich wie in der Schule und bedauerte, keine verschiedenfarbigen Stifte mitgenommen zu haben, wie meine Nachbarin. Gerade, als der Geist sich schon völlig aus dem Körper zu verabschieden drohte, durften wir aufstehen und neunzig Minuten nach einer scheppernden Tonbandaufnahme eine festgelegte Sequenz üben. Und sofort vergaß ich alles, was ich an diesem Morgen gelernt hatte.

Asana, endlich.

Als sich das erste Mal alle hundertachtzig Hände Richtung Decke streckten, hoben wir die Decke ein Stück höher und berührten den Himmel, rissen ein Stück davon heraus und nahmen es mit in die Vorbeuge hinunter zu unseren Füßen.

Die Stimmritze leicht verengt, atmeten wir die siegreiche Atmung, ließen den Atem anschwellen, als wäre gleich auf der anderen Seite der Wiese bei dem hölzernen Toilettenpavillon der Atlantische Ozean. *Einatmen, verhakt die Daumen, schwingt nach oben und hinten, ausatmen, beugt die Beine, mit Schwung Hände über den Kopf, Hände zur Faust, einatmen, Hände zum Boden, rechter Fuß weit zurück, ausatmen, linker dazu, in den Hund.*

Unterarmstand, Handstand, hundertachtzig Beine kickten in die Luft. Die Luftfeuchtigkeit stieg, die Beine kickten immer höher. Wir kamen aus dem Rhythmus, unter uns fing der Boden an zu rutschen. Dann Kopfstand: zehn Minuten.

Die Mentoren standen wichtig hinter uns, die Augen leicht verengt, so dass ihnen nichts entging. Sie traten uns in die Leiste, drückten unsere Rippen zusammen, zogen unsere Wirbelsäule auseinander, bis es krachte. Nach neunzig Minuten durften wir uns auf den Boden legen und sie rieben unseren Nacken mit Lavendelmilch ein, wofür wir sie liebten. Sofort wollte ich auch Mentor werden und für den Rest meines Lebens dienen, aber es war keine Zeit, darüber nachzudenken. Wir mussten uns aufsetzen und der Unterricht ging weiter. Thema: Neutralisierer und Regenerationshaltungen. Das warme Gefühl, etwas Nützliches zu lernen, erfüllte mich mit leiser Euphorie und ich malte ein Strichmännchen mit dickem Bauch, das sich auf den Rücken legte wie ein Käfer, in mein Heft. Wie Marilyn.

Meine erste Schülerin in New York war Marilyn, eine 68-jährige Einwanderin von den West Indies. Nick, der unten im Erdgeschoss in der Augenarztpraxis arbeitete und mich täglich mit der Yogamatte aus dem Haus gehen sah – und dem ich ebenfalls Yoga empfahl, eine Diabetes stand ihm mit Ende zwanzig schon in das weiche Gesicht und die nachgiebige Körpermitte geschrieben –, fragte mich eines Tages, ob ich seiner Tante helfen könnte und was es kosten würde. Sie wohnte am äußersten Rand von Queens. Ich kalkulierte die Strecke, die benötigte Zeit, machte ein nachdenkliches Gesicht, während mein Herz zu hämmern anfing. Kein Problem, platzte ich schließlich heraus, neunzig Dollar. Bevor ich hinfuhr, rief ich die Tante an. Ein zartes pfeifendes Keuchen antwortete. Mit ruhiger Stimme erkundigte ich mich nach dem Gesundheitszustand. Das

Keuchen zählte auf: Bluthochdruck, Asthma, Übergewicht, Diabetes, Atemnot, eine verrutschte Bandscheibe und Schwermut. Das mit der Bandscheibe musste ich im Lexikon nachschauen. Alles klar, antwortete ich fröhlich, dann bis nächste Woche. Ich ging zum Yoga, ich ging zum Spielplatz, ich kaufte Orangen ein und Tomatendosen, ich schob das Fenster abends nach oben, rauchte und sah die Leute auf der 12ten Straße zum Theater eilen, ich wusch die Wäsche und die ganze Zeit über dachte ich, ich habe eine Schülerin, ich habe eine Schülerin.

Dann war es so weit. Nach eineinhalb Stunden, plangemäß, stand ich vor einem schiefen Holzhaus. Bis auf das beruhigende Rauschen des Long Island Expressways im Hintergrund herrschte die traurige Ruhe eines überwiegend von Schwarzen bewohnten Vorortes, in dem die Mieten konstant niedrig und die Arbeitslosigkeit hoch ist. Ich klingelte, ein pfeifendes Keuchen kam näher, die Tür ging auf, und eine sehr dicke Frau in einem neuen Samtjogginganzug mit dicker Brille machte mir auf: Marilyn. Ich liebte sie sofort. Wir quetschten uns durch einen engen Korridor in den ersten Stock, räumten im Wohnzimmer ein paar Stühle aus dem Weg und ich half Marilyn, sich hinzusetzen, was ein Problem darstellte. Wir kamen schließlich darauf, dass sie, wenn sie sich mit beiden Händen am Sofa festhielt, ein Knie zum Boden bringen konnte, dann das nächste und von dort das riesige Samtgesäß mit Schwung nach rechts bewegend auf die Kissen, die ich ihr in derselben Sekunde unter den Po schob, in eine Art Schneidersitz sinken konnte. Unsere Gesichter glänzten, als sie endlich am Boden saß mit andeutungsweise gekreuzten Beinen, unter deren hohe Knie ich ebenfalls knisternde Seidenkissen schob. Stolz legte sie die kleinen runden Hände über dem Herzen zusammen, wie ich es ihr zeigte, doch mit meinem »Om«, das ich räuspernd in das stark geheizte Universum schickte, blieb ich allein. Ich zögerte keine Sekunde und legte los. Eine leichte Drehung nach rechts brachte fünf Zentimeter. Ich legte ihr meine Hand auf den Scheitel und bat sie, die Augen zu schließen und sich nach oben gegen meine Hand zu strecken, um das Bewusstsein für die Wirbelsäule zu wecken. Ihre Haare kitzelten meine Handinnenfläche. Ich wiederholte die Anweisung. »Richte dich mit der Einatmung auf, drück den Scheitel gegen meine Hand.« Wieder nichts. Ich schloss die Augen und sah, wie ihre Bandscheiben zusammenklebten wie rosa Kaugummi. Mit aller Kraft atmete ich durch meine Hand in die winzigen Zwischenräume ihrer Wirbelsäule, aber es rührte sich nichts. Ich ließ sie sich nach links drehen. Auch hier bis auf einen schwitzigen Geruch nach Babypuder, der mir plötzlich entgegenwallte, Fehlanzeige. Dann kam ein Mann Mitte zwanzig ins Wohnzimmer und ruckartig hob sich Marilyns Brustkorb. »Sag guten Morgen«, befahl sie dem Mann, dem eine starke Haschischwolke in die angrenzende Küche zum Kühlschrank folgte, aus dem er sich einen Karton Saft holte. Er machte das Radio an und wieder aus, als ich ihn darum bat. Danach brauchte Marilyn eine Pause. Ich blickte auf meinen Zettel, auf dem »Supta Badha Konasana« stand. Ich bat sie, die dicken Sohlen ihrer kleinen runzligen Füße zusammenzulegen und die Knie auseinanderfallen zu lassen. Dann nahm ich einen Gurt, legte ihn unter die Füße, fädelte ihn hinter ihrem Rücken auf Höhe des Gesäßes herum und verschloss ihn vorne mit dem anderen Ende. Sie sah aufmerksam zu und ich fragte mich, wer sie zuletzt berührt hatte. Dann baute ich aus den rutschigen Seidenkissen einen kleinen Berg hinter ihrem Gesäß auf und bat sie, sich langsam nach hinten auf den Berg gleiten zu lassen. »Eine gemütliche Brust- und Hüftöffnung in unterstützter Rückenlage«, erklärte ich, aber irgendetwas widerstrebte ihr. Ich sah das Jesuskreuz neben dem Fernseher und verstand. Diese Haltung in ihrer ungeschützten rezeptiven Natur war für sie reine Pornographie. Ich wiederholte die Vorteile der Haltung für ihre Brustwirbelsäule so lange, bis sie sich, immer noch widerstrebend, in die Kissen sinken ließ. Ich bat sie, die Augen zu schließen, die Hände unterhalb des Nabels auf den Bauch zu legen, so dass die Ellenbogen schwer und die Schulter entspannt bleiben konnten. Dann atmeten wir gemeinsam in ihren Bauch, besser, wir versuchten es, sicher eine Viertelstunde. Als ihr Atem, der bis dahin in einem dünnen Rinnsal höchstens bis zum obersten Reißverschlussende ihrer Trainingsjacke geflossen war, auf einmal den lilafarbenen Samtbauch nach oben bewegte und bei der Ausatmung der Körper schlagartig schwer, aus der Ausatmung ein Aufatmen wurde, atmete auch ich auf. Mit betont würdigen Bewegungen rollte ich nach der Stunde den Gurt auf, packte den Klotz ein, die mitgebrachte CD. Zum ersten Mal hatte diese Frau, die mit ihren drei Kindern nach Amerika ausgewandert war, als Putzfrau arbeitete, der der Mann weggelaufen war, deren beide Söhne noch immer bei ihr lebten, etwas für sich getan, und es war mein Verdienst.

Ich hatte ihr geholfen, die Decke der Schwermut zu lüften, den traurig wässrigen Blick auf die eigene westindische Seele zu richten und zu verstehen, dass Veränderung möglich ist. Ich redete ununterbrochen, um meine Rührung und meinen Stolz zu verbergen. Ich schämte mich, die neunzig Dollar zu kassieren, aber wusste nicht, wie ich es verhindern konnte, ohne ihre Erfahrung zu schmälern. Also steckte ich das Geld in die Tasche und ging, von der Schwerkraft der neuen Verantwortung als Lehrerin erschöpft und doch beflügelt, langsam die Straße hinunter zur Bushaltestelle.

Es waren nur fünf oder sechs Stunden, die ich Marilyn gab. Sie wurden von ihrer Tochter, einer tüchtigen Bankangestellten, die im Rockefeller Center arbeitete, bezahlt. Zwischen sechzig und zweihundert Dollar waren damals so üblich für eine Privatstunde in Manhattan. Trotzdem fühlte ich mich entsetzlich schäbig, weil ich das Geld genommen hatte, denn in Wahrheit war sie meine Lehrerin und nicht ich die ihre.

War es das, was Lippy gemeint hatte an ihrem Geburtstag, als sie sich bei uns, ihren Schülern, bedankte? Ich verdankte Marilyn eine entscheidende Lektion, die ungeheuer banal war und trotzdem die wichtigste Grundlage im Unterricht bildete: Jeder Mensch ist anders. Weshalb auch Yoga bei jedem Menschen anders ist.

Wir lernten an diesem ersten Ausbildungstag, der bereits eine Woche zu dauern schien, dass es zwei Wege im Yoga gab, den mühevollen und den der Kapitulation, und dass es darum ging, einen Mittelweg zu finden. Wie enttäuschend es doch immer ist, dachte ich, den Mittelweg einzuschlagen. Statt Worte wie Mühe und Kapitulation zu benutzen, lernte ich »Weg der Anstrengung« und »Weg der Hingabe« zu sagen. Säuberlich geharkte schmale Kieswege sah ich vor mir, mit kleinen, in geschwungener Schreibschrift geschriebenen Hinweisschildern. Ich überlegte, wer an der Kreuzung, wo man sich entscheiden musste zwischen Anstrengung und Hingabe, sitzen sollte. Ein kleines Kind mit einem großen Kopf, das seine dicken Händchen prüfte? Mein Verstand arbeitete auf niedrigstem Niveau. Die Scheiben waren angelaufen.

Es war kurz vor eins statt halb eins, wie es auf dem Plan stand, als wir endlich in die Mittagspause entlassen wurden. Das ließ uns nur eine knappe Stunde Zeit, bevor wir uns um Viertel vor zwei wieder bei unseren Mentoren melden mussten. Was gehen mich diese Leute an, hatte ich am Abend zuvor in meinem müden Kopf gedacht. Die Frage löste sich auf, jetzt, als Bewegung in die Truppe kam, die Leute sich streckten, ihre Matten aufrollten und Stifte zusammensuchten. Hunger eint. Die Zielstrebigkeit, die den Abzug der vielen Schüler von allein organisierte, machte aus uns eine Herde, die sich nicht scherte um Sutren in Sanskrit.

Der beflügelnde Moment, als wir das riesige Buffet sahen, das mitten in der Halle aufgebaut war, war fast peinlich. Ich sah kaum ein Gesicht, das nicht aufleuchtete angesichts der Berge von Risotto, eingelegtem Gemüse, Salaten, Nudeln, süßen Nachspeisen, Säften und Kuchen. Das Essen war fettig und gut. Mit dem Essen trösteten wir uns über die Pannen des Vormittags hinweg, den vergeblichen Versuch, während der Meditation nicht an Sex zu denken, den verunglückten Handstand, das frühe Aufstehen. Ich aß viel und schnell, so wie ich es gewohnt bin, und beobachtete aus den Augenwinkeln, ohne mein Tempo zu drosseln, wie viel und was die anderen aßen. Es gab erwartungsgemäß eine Menge schwieriger Fälle. Einmal stand vor mir eine Frau aus Texas in der Schlange.

»Hhm, sieht aus wie Lasagne«, sagte ich. Die Küchenmannschaft gab sich wirklich Mühe, unsere Laune jeden Tag mit einer anderen Kalorienbombe zu heben. Die Frau öffnete ihren dunkelblauen Jogginganzug und kratzte sich ausgiebig am Dekolleté. Das Ganze war ein wenig unappetitlich, weshalb ich wie in einer Kochsendung begeistert auf eine zweite Terrine zeigte und rief:

»Und vegan auch!«

»Ich habe schon einen Ausschlag von dem ganzen Öl. Ich esse nur noch Reis!«

»Ach? Ich kenne eine Deutsche, die hatte das auch. Die hat auch nur noch Reis gegessen und es ging wieder weg.«

Der Mann hinter uns mischte sich ein.

»Das sind doch nicht die Öle. Das ist der ganze gottverdammte Zucker.« Er grinste die Frau im Jogginganzug an. »Reib dich mit deinem Morgenurin ein, ein-, zweimal, und du bist die Krätze los.«

Die Mentorin, die jeden Morgen vor dem Unterricht ihr langes Haar mit einem Haareisen glatt bügelte, ging vorbei.

»Hey, willst du mit uns essen?«, riefen wir ihr zu.

»Nein, ehrlich«, sorgfältig schüttelte sie ihr Haar, »ich

setze mich ins Café und trinke einen Espresso. Ich kann das Zeug hier nicht mehr sehen.«

Als hätte sie gesagt, ich kann euch nicht mehr sehen, nickten wir beklommen und rückten weiter in der Schlange.

Ich glaube, je mehr man sich mit Nahrung beschäftigt, desto empfindlicher wird man, bis zu dem obszönen Grad, an dem Menschen Essen wegwerfen, bevor sie riskieren, etwas Falsches zu essen. Ich weiß, wovon ich rede, ich hatte mir selbst eine Zeitlang vergeblich eine Glutenunverträglichkeit (keine Nudeln, nur Roggenbrot) eingeredet, um dünn zu bleiben, aber die Wahrheit war: Ich konnte alles essen, und ich aß auch alles, wahllos und in rauen Mengen. Nie werde ich vergessen, wie Nicholas, ein Freund aus dem ersten Teacher Training, den ich anrief, als der amerikanische Präsident dem Irak den Krieg erklärte, antwortete: »Ja, sicher, das ist schlimm. Aber ich muss jetzt essen, ich habe einen Vitamin-E-Mangel.«

Die Deutschen blieben bis auf wenige Ausnahmen unter sich. Eine der Ausnahmen war ich. Manchmal setzte ich mich zu ihnen, und ein warmes Gefühl von Heimat stieg in mir auf und verging schnell wieder. Einige der Frauen versuchten gar nicht erst, ihre Zurückhaltung zu verbergen. Sie waren schüchtern und fühlten sich fremd. Ich sah nicht die Ehrlichkeit, die in ihrer Skepsis wohnte, sondern hielt sie für Spielverderber. Ich wollte Teil der großen amerikanischen Euphorie werden, die Option spüren, jederzeit wieder von vorn anfangen zu können, die Bedenkenlosigkeit, mit der man sich hier jedes Jahr neu erfinden kann.

Heute denke ich, dass die Meinung der anderen Deutschen zum Thema »Erleuchtung« sicherlich viel interessanter gewesen wäre als die der Amerikaner, aber damals wollte ich abheben. Und gelegentlich gelang es. Ich schwebte über das saubere Linoleum, hielt den Kopf aufrecht, gab mein Bestes. Wenn uns jemand unter die Lupe nehmen würde, wollte ich zu denen gehören, die nichts zurückhielten, die alles aufgegeben hatten, Pioniere der Aufklärung. Ich trug meine alten schwarzen Stiefel und ging noch einmal zum Kuchenbuffet.

Als ich zurückkam, saß Kelly mit einer Frau, deren blonde Locken bis auf die Hüften herunterfielen, am Tisch.

»Das ist Shana.«

Shana trug eine sexy blau getönte John-Lennon-Brille und schielte ein bisschen.

»Hey, Shana.«

Achtlos warf sie ihren Blackberry auf den Tisch.

»Will das einer von euch?«

»Äh, nein.«

»Shana hat gerade ihren Mann verlassen und seine Kinder«, erklärte Kelly und schaute auf meinen Kuchen.

»Seine Kinder?«

»Willst du meinen Kuchen?«, fragte ich Kelly.

»Warum?«

»Du schaust so.«

»Ja, gerne.«

»Und meinen Hund«, sagte Shana. Es war ihr anzusehen, dass sie glaubte, gute Chancen für die Auszeichnung »erbrachtes größtes Opfer, um die Jivamukti-Ausbildung zu machen« zu haben. Sie hatte nicht nur irgendwelche Kinder verlassen, sondern auch noch ihren Hund. Sie wartete auf eine Antwort, aber mir fiel keine ein. Möglich, dass sie gelobt werden wollte, aber mir gratulierte auch niemand, dass ich meine Familie über vier Wochen allein ließ, und gerade in Momenten wie diesen fragte ich mich, ob es das alles wirklich wert war.

Sie hatte eine frische Maniküre, und ich erinnerte mich an den Massagesalon, in dem Kelly damals, als ich noch in New York lebte, gejobbt hatte. Cyndi Lees Freund, bei dem wir buddhistische Meditation hatten im OM beim Training, war dort Stammgast. Kelly bekam die Frauen, die dort unter dem Codenamen »Masseurinnen« einen noch klassischeren Service anboten, selten zu sehen, aber Shana war angeblich auch eine davon gewesen.

Schließlich fiel mir eine Frage ein.

»Wo lebt denn deine Familie?«

»Kalifornien«, sagte sie und nickte heftig, so dass ihre Locken in Schwung kamen.

»Wie alt sind deine Kinder?«

»Seine Kinder«, sagte Kelly.

»Meine Kinder«, beharrte Shana. »Ich habe sie schließlich großgezogen. Sie sind 18 und 21.«

»Dann warst du ... wie alt?«

»Ach, egal.«

Shanas Locken wollten nicht mehr schwingen und in ein paar Minuten mussten wir zum Appell.

»Kelly, willst du meinen Kuchen auch?«, fragte sie und steckte ihren Blackberry ein.

»Nein.«

Shana ging voraus, um sich einen Platz in der ersten Reihe zu sichern.

Kelly schob ihre weiche Hand in meine.

»Ich sehe es direkt vor mir, wie sie richtig hart gefickt wird in einem billigen Pornovideo. Siehst du es auch?«

»Ja, total.«

An Kellys Hand klebten Brösel und ich lief, um mir noch schnell die Hände zu waschen.

Am Nachmittag lernten wir, was ein Gelenk ist, ein Muskel, eine Sehne, eine Faser, ein Knochen, Knochenmark, ein Knorpel, Knorpelmasse, Gelenkschmiere, Bänder, eine Osteoarthritis, eine Osteoporosis, was eine exzentrische Anspannung der dorsalen Beuger ist (wenn der Fuß am Boden aufsetzt und abrollt), wie viele Wirbel die Halswirbelsäule hat (sieben wie die der Giraffe). Wir malten kleine Knochenzellen, schmetterlingsförmige Organe, Gewebeschwämme von der Tafel ab und stellten uns so konzentriert vor, wie durch Bewegung Gelenkflüssigkeit wie Schmieröl durchs Getriebe rinnt, dass wir ein Knirschen hörten, da wo zu wenig Schmiere im Gelenk war. Anatomie wurde unterrichtet von Kiota Willburg, einer zähen Frau mittleren Alters, die zeit ihres Lebens nie Sonnenschutz verwendet hat und neben einer beeindruckenden Fachkenntnis ein explodierendes, lautes Lachen besaß, vor dem ich mich gegen Ende der Stunde regelrecht fürchtete. Abschließend behandelten wir die fünf Säulen des Jivamukti-Yoga: Gewaltlosigkeit (Ahimsa), Hingabe (Bhakti Yoga), Meditation, Yoga des Hinhörens (Nada Yoga) und das Studium der alten Schriften. Und schließlich, als mir der Zahlenfetischismus anfing, auf die Nerven zu gehen: die vierzehn Punkte, die jede Jivamukti-Klasse beinhalten musste, meiner Meinung nach ein ziemlich genialer Wurf, hier in ungeordneter Folge:

1. Sonnengrüße: Surya Namaskar, ein fünfminütiger unaufhörlicher Bewegungsablauf, in dem der Atem und die Intention die Bewegung initiieren.
2. Seitendehnung: Trikonasana oder ähnliche Seitendehnung wie Utthita Parsva Konasana.
3. Drehung: Ardha Matsyendrasana oder Parivritta Parsvakonasana.
4. Umkehrhaltung: Adho Mukha Vrksasana, Pincha Maryasana oder Sirshasana.
5. Rückbeugen I: Bhujangasasana, Shalabasana oder äquivalente Rückbeugen.
6. Rückbeugen II: Dhanurasana, Ustrasana oder Hase.
7. Rad: Urdhva Dhanurasana.
8. Vorbeugen: Paschimottanasana.
9. Rückbeuge III: Purvottanasana und Setu Bhandasana.
10. Schulterstand: Sarvangasana, Halasana oder Vipareeta Karani.
11. Brustöffnung: Matsyasana.
12. Entspannung: Savasana.
13. Meditation.
14. Spiritueller Vortrag.

Die Reihenfolge der einzelnen Punkte ist bis auf einige Einschränkungen, die auf der Hand liegen, nicht festgelegt. Jede Klasse wird eingerahmt durch das Singen von Om. Meditation findet am Anfang oder am Ende statt, der spirituelle Vortrag hat ebenfalls seinen Platz am Anfang oder auch während des Schulterstands, und die Sonnengrüße macht man auch am Anfang der Stunde und nicht am Ende. Einen Kopfstand früh in der Klasse zu machen wäre riskant, da die unterstützenden Muskeln in Armen und Beinen noch nicht aktiviert sind. Eine Vorbeuge direkt im Anschluss an eine Rückbeuge oder umgekehrt zu machen wäre ebenfalls wenig sinnvoll, da die Wirbelsäule diesen harten Kurswechsel nicht mag. Drehungen oder bestimmte Neutralisierer können hier vermitteln. Auch das Ende der meisten Klassen, ein ausgedehnter Schulterstandzyklus, ist mehr oder weniger Standard. Es gibt andere Methoden wie Bikram oder Sivananda, die haben völlig andere Richtlinien und sicher auch jede Menge Argumente zur Hand, um ihre Sequenzen zu verteidigen. Bikram Chourdhury hat sich seine Sequenz schon vor Jahren patentieren lassen. Bei 40 Grad in Räumen mit Teppichboden übt man die Haltungen in der immer selben Reihenfolge. Dabei können die Leute sich ganz auf ihr Ebenbild im Spiegel konzentrieren, bevor er in der Hitze beschlägt. Aber so einen Witz, der darauf abzielt, dass sich viele Schwule in den ersten Reihen mit freiem Oberkörper im Spiegel bewundern, habe ich nie jemand anderen machen hören außer mir. Es gibt andere Methoden, da schwimmen die Lehrer in einem Meer von Möglichkeiten, was der Sache auch nicht unbedingt guttut.

Ooooooooohhhhhhhmmmmmmm.

Schon wieder überzogen. Eine Dreiviertelstunde Pause zum Abendessen, bei dem ich so schnell wie möglich so viel wie möglich in mich hineinstopfte. Dann zurück in die Halle zum Satsang. Sicher als Belohnung für den ersten

Tag gedacht, bekamen wir ein altes Video gezeigt, in dem David und Sharon einen akrobatischen Asana-Dance auf einer Wiese vorführten. Es war rührend, in welch engen Hippiehosen sie *herumturnten*. Rührend, weil wir sie, unsere spirituellen Eltern, liebten, egal wobei sie sich hätten filmen lassen. Aber auch inadäquat, weil eine solche Show, egal von welcher Idee befeuert, nie ihren Showcharakter verlor und damit unser deklariertes Arbeitsziel, hinter die sichtbare Wirklichkeit zu gelangen, lächerlich machte. Als ob die Welt eben doch nur aus einem Lidstrich bestünde. Bis heute haben solche Vorführungen mit dem Problem zu kämpfen, dass sie etwas darzustellen versuchen, was seiner Natur nach unsichtbar für das Publikum, im tiefsten Inneren stattfindet. Trotzdem widerstehen die wenigsten der Versuchung, ihre Meisterschaft in den Asanas und damit den Abstand zu ihren Schülern festzuhalten. Schon der legendäre Krishnamacharya, der dafür verantwortlich war, dass auch Frauen Yoga lernen durften, hatte sich bereitwillig dabei filmen lassen, wie er 1938 eine Reihe schwieriger Asanas auf einem Teppich zwischen stachligen Büschen in der Hitze Mysores machte. Besonders die Meisterschaft, wie der damals 58-Jährige den Nabel nach innen saugt, um die Energie zu halten, die Reinigungsübung Nauli demonstriert, seinen Nabel so weit nach hinten zieht, dass sein mächtiger Brustkasten einen tiefen Schatten auf den so entstandenen Hohlraum wirft, bevor er in einer Blitzsekunde die Beine in den Lotus wie ein Schnappmesser klappt, ohne die Hilfe der Hände, sehe ich mir immer wieder gerne an.

B. K. S. Iyengar berichtete dem Autor Christoph Biermann von dem Druck, den sein Lehrer Krishnamacharya ihm machte, um bei einer öffentlichen Vorführung für einen Jungen, der sich aus der Knechtschaft Krishnamacharyas befreit hatte und einfach weggelaufen war, einzuspringen und fit zu sein, ungeachtet Iyengars langsamer Genesung von seiner Tuberkuloseerkrankung. Ebenfalls zu sehen in Filmaufnahmen von 1938. Und da hat Iyengar genauso recht wie Anna Forrest, die sich minutenlang von einem Handstand in die nächste verrückte Armbalance hebt, in Zeitlupe und natürlich mit Musik: Diese Vorführungen bringen Leute dazu, zu üben, und wer wollte dagegen einen Widerspruch wagen? Ganz nebenbei war es ein Trost, zu spüren, dass auch Sharon und David echte Rampensäue waren.

Dann wurde die Leinwand schwarz und das Licht ging an. Nach fünfzehn Stunden saßen wir noch immer mit erwartungsvollem Lächeln auf dem Boden. Meine Knie fühlten sich an, als ob ein Friedhof bei Frost umgegraben wurde, höllisch. Selbst wenn ich den Mut gehabt hätte, Erschöpfung zu fühlen, hätte ich das Lächeln nicht ablegen können. Ich hatte nicht mehr die Kraft, die Miene zu verändern.

Es folgten fünf Wochen, in denen der Schlafmangel so zunahm, dass er wie ein Klassenstreber schon überall war, wo man hinkam. In der Cafeteria saß ihm schon Kelly auf dem Schoß, schweigend ließ ich mich neben beide auf einen Stuhl sinken. In der Turnhalle, wo wir täglich bis zu sechzehn Stunden lernten, beobachtete er uns vom Notausgang aus. Manchmal stolperte man über eine Decke und darunter versteckte sich eines seiner Opfer und schlief.

Ich stellte ihn mir vor wie einen Schüler aus der 8. Klasse, breites Gesicht, randlose Brille, Rolli in die Hose gestopft, eine Nervensäge mit technischem Verstand, aus dessen Pausenbroten die Gurkenscheiben rutschten.

Ich versuchte, im Gehen zu schlafen. Es war nicht so schwer wie erwartet. Ich musste nur meinen Verstand so weit herunterschalten, dass er lediglich die mechanische Arbeit der beiden Muskeln *psoas major* und *gluteus maximus* übersah. Natürlich sind eine Unmenge anderer Muskeln im Spiel, allein bei der dorsalen Beugung des Knöchels mindestens drei, aber ich baute darauf, dass die Eintönigkeit und Routine der Bewegung wie bei Schlafwandlern den Verstand in seinem Dämmerzustand nicht störten. Und eine solche Schlafwandlerin wollte ich genau auch werden, in den wenigen Minuten, in denen wir nicht unterrichtet wurden, und nur ein starrsinniger Rest von Eitelkeit hielt mich zurück, die Arme zum Schutz nach vorne zu strecken.

Ich schlief, während ich mir die Zähne putzte, schlief auf dem Weg zur Cafeteria, schlief im warmen Dunst, der über den Dinkel-Pancakes hing, schlief während der Morgenmeditation, und selbst das Koffein konnte mir nichts mehr anhaben. Ich schlief, bis Sharon den Mund aufmachte. Dann war ich wach.

Ständig ritt sie darauf herum, dass »wir Yogis keine normalen Leute sind. Uns geht es nicht darum, recht zu haben, sondern frei zu sein.«

Langsam fiel mir auf, mit welcher Beharrlichkeit das

Wort »Freiheit« erwähnt wurde, fast so oft wie »Erleuchtung«, und beides schien irgendwie zusammenzuhängen. Ich hatte Schwierigkeiten damit, dass es uns nicht darum gehen durfte, recht zu haben. Ich war gern im Recht und wollte unbedingt auch recht haben damit, wie toll es war, frei zu sein. Oder sein würde. Denn noch waren wir nicht so weit. Dass Freiheit einem nicht in den Schoß fiel, war mir sonnenklar. Sie wäre ja auch, dieser Gedanke leuchtete jedem im Kapitalismus aufgewachsenen Menschen ohne weiteres ein, nichts wert, wenn es sie umsonst gäbe. Im Gegenteil, Freiheit hatte ihren Preis. Man musste hart dranbleiben, Ego weg und alles.

Das Yogasutra entwickelte plötzlich einen ähnlichen Sog wie ein Märchen für ein Kind. Fünf Widerstände (Kleshas), lernten wir, mussten wir überwinden, um erleuchtet zu werden:
1. Avidya, falsches Wissen oder Verwechslung.
2. Asmita, Egoismus.
3. Raga, blinde Zuneigung.
4. Dvesha, blinde Abneigung.
5. Abhinivesha, Angst vor dem Tod oder unbegründete Angst.
Srirams geniale Übersetzungen kannte ich damals noch nicht. Er übersetzt Avidya mit Verwechslung und Abhinivesha mit unbegründeter Angst. Das ist deswegen genial, denn wenn man sich erst mal auf die Suche nach Todesangst macht, findet man sie überall. In Winterreifen und Reichtum, in Trennungsangst, aufgespritzten Lippen, Schlaflosigkeit, dem vermehrten Verzehr von Knoblauch-

pillen genauso wie in der Kunst. Überall steckt die Hoffnung darin, den Tod zu überlisten, und ich weiß nicht, was von uns übrig bliebe, wenn wir diesen Widerstand überwinden würden. Manchmal, wie im Fall von Winterreifen, ist unsere Angst durchaus begründet, aber welchen anderen Sinn erfüllen Weihnachtsmärkte, auf denen Nutella-Crêpes verkauft werden, als das immer lauter werdende Stöhnen des »erschöpften Selbst«, wie der Psychologe Alain Ehrenberg so schön schrieb, zu übertönen?

Gelegentlich kam die Rede, egal in welcher Schlange man anstand, im Café, in der Bibliothek, am Telefon, auf die Prüfungen, die wir ablegen mussten, vor allem die eine drohende Abschlussprüfung.

Die Rechnung war simpel, und langsam verstand ich auch, warum anders als in einem Trainee-Programm eines Wirtschaftsunternehmens die Leute am Anfang noch so getan hatten, als sei es egal, ob sie die Prüfung am Ende schafften oder nicht. Ehrgeiz ist gleich Ego. Denn es geht weiter: Ehrgeiz gleich Ego gleich Leiden gleich falsche Identifizierung mit sich selbst und unserer wahren Natur, die (endlich ein zarter Hoffnungsstreifen am Horizont, bevorzugt in der Farbe des Herzchakras Lila) darin besteht, dass wir alle eins sind. Es waren eine Menge Schüler aus New York da, die alle später im New York Center unterrichten wollten. Auch von ihnen wurde erwartet, ihre Konkurrenten zu lieben, ihrem Vorankommen nicht im Wege zu sein und sich über ihre Erfolge zu freuen. Je länger das Training dauerte, desto mehr stieg die Anspannung, und unsere wahre Natur bestand darin, es um jeden Preis schaffen zu wollen. So erhielt dann auch nicht jeder die aus London gefaxte Mitschrift, die den Wortlaut einer fest choreographierten Yogastunde enthielt, die abgefragt werden würde. Wer die Kopie bekam, sparte sich mindestens eineinhalb Tage mühsamer Abschrift. Ich bekam sie von der libanesischen Frau, die im Modemarketing arbeitete und in meinem Haus wohnte.

Wir trafen uns am Freitag, Ende der ersten Woche, beim Lunch: Esther, Blair und ich. Wir waren als Lerngruppe eingeteilt worden und alle insgeheim der Meinung, ganz gut damit zu fahren. Esther war Japanerin, arbeitete in New York als Import-Export-Managerin und war bis auf vereinzelte Heulkrämpfe immer top vorbereitet. Sie wohnte in meinem Häuschen und teilte sich das Zimmer mit der Libanesin. Blair hingegen kam aus Kalifornien, war ein fröhliches, zutrauliches Mädchen, die sich die Ausbildung mit dem Verkauf von Marihuana finanziert hatte. Sie wohnte in einem Haus mit Kelly und bot ihr ständig irgendwelche Pillen an.

Die Widerstände (Kleshas) hatten wir im Nu auswendig gelernt, also fingen wir an, uns gegenseitig abwechselnd zu unterrichten. Blair begann mit einem fetten Om und hob an, mit ihrem breiten Akzent »Lokah samasta suhkino bhavantu« zu singen, ein Mantra aus dem Rig Veda, das Swami Nirmalanda, der selbsternannte »Anarchisten-Swami«, Sharon, die fand, dass er wie Klaus Kinskis »Dracula« aussah, ans Herz gelegt hat. Auf einem Foto sieht man ihn auf einem Stein sitzen. Er blickt direkt in die Kamera, hinter ihm weht eine kleine Fahne, auf der eine Erdkugel zu sehen ist und die Botschaft: »Earth Flag. Place allegiance to Mother Earth.« Zwanzig Jahre vor Al Gore.

Blair sang mit Begeisterung. Sie nahm die ganze Sache lange nicht so ernst wie wir anderen. Ich hatte die Augen geschlossen und sah Schlangen von Einkaufswagen vor mir, die in der Sonne auf verlassenen Parkplätzen glitzerten, und einen alten Thunderbird, von dem aus Blair ihre Geschäfte abwickelte. Sie nahm es nicht übel, als ich mein Lachen nicht zurückhalten konnte, meistens brach sie selber in rauchiges Gelächter aus nach dem ersten »Lookaaaa sämestaaaaa ...«.

Nach der ersten Woche gab es die ersten Krisen. Man sah die Mentoren lange Gespräche mit Schülern, in deren Augen es hell schimmerte, führen. Es gab die ersten leichten Verletzungen. Eine Schülerin rannte händeringend über den Campus, von einer schmerzhaften Verstopfung geplagt, die noch die weiteren Wochen anhalten sollte, und Blair fragte kichernd, ob das auch Abhinivesa sei, Angst vor dem Loslassen, und kramte in ihrer Tasche nach Abführmitteln. Nur der deutsche Trupp ging weiterhin geschlossen zur Waschmaschine, und auf die Frage, wie es denn so ginge, verdrehte eine von ihnen die Augen zum Himmel und sagte: »Also mein Problem ist: Ich weiß das alles schon.«

Wir anderen fürchteten uns vor der ersten großen Prüfung, vor allem dem Teil, der sich mit Anatomie beschäftigen würde. Während wir morgens unsere Gedanken wie befohlen in den Kosmos sandten, malten wir nachts mit Buntstiften die verschiedenen ilio-sakralen Bänder im Anatomiebuch an (Seite 39). Das Buch hat 170 Seiten, auf denen

Gelenke, Knochen, Muskeln, Nerven, sogar einzelne Blutgefäße darauf warteten, angemalt zu werden. Nach Seite 4 gab ich auf, und das Buch ist bis auf Seite 39 weiß geblieben. Das lag nicht nur daran, dass ich keinen Spitzer hatte für meine dicken, schönen Stifte und es nicht schön aussah, über die schwarzen Ränder zum Beispiel in der Gelenkkapsel der Schulter hinaus zu malen, in deren Rotatorenmanschette sowieso schon ein Durcheinander herrscht. Es war einfach zu wenig Zeit.

Die Monotonie der Abläufe, die endlosen Folgen von Begrüßungs- und Respektsbezeugungen, die ewige Wiederkehr des Triumphs, zu dem sich die Herzen weiteten beim ersten Om des Tages, das Absacken der Konzentration vor und vor allem nach den Mahlzeiten, die Unmengen an Hausaufgaben, all das konnte mir wenig anhaben in Anbetracht des Privilegs, sich wochenlang ernsthaft und ausschließlich mit einem Gegenstand beschäftigen zu können. Meine erste Ausbildung bei OM hatte sich über ein Jahr hingezogen, was neben einigen Vorteilen den nicht zu unterschätzenden Nachteil hatte, immer wieder von den Pflichten und Amüsements des alten Lebens abgelenkt zu werden. Wie oft war ich zum Dharma-Talk, der jeden Mittwoch um zwanzig Uhr stattfand, gerannt, um bei der Meditation noch das Echo aufgekratzter Agenten, mit denen ich noch in letzter Minute Termine gemacht hatte, in den Ohren dazusitzen, den Blick auf die Ricky's-Tüte einer Schülerin gerichtet, die vor Müdigkeit immer wieder einnickte.

Nein, das Programm machte mir nichts aus. Ich konnte mit Befriedigung feststellen, dass ich abgehärtet war. Die

Monotonie von Ehe- und Familienleben, die ich zu diesem Zeitpunkt schon zwölf Jahre kannte, hatte ich schließlich auch nie als schlimm empfunden. Es gab vieles, was ich schlimmer finden würde. Unter großer Lärmbelästigung arbeiten, einen Partner mit kleinen Füßen, H-Milch. Was mir allerdings gelegentlich durch den Kopf schoss, war die Frage, ob der Schlafentzug, wie er in vielen Ashrams üblich ist, nicht doch Teil des Konzepts war, die Überforderung also nicht inhaltlich und terminlich gegeben, sondern vielmehr strategisch gewollt war. Ich versuchte daher, mit einem kleinen Restverstand die Folgen einer möglichen Gehirnwäsche aufzuspüren, der ich mich gleichzeitig so unbedarft wie möglich unterziehen wollte. Weil mir das aber als Ansatz des kritischen Denkens zu geläufig, tatsächlich schlichtweg zu langweilig war, verabschiedete ich mich zügig davon und ließ mich einfach treiben, erleichtert, nicht mehr zu sein als eine leere Tasse in der Gewissheit, wenn die Zeit kommt, gefüllt zu werden.

»Alle ausziehen.«

Die Mentoren lächelten wissend und genossen die erwartete Verwirrung, die wir vergeblich zu unterdrücken versuchten. Jeder bekam eine Tüte mit einer Bürste, einem Zungenschaber und einer Schnur in die Hand gedrückt. Die Männer mussten vor die Halle auf die Wiese gehen, wir Frauen durften drinnen bleiben. Eine Mentorin mit großen Brüsten stellte sich nackt mitten unter uns und fing an, den richtigen Gebrauch der Bürste zu demonstrieren. Sie demonstrierte auch, wie wohl sie sich in ihrer Haut fühlte, nackt als Europäerin zwischen verklemmten Amerikanerinnen, dabei hatten wir gerade vorher gelernt, dass der körperliche Körper nur einer von fünf ist, und der unwichtigste dazu.

Es ging um Kriyas an diesem Morgen, Reinigungsübungen, die in einem technischen Handbuch für Yoga aus dem 14. Jahrhundert beschrieben wurden. In diesen berühmten *Hatha Yoga Pradipika* von Swatmarama dienen bestimmte Reinigungsmittel dazu, um Samadhi, Erleuchtung, zu erreichen. Man sollte zum Beispiel warmes Salzwasser durch die Nase ziehen und ausspucken oder andersherum Wasser trinken und durch die Nase hinauslaufen lassen, einen Lappen verschlucken bis auf einen kleinen Zipfel und ihn dann wieder hinausziehen, Wasser durch den Anus einsaugen, einen Faden durch die Nase und durch den Mund wieder hinausziehen, minutenlang, ohne zu blinzeln in eine Kerze starren, den Bauch in schnellen Kreisbewegungen herumschwingen wie die Trommel einer Waschmaschine, um ihn von innen zu massieren.

Manche behielten ihre Unterwäsche an, doch die meisten zogen sich ganz aus, standen, die Augenbrauen hochgezogen, mit verschränkten Armen und durchgedrückten Knien da und warteten auf weitere Anweisungen. Wir massierten kreisförmig von den Extremitäten hin zum Herz, massierten schweigend und verbissen, um den Dreck von der Linse loszuwerden und eine wahre Erkenntnis von der Welt zu erlangen. Mit jedem Bürstenstrich fiel Avidya, das falsche Wissen, schuppenförmig von uns ab. Dann zogen wir uns wieder an, die Männer kamen zurück in die Halle und wir fädelten eine Art Schnürsenkel durch die

Nase. Eine Frau rannte hinaus und übergab sich. Wir anderen würgten, die Augen tränten und unsere Fingerknöchel wurden blutig, weil wir uns die Hände tief in den Rachen steckten, um das Ende der Schnur zu erwischen. Das Ganze dauerte ewig, was als Argument wenig Schlagkraft hat, wenn das Ziel sowieso ewige Erleuchtung hieß, aber es kratzte doch leicht an der Gesamtmotivation.

David, der auf der Bühne saß und in aller Seelenruhe beide Schnurenden zwischen Mund und Nase hin- und herzog, versprach, dass sich Routine einstellen würde, solange wir nur jeden Tag gewissenhaft übten. Dann befahl er uns, die Schnüre wegzupacken, und fragte, wer Nauli demonstrieren konnte, die Waschtrommelübung.

Es dauerte keine Sekunde und eine Frau stand auf der Bühne und zog sich ihr Hemd gekonnt bis unter den Busen, wo sie einen schnellen Knoten machte und den ersten Reihen einen einzigartigen, knallharten Sexbauch präsentierte, der die Männer schwer aufatmen ließ. Es war eine alte Freundin, Lara aus London, die mich einmal aus einer schlimmen Krise retten sollte.

Sie streckte die Arme lang über den Kopf, so dass ihr Bauch sich ebenfalls lang streckte wie der einer Katze, ließ sich dann mit Schwung nach vorne fallen, die Knie gebeugt, und atmete geräuschvoll durch den Mund aus, wobei sie die Zunge rausstreckte. Dann legte sie die Hände auf die Oberschenkel, streckte die Arme durch, zog den Nabel stark nach hinten Richtung Wirbelsäule und ließ, ohne eine Faser des übrigen Körpers zu bewegen, ihren Bauch wie einen Fußball erst rechts, dann links herum sich bewegen, in rhythmischen schnellen Kreisbewegungen, dass man am liebsten einen flotten Samba dazu getrommelt hätte.

Der Ansatz der Hatha Yoga Pradipika, vom Körper auszugehen und die Reinigung desselben zur Bedingung für alle weiteren Schritte Richtung Erleuchtung zu machen, ist für uns heute, wo bei Reinheit vor allem die Hygienehysterie einer Gesellschaft, die Angst vor der Vergänglichkeit hat, mitschwingt, unschwer nachzuvollziehen. Leichter vielleicht als der Ansatz Patanjalis, der das Verhältnis zwischen Bewusstsein, Erfahrung und Verstand untersucht und an den Anfang nicht den Körper, sondern die Frage stellt, wie wir unseren Geist einspannen können, um Samadhi oder Freiheit von Leiden zu erreichen. Um die frei gewordene Lebensenergie, die wir Prana und die Chinesen Chi und die alten Griechen vielleicht Kairos nennen, spüren zu können, diesen ungekannten Glückszustand, in dem man nichts will, keinen Kontakt, kein Getränk, keine Flugreise, nicht mal das Lächeln eines Freundes, brauchen wir jedoch einen Körper. Lara auf jeden Fall ging eindeutig vom Hatha Yoga Pradipika-Konzept aus, in ihrer Interpretation: »Wer gut aussieht, ist ein besserer Mensch.«

Lara war keine Unbekannte mehr. Sie hatte sich die Freiheit genommen, einen Tag später anzureisen, angeblich, weil ihr Indian-Airlines-Flug Verspätung hatte, wusste bei Diskussionen immer alles besser, und wer sie bis dahin noch nicht durch ihren hier in Amerika notgedrungen arrogant wirkenden britischen Akzent kannte, würde sie nach ihrer erstklassigen Nauli-Demonstration sicher nicht mehr vergessen. Lara versuchte sich erfolglos das Kaffee-trinken abzugewöhnen während des Trainings und zog sich gerne vor versammelter Gemeinde um. Unsere Hütten lagen auf demselben Hügel, und nicht nur, weil wir eine gemeinsame Freundin in Deutschland hatten, wurden wir gute Freunde. Bis heute ist mir Lara hundertmal lieber als die vielen Opportunisten, die ich unter den Yoga-leuten kennengelernt habe. Lara ist es egal, was die anderen über sie denken.

Von allen Shatkarma Kriyas ist Nauli übrigens das Einzige, womit man eine langweilige Party zuverlässig in Schwung bringen kann.

Die Schnürsenkelnummer findet sicher auch ihre Anhänger, aber ich kenne keinen einzigen Yogi, mich eingeschlossen, der das tatsächlich regelmäßig macht. Wasser durch die Nase ziehen, in eine Kerze starren, ohne zu blinzeln, und natürlich Nauli, das alles praktizieren wir.

Wir versuchten, uns die Unterschiede der sechs großen philosophischen Denkschulen zu merken, Denksysteme, die Philosophie, Religion, Psychologie und Naturwissenschaften miteinander verbanden. Yoga ist das erfolgreichste unter ihnen. Wer kennt schon Sankhya, Nyaya oder Vaisheshika? Höchstens Vedanta ist vielleicht bekannt, eine recht rationale, non-dualistische Denkschule, die auf den Upanishaden beruht. In Indien würde ich einmal einen schottischen Vedantalehrer kennenlernen, der eines Tages seinen Pub verließ, um nur noch zu denken. Er stand um vier Uhr morgens auf und lebte davon, reichen indischen

Geschäftsleuten Tipps gegen ihr schlechtes Gewissen zu geben.

Ich schrieb mit: »Swamis kommen aus der Shankar-Acharya-Tradition. Sie leben höchst genügsam, ohne Familie, allein.« Ich starrte auf meine hässliche, mittelblaue Jogginghose und versuchte, in meine Knie zu atmen. Ich schloss die Augen und atmete unter meinem T-Shirt in den Bauch und dann weiter durch die Leiste und die Oberschenkel bis in die Kapsel unter der Kniescheibe. Eine Menge Atem ging bereits auf Höhe der mittleren Rippen verloren, so dass, was noch im Knie ankam, ein trauriger, mutloser Hauch war, zu mickrig, um die Schmerzen in den eingeschlagenen Beinen zu vertreiben. Das Sitzen sei das Schlimmste, hatte man uns gewarnt. Bis zu vierzehn Stunden Sitzen im Schneidersitz oder Lotus am Tag, am Ende schreien deine Hüften und deine Knie. Wenn du Glück hast, kommt das Ende nach einer Woche und danach spürt man nichts mehr.

So wenig wie Yoga zunächst mit Entspannung zu tun hat, so wenig bot die Ausbildung Gelegenheit dazu, Erfahrungen von Stille zu machen, der Stille, von der ich damals bei OM einen kleinen Vorgeschmack bekam und seitdem den Gedanken nicht loswurde, ob es vielleicht das war, wonach ich mich gesehnt hatte. Eine Stille, die das Gegenteil war von Schweigen, sehr befremdlich, gar nicht leise.

Hier nun war die Stille angefüllt mit ständigem Geschnatter, dem kaum zu entkommen war, außer man hatte sich in der Waschküche eingetragen. Jeden sechsten Tag hatten wir keinen Unterricht. An diesen Tagen mussten wir lernen, Hausaufgaben nachmachen, Aufsätze schreiben und Wäsche waschen. Es gab Schüler, die nach New York fuhren oder ins benachbarte Dorf wie die Deutschen, um endlich mal »einen anständigen Kaffee« zu trinken, aber ich gehörte nicht dazu. Schon die wenigen Male, die ich mit meiner Familie telefoniert hatte, brachten mich aus dem Konzept. Lieber schrieb ich und trug die Faxe zu dem kleinen Häuschen am Empfang, das für mich das äußerste Ende meines neuen Lebens darstellte.

Die Radiojournalistin dagegen fuhr gerne ins Dorf, was mir in unserem kleinen Zimmer tröstliche Momente des Aufatmens schenkte. Nach kurzer Zeit hatten wir begonnen, einen heimlichen Krieg darum zu führen, ob das Fenster in der Nacht offen bleiben durfte oder nicht. Meiner Meinung nach ließ sich Menschenwürde ohne weiteres auf den Grad an frischer Luft, der um einen herum herrschte, zurückführen. Wurde es zu stickig, fühlte ich mich leicht der Ohnmacht nahe oder musste mich übergeben. Die Radiojournalistin dagegen fror, aus Protest, wie ich ihr unterstellte. Schlechte Durchblutung kann es nicht gewesen sein, denn schlecht durchblutet und ständig wütend, das geht nicht nur aus aryuvedischer Sicht nicht zusammen.

Eines Morgens kam mir Lara entgegen, so blass, wie ich sie noch nie gesehen hatte. Das türkische Exmodel, mit dem sie das Zimmer teilte, litt an Schlaflosigkeit und schaute sich jede Nacht alle Lektionen noch mal an, die sie tagsüber mit ihrer Handkamera gefilmt hatte. In ihr Tagebuch, das Lara wie alle jeden dritten Tag bei ihrer Mentorin zur Kontrolle abgeben musste, hatte der kanadische Drachen neben ihren Eintrag: »versuche irgendwie durchzuhalten, kaum geschlafen, dann grässlicher Alptraum«, mit dickem Stift geschrieben: »EGO????«

»Wollen wir zusammen waschen?«, fragte ich sie in der Hoffnung, etwas Klatsch über den indischen Bankmanager zu erfahren, mit dem sie gelegentlich in die Sauna ging.

»Vielleicht später. Ich muss diese Typen im Büro überreden, mir ein anderes Zimmer zu geben.«

»Das wollen doch alle. Und bis jetzt haben sie immer abgelehnt.«

»Nein, die Kleine, die immer heult, hat ein Einzelzimmer im Container bekommen.«

»Na dann, viel Glück.«

Sie lehnten ab, aber zu Laras Rettung verbrachte Melek, das Exmodel, die Nächte bald in Dechens Zimmer, und Lara konnte wieder schlafen. Eines Abends, es war endlich ein wenig wärmer geworden und durch die Äste brachen schon die ersten Knospen, saßen wir am Ufer des kleinen Sees und tranken Bier. Das Bier hatte jemand im Kofferraum seines Autos versteckt und es knallte bereits beim ersten Schluck derartig, dass ich mich sofort auf die Jacke des Holzfällers legen musste und beim Anblick der eilig vorbeiziehenden Wolkenfetzen die erschreckende Erkenntnis machte, wie weit mein Leben, meine Familie und alles, ohne das ich schlicht ein anderer sein könnte, entfernt waren und wie wenig mir das ausmachte.

Heute weiß ich, dass wer diesen Zustand ehrlich erlebt,

in seinem »asozialen« Dasein selten glücklich ist; wer ihn dagegen, wie ich damals, als synthetisch hergestellten, vorübergehenden Zustand erfährt, kann sich kurz am kalten Hauch der Freiheit berauschen, vorzugsweise in der Nähe eines kalifornischen Holzfällers, der keine Erklärungen verlangt.

Am nächsten Tag entdeckte ich im Café auf Laras Computer, dass ich 161 unbeantwortete E-Mails hatte und ein Geldtransfer auf das Konto der zukünftigen Schule der Kinder überfällig war. Ich sah die anderen, die jeden Abend nach elf Uhr immer noch herkamen, um ihre E-Mails zu checken, und fragte mich, welche transzendenten Themen ihr Leben bestimmten. Ich machte mir keine Gedanken darüber, was die anderen in mir sahen. Eine Durchschnittsmutter, deren Leben ins Stocken geraten war? Nie fragte jemand nach meinem Mann, meiner Ehe oder meinen Kindern, und es dauerte lange, bis ich verstand warum. Sie gingen davon aus, dass ich keinen Mann mehr hatte, die Ehe im Eimer war, und Kinder interessierten sowieso noch nie jemanden. Es war nicht leicht, Yoga in der Dimension, die es in dieser Zeit in meinem Leben einnahm, mit den Aufgaben einer Familie unter einen Hut zu bringen. Es gab so gut wie keine Schüler, neben Kelly und mir, die zu Hause eine tatsächliche Familie hatten. In einer bestimmten Phase ihres Yogalebens sind, da bin ich heute sicher, alle Yogis extrem asozial.

Wir lernten die sieben Chakras, die vier verschiedenen Zustände von Wachheit und Schlaf und die sieben Schritte (Bhoomikas), die zu kosmischem Bewusstsein führten.

Schon der erste Schritt verlangte von uns, der Welt zu entsagen und sich dann immer mehr in einen Innenraum zu begeben, mit dem Ziel, ein sattvisches, ganz und gar reines, nicht länger von irdischen Begehrlichkeiten getrübtes Schweben zu erreichen: Glück.

Wir steigerten die Dauer unseres Kopfstands jeden Morgen und sangen, während unser Kopf zunehmend dehydriert wurde, erst laut, dann immer leiser das buddhistische Mantra: »Gate, Gate, Parangate, Parasangatve Bodhi Swaha!« Dechens Stimme blieb gleich stark und zog uns alle mit. Es bedeutete: Irgendwohin weit weg, weiter weg, als unsere Vorstellung es erlaubt, zu gehen, jenseits von weit weg, erst dann ist Erleuchtung möglich.

Wer seine Tage hatte, war vom Kopfstand wie von den übrigen Asanas befreit, musste aber anwesend sein. Wie Rachegöttinnen saßen diese Frauen in Decken gehüllt an der Wand und starrten vor sich hin, von der Natur gestraft. Oder gerettet. Manche trugen im Wissen um ihre Unangreifbarkeit eine leidvolle Miene über zehn Tage zur Schau.

Wir studierten Sanskrit bei Manorma, einer Frau, die es einem einerseits schwer machte, sich auf Grammatik zu konzentrieren, denn sie sah wie Audrey Hepburn aus, mit einem Busen wie von Russ Meyer, den sie in enge, blassblaue Angorapullover quetschte. Andererseits besaß sie als direkte und jahrelange Schülerin von Shri Brahmananda Sarasvati die Autorität und das Wissen, uns in Sanskrit, der ältesten der indoarischen Sprachen, zu unterrichten, einer »heiligen Sprache«, von der es heißt: »In jedem anderen

System verfolgst du Gott mit hängender Zunge – in Sanskrit rennt dir Gott hinterher.«

Bei niemandem sonst traten Äußerlichkeiten so stark in den Vordergrund wie bei ihr, die italienisch-katholischer Abstammung war und eigentlich Thea D'Alvia nach der heiligen Theresa von Avila hieß. Sie verfiel regelmäßig, wann immer sie eine kleine Anekdote von »Guru-ji« erzählte, in minutenlanges Schweigen, das vielleicht von ihrem Busen ablenken oder aber Aufmerksamkeit auf ihn ziehen sollte, was beides gelang. Ein feuchter Schleier fiel vor ihre Augen wie ein angelaufener Duschvorhang, und es war schwierig, in diesen oft schmerzlich langen Pausen nicht über die Art der Liebe nachzudenken, die die Schülerin und ihr Meister füreinander hatten. Diese vorgelebten Erinnerungsschauer hatten etwas rührend Theatralisches, dem Manorma, die jenseits der Bühne mit scharfem Ton ein Heer von lesbischen Verehrerinnen herumscheuchte, für immer die Aura eines jungen Mädchens verdankte, das im Begriff war, alles aufs Spiel zu setzen.

Ich war bereits, als wir noch in New York lebten, im Ananda Ashram gewesen, den Shri Bhramananda Sarasvati, der, wie sie dort sagten, seinen Körper bereits 1993 verlassen hat, gegründet hatte. Nicht weit von Omega, am Rande der kleinen Stadt Harriman, wo nur vier Prozent Schwarze leben, hatte der Neurochirurg und Sanskrit-Gelehrte Ramamurti S. Mishra, der sich später Shri Brahamananda Sarasvati nennen ließ, 1964 die Yoga Society of New York gegründet. In seinem Apartment in Astoria, Queens, waren schon vorher New Yorker Künstler und Schriftsteller zu dem außergewöhnlich gut aussehenden

Inder, der am Bellevue Hospital arbeitete, zu Besuch gekommen, um zu meditieren.

Ananda Ashram wurde dann auch gleich todschick, Timothy Leary kam, die Frauen saßen in Miniröcken auf dem Gras und meditierten. Dieser Mann, der bis zum Ende seiner Tage einen Kompass um den Hals trug, um die Orientierung nicht zu verlieren, war Wissenschaftler und dabei so charismatisch, dass eine ganze Reihe seiner Bewunderer brav mit dem Sanskrit-Studium begannen. Ihn selber hatte der Vater, ein angesehener Richter am obersten Gerichtshof in Nordindien, als siebenjährigen, ungeduldigen Jungen auf Anraten eines Astrologen zum Sanskrit-Unterricht verdonnert.

Shri Brahmananda Sarasvati war einer der drei Lehrer von Sharon und David und damit auch mein Lehrer. Die anderen beiden waren Swami Nirmalanda, der das jahrtausendealte Mantra »Lokah Samasta Sukhino Bhavantu« ausgegraben hatte, das heute so etwas wie das »Amazing Grace« der Yogaszene geworden ist, und natürlich Shri K. Pattabhi Jois, der Gründer von Asthanga-Yoga, dem einzigen der drei Lehrer, den ich persönlich noch getroffen hatte, bevor er 2009 starb. In jeder Jivamukti-Schule auf der Welt und auch bei vielen Schülern zu Hause standen kleine Bildchen von diesen Männern auf einem Altar, den zu errichten man uns zu Beginn der Ausbildung sehr ans Herz gelegt hatte.

Der Pflichteifer, mit dem westliche Erwachsene das Konzept des Gurus geradezu an sich rissen, konnte bei einem böswilligen Betrachter den Eindruck erwecken, diese Leute wären im normalen Leben unfähig, verantwortliche

Entscheidungen zu treffen. Noch böswilligere Menschen sagen, die wollen einfach nur einen Daddy. Es hat auch etwas Regressives, wenn sich Erwachsene ständig mit Tränen in den Augen auf den Boden werfen. Dass man nur eine »leere Tasse« ist, in Wahrheit nur ein sehr dürftiges Wissen hat und dankbar ist, zu lernen, und diese Dankbarkeit als Respekt dem Lehrer gegenüber bezeugt, war für mich dennoch eine fundamentale Erfahrung. Wie bei allen großen Gefühlen liegt auch das Gegenteil immer in Reichweite, und deutlich erinnerte ich mich an den freudigen Schock, den ich gespürt hatte, als damals im Gymnasium ein Schüler aus der Kollegstufe die Reifen unserer Lehrerin aus »Hass« aufgestochen hatte.

Bevor Manorma abreiste, führte sie ein Hörexperiment mit uns durch. Wir kannten Shri Brahmananda Saraswatis Satz: »Du bist nicht dein Körper und auch nicht dein Verstand, obwohl du einen Körper hast und einen Verstand. Du bist Gott. Du bist am Leben. Fühle das Vibrieren.« Nun sollten wir ihn auch erfahren.

Leider habe ich kaum eine Erinnerung an diesen Abend, an dem es nicht dunkel werden wollte. Ich glaube, wir mussten uns die Ohren zuhalten und nach innen lauschen, etwas überrumpelt, als hätten wir in letzter Sekunde Opernkarten geschenkt bekommen. Zuerst vibrierte es nur, wie in der Nähe einer großen Müllverwertungsanlage, dann konnte ich einen gewissen Rhythmus feststellen, Puls, Herzschlag, das Blut, wie es in den Adern rauschte. Das Ganze war eine sehr nüchterne und laute Angelegenheit, wenngleich einen die Geräusche auch etwas beklommen machten, denn hätte ich zum Beispiel die Lautstärke erheblich drosseln wollen, würde das letztendlich zum Tod führen. Um die Vibrationen entlang der Wirbelsäule richtig hochzudrehen, mussten wir die Silben, die den einzelnen Chakren zugeordnet waren, chanten.

Lam

Wam

Ram

Yam

Ham

Om

Immer wieder und so lange, bis die Halle brummte und sich langsam von der Erde abhob wie ein Jumbojet. Irgendwann später wurden wir aufgefordert, die Halle zu verlassen und einen Baum zu umarmen. Ich hatte noch nie zuvor einen Baum umarmt und spürte eine gewisse Feierlichkeit, als ich auf eine dicke Eibe zuging, die im Lichtkegel der Parkbeleuchtung einladend herüberzwinkerte. Ich wollte sie nicht erschrecken, also legte ich fürs Erste meine Wange an ihre kratzige Rinde und brachte ihren und meinen Puls in Einklang. Dann setzte ich mich auf eine ihrer fetten Wurzeln und legte vorsichtig meine Arme um sie. Weiter hatten wir uns nichts zu sagen, aber das mag meine Schuld gewesen sein, da ich einen weiteren Durchbruch in meiner Beziehung zu mir selber an diesem Abend nicht verkraftet hätte, so wie er ringsum reihenweise stattfand. Ein Typ versuchte, einen kratzigen Busch zu umarmen. Einige weinten. Ich erinnerte mich, wie meine Mutter, als wir klein waren, unsere Köpfe und die meiner Schwestern zusammensteckte und wir ein lautes, brummendes Geräusch machten und sich dabei ein warmes Glück ausbreitete.

In meinem Arbeitsbuch stand am nächsten Tag: »How do I ever go back?«

Die entscheidende Prüfung stand an. Kelly schwänzte oft, legte sich ins Bett und las, anstatt Hausaufgaben zu machen, »Ham on Rye« von Bukowski. Wir atmeten, wir sangen, wir spülten unsere Nase, zogen die Schnur durch den Rachen, ließen unseren Bauch wie einen Fußball herumrollen. Wir versuchten alles, damit die Straßen, auf denen unsere Lebensenergie im Stau stand, frei würden. 72 000 solcher Straßen gab es. Wir nannten sie Nadis und es war ein Haufen Arbeit.

Justine, die zu Hause in Manhattan den Massagesalon hatte, hatten wir verloren. Sie war zwar noch dabei, aber in Gedanken woanders. Ständig strich sie mit ihren hellrosa lackierten Fingernägeln über ihren Blackberry, so zärtlich und gekonnt, dass man sich über die Zukunft ihres Massagesalons keine Sorgen machen musste. Shana, die immer in der ersten Reihe saß, damit jeder sah, wie schnell sie ihr Becken beim Kirtan kreisen lassen konnte, hatte einen Nervenzusammenbruch und ihre Locken hingen kümmerlich über den schielenden Augen. Cat, die von Kopf bis Fuß tätowierte ehemalige Condé-Nast-Angestellte aus London, die später meine Kollegin werden sollte, ermahnte uns, unseren Geist endlich zu der Einsicht zu bringen, dass alles um uns herum nur Illusion war. Sie hatte auch einen Blackberry und war regelmäßig vor dem Mittagessen auf dem Hügel neben dem Meditationstempel anzutreffen, von dem aus sie ihren Ehemann, der ein Tattoostudio in London betrieb, anrief und ihm erzählte, wie hart und deshalb richtig und gut hier alles war. Es gab eine Schülerin Ende vierzig, die der Schlafentzug und die langen Tage so angestrengt hatten, dass nicht klar war, ob sie es schaffen würde.

Oft sah man Leute weinen. Viele beschwerten sich hinter vorgehaltener Hand über den Druck. Zu bestimmten Zeiten wurde in der Sauna geknutscht, immer öfter rannten wir zwischendurch einfach aus der Halle, obwohl es streng verboten war, und Lara hatte ihren Kaffeekonsum verdoppelt. Wir hatten Respekt vor der Würde kleiner Fehlschläge, denn an etwas Großem zu scheitern war allemal besser, als sich mit dem Kleinen zufriedenzugeben.

Angesichts des traurigen Zustands, in dem die Welt sich befand, kamen Verzückung und Ekstase sowie gegenseitiges Nackenstreicheln erstaunlich oft vor. Wir sahen Filme, in denen Schweine im Sekundentakt aufgeschlitzt wurden, Hühner, deren Klauen um Gitterstäbe wuchsen, weil sie zu Tausenden in Käfige gesperrt waren, Rinder, die man ohne Betäubung schlachtete. Wir waren da, um uns retten zu lassen – oder wenigstens so zu tun, als ob.

Jede Stunde, die wir übten und jemandem widmen sollten, widmete ich meinem Mann, weil ich hier sein durfte. Der Abschied von der Freiheit, wählen zu dürfen, der zentralen Säule der westlichen Gesellschaft, fiel mir leicht. Ich wollte in Zukunft nur noch dienen. Hatte ich dabei Altenpflege im Sinn, den Terror, demente Menschen alle zwei Sekunden zum Klo zu begleiten? Natürlich nicht. Dazu musste man aus anderem Holz sein.

Auf einmal war Schluss. Alle hatten bestanden. Die Radio-journalistin holte noch einmal den Föhn aus dem Koffer und eine Frau hatte sogar ihre Eltern zur Abschlussfeier eingeladen. Auf dem Weg zur Halle kam mir Kelly auf-gekratzt wie alle entgegen. Sie trug ein orangefarbenes T-Shirt, das wie ein Handschuh saß und quer über ihrem Busen »California« rief.

»Dabei trage ich nie Orange. Aber ich habe es in die-sem billigen Polenladen bei mir zu Hause gekauft, für fünf Dollar. Und Orange ist die Farbe des zweiten Chakras. Oder findest du, ich sehe aus wie ein Kürbis mit den schwarzen Leggings?«

Man hatte uns darauf vorbereitet, dass der Abschied schwer werden würde. Schon auf dem Parkplatz würden wir an-fangen zu zweifeln und uns einsam fühlen. Wir sollten aber nicht verzweifeln, sondern weiter atmen, wie wir es gelernt hatten.

Es wurden Gruppenfotos gemacht, auf denen ich in der letzten Reihe zu sehen bin, vorne die Lehrer und Mento-ren, alle in vollem Wichs, reichlich übertrieben für meinen Geschmack. Dann folgte eine Zeremonie, lang und lang-weilig. Hatten wir geahnt, dass die Zeit so schnell vorüber sein würde, und deshalb aufgepasst, dass wir nicht zu tief in etwas hineingezogen werden sollten?

Warum hatte ich Yogalehrerin werden wollen? Weil es ein bisschen langweilig und lähmend war, in Berlin und später in London allein vor sich hin zu ackern? Vielleicht war das schon die ganze Wahrheit. Lara sagte, die Straße zur Hölle sei gepflastert mit guten Absichten.

»Glaubst du, sie lassen mich in London unterrichten?«
Ihre Frage überraschte mich. Ich dachte, sie sei gerne ihre
eigene Chefin und fand nichts dabei, jeden Abend im
Wohnzimmer die Möbel zur Seite zu schieben, den Teppich aufzurollen und die Frauen in ihr Schlafzimmer zu
lassen, damit sie sich umziehen konnten.

»Keine Ahnung. Warum nicht? Sicher. Melek hat mir
eins ihrer ›extra small‹ T-Shirts geschenkt.« Melek wollte
nach dem Training groß ins Yogageschäft mit ihren T-Shirts
einsteigen.

»Eins von den bauchfreien? Mir auch. Sind ganz süß.«

Dann saßen wir alle im Kreis und jeder bekam eine Mala
geschenkt. Es war nur eine einfache Kette mit Holzperlen,
aber jeder, dem Sharon die Kette zum Schluss um den Hals
legte, und es dauerte lange bei neunzig Schülern, reagierte,
wie man bei solchen Ritualen eben reagiert: Es muss nur
lang genug dauern und man ist bewegt, auch wenn man
keinen Schimmer davon hat, dass ein Mala eine Gebetskette
mit 108 Perlen ist, die für die verschiedenen Eigenschaften
desjenigen Gottes stehen, den man verehrt.

Weil wir wussten, dass wir einen Gruppenvorteil hatten
durch Altruismus, fotografierten wir uns nach der Zeremonie alle gegenseitig, viele in ihren Saris, und fielen uns
in die Arme. Weinend und lachend und alle Gefühle füh-
lend, von denen wir gelernt hatten, sie waren leer. Und
gleichzeitig, das hatten wir auch gelernt, sahen wir über
die Ränder unserer Gefühle hinaus.

Es war nicht so, als würde jeden Moment eine Massen-
hysterie ausbrechen, so wie wir es von Osho-Partys und

Ashrams aus den siebziger Jahren gehört hatten. Es war schwer, Sharons Hand loszulassen, das natürlich schon, und auf einmal hatte ich schrecklich Angst, sie würde in dieser Nacht bei einem Autounfall umkommen, und beschwor sie, dazubleiben. Sie machte sich los und hinterließ einen Hauch von Jasmin und muffiger Seide.

Ich kannte damals einen Mann, der immer sagte: »Alles ist möglich.« Aber es ist natürlich nicht alles möglich und war es auch noch nie.

Aber Liebe auszudrücken, ehrlich zu sein und andere Menschen glücklich zu machen, das musste man sich vornehmen dürfen. Wenigstens das.

Dann ging ich zu meiner Hütte, das letzte Mal. Ich schloss die Augen und lag plötzlich auf dem Rücken eines großen Tieres. Ich konnte die Bewegung unter der zähen Haut fühlen. Das Tier bewegte sich kaum, möglich, dass es gerade verdaute. Es war ein schönes Gefühl und ich hoffte, es war für das Tier genauso bequem.

SCHIEFE EBENE

OM SAHA NAVAVATU
SAHA NAU BHUNAKTU
SAHA VIRYAM KARAVAVAHAI
TEJASVI NAVADHITAM ASTU
MA VIDVISHAVAHAI
OM SHANTIH, SHANTIH, SHANTIH

Akzeptiere uns beide, beschütze uns beide, möge unser Wissen und unsere Kraft wachsen. Mögen wir uns nicht streiten.
(Mantra für Lehrer und Schüler aus der Kena Upanishad)

Ich kam zurück nach Berlin, war nun ein doppelt zertifizierter Yogalehrer mit einer 500-Stunden-Ausbildung und hatte keine Zeit zu überlegen, was das bedeutete. Mir blieb ein Monat, unseren Umzug nach England vorzubereiten, die Wohnung aufzulösen, Schulen für die Mädchen in London zu finden. Ein unfertiges Manuskript lauerte auf dem Schreibtisch, ich fuhr weiter mit dem Fahrrad über Rot auf dem Weg zum Unterrichten. Körperlich war ich erstaunlich kräftig, ich konnte aus dem ganzen Liegestütz, der »Schiefen Ebene«, in Zeitlupe in den halben Liegestütz, Chaturanga Dandasana, sinken und mich wieder nach oben heben, mehrmals sogar. Doch das Leben jenseits des Chaturangas begann zu rasen. Dringender denn je war ich darauf angewiesen, selbst zu üben, auch wenn die tägliche Übungszeit durchschnittlich nur mehr bei fünfzig Minuten lag.

Wie Straßenteeren oder Leichensezieren war Unterrichten nichts, was ich je ernsthaft als Beruf für mich in Betracht gezogen hätte. Lehrer waren Typen, die schwitzten und kleine Koffer herumtrugen, die sie mit einem hässlichen Geräusch aufschnappen ließen. Sie wollten, dass wir zu Beginn der Stunde »Good Morning Mr. Krieger, good morning to you!« zur Melodie von »Happy Birthday« sangen, sie trugen komische Schuhe und waren auf die langen Sommerferien scharf. Jedes Mal, wenn sie mit dem Rücken zur Klasse an der Tafel standen, wunderte ich mich über ihre Naivität. Spürten sie nicht, wie sie abgeschossen wurden? Keine Frage, Lehrer waren Masochisten. Sadisten. Sadomasochisten.

Natürlich gab es Ausnahmen: Lehrer, bei deren Erscheinen man unweigerlich den Rücken straffte, genauso hoffte wie fürchtete, aufgerufen zu werden, denen man verzieh, wenn sich ein Stück weiße Wade zwischen Socken und Hose schob, sobald sie sich auf den Rand ihres Tisches setzten, mitten auf die Kreide natürlich, denn es machte nichts. Meinen Griechischlehrer Herrn Uwer, der mit einer selbst gedrehten Zigarette ins Zimmer kam und sie im Waschbecken ausdrückte, habe ich sehr gemocht, obwohl er uns zwang, den Anfang der *Ilias* auswendig zu lernen. Er machte die bösesten Witze über uns, aber er ließ uns immer ausreden. Er war derjenige, der uns zeigte, wie es wäre, wenn man denken könnte. Als er begann, Pfeife zu rauchen, fing ich auch damit an. Einmal stellte er mir einen Kaffee hin und sagte: »Aufwachen!«

Bei meiner ersten Ausbildung in New York fehlte mir der Mut, mir auszumalen, selbst zu unterrichten, und ich sah auf diejenigen Schüler, von denen bekannt war, dass sie bereits als Lehrer arbeiteten, mit Ehrfurcht und in der jämmerlichen Gewissheit, dass mich Welten von ihnen trennten. Doch dann hielt ich auf einmal das Diplom von OM und einen Teebecher in der Hand, ein Geschenk von den Lehrern, vermutlich als Anspielung darauf, auch als Lehrer immer Schüler, sprich: eine »leere Tasse« zu bleiben. Ich brachte Marilyn die Bauchatmung bei und spürte, wie bei ihr nach einem Leben voller Beschwerlichkeiten etwas aufbrach und wie auch bei mir auf einmal Aufbruchsstimmung herrschte.

Doch ein paar Wochen später, irgendwann Ende des letzten Jahrtausends, stand ich im Kunstraum einer Grundschule im East Village vor einer Handvoll Schülern und merkte, dass ich nicht im Geringsten vorbereitet worden war auf das, was von mir verlangt wurde. Die Ausbildung war solide gewesen. Auf dem Lehrplan standen Anatomiestunden, Sequencing, Sanskrit, Philosophie, jede Menge Praxis, doch wie man die Situation meistert, Menschen gegenüberzustehen und sie dazu zu bringen, einem zu vertrauen, stand nicht darin. Die Gruppe hatte mir eine Freundin überlassen, die sich vor Arbeit nicht retten konnte. Außer der Adresse und dem Versprechen, von jedem Schüler acht Dollar zu bekommen, wusste ich nichts. Ich rückte die verklebten Zeichentische zur Seite und versuchte vergeblich, die Heizung aufzudrehen. Die Frauen saßen auf ihren Matten und sahen mir zu. Es waren misstrauische, vom Leben enttäuschte Frauen um die dreißig, die sich nicht die Mühe machten, ihre Übellaunigkeit zu verbergen.

Ich setzte mich vor sie auf den schmutzigen Boden und lächelte sie aufmunternd an. Ich chantete ein kleinlautes »Om« und räusperte mich in die folgende Stille, die nichts Friedliches hatte. Ich schloss meine Augen, öffnete sie noch einmal, um erleichtert festzustellen, dass die Frauen ihre Augen ebenfalls geschlossen hatten. Irgendwie gehört es sich nicht, jemanden, der die Augen geschlossen hatte, anzuschauen. Es wäre zu persönlich und mir vorgekommen, als hätte ich ihre Wehrlosigkeit ausgenutzt. Ich leierte einen Entspannungstext, wie ich ihn bei OM gelernt hatte, herunter und hoffte, dass meine Stimme nicht zu sehr zitterte. Hätte ich den Mut gehabt, meine Schülerinnen anzuschauen, hätte ich ihre verkrampften Schultern gesehen, die harten Gesichter, die schiefe Haltung, die steifen Füße, wären die Worte von allein gekommen. So war der Graben zwischen uns noch tiefer geworden und ich war froh, dass der dynamische Programmteil begann. Schnell legte ich eine CD von Deva Premal, der Celine Dion der Yogaszene, in den mitgeschleppten Ghettoblaster und zählte auf die ablenkende Wirkung der Musik. Ich unterrichtete eine wirre, viel zu schwere Stunde, in der Hoffnung, als Profi durchzugehen. Schließlich waren wir in New York, und die Leute liebten es tough. Sie wollten herausgefordert werden, sie brauchten den Druck. Ich begann mich langsam etwas sicherer zu fühlen, hielt unnachgiebig das Tempo und ließ sie einen Chaturanga nach dem nächsten machen, bis eine der Frauen auf einmal zusammenpackte, auf ihren Rücken zeigte und ohne einen Ton des Bedauerns sagte: »Ich sollte wirklich nicht hier sein.« Verständnisvoll winkte ich ihr und den acht Dollar, die durch die Tür verschwanden, zu und kehrte dazu zurück, die anderen dafür zu erwärmen, ihr Gewicht in der seitlichen Krähe auf den Händen zu balancieren. Ich bat sie, den Nabel kräftig nach innen zu ziehen, die Finger weit aufzufächern, langsam über die Zehen zu rollen und gab eine Reihe weiterer wertvoller Hinweise, die sie zunächst allesamt höflich ignorierten und resigniert auf die Matte plumpsten, aber schon in der zweiten Runde sorgte eine winzige Verschiebung hinter ihrer Stirn dafür, dass sie sich auf einmal Mühe gaben.

Keine Ahnung, was sich die Leute bei OM gedacht hatten, als sie uns den Teebecher in die Hand drückten, vielleicht ein kleiner Insiderscherz unter Senior Teachers, aber es machte einen Unterschied, eine Klasse hyperflexibler Extänzer zu unterrichten wie bei OM oder eine Gruppe niedergeschlagener, Drogen nehmender Kellnerinnen, die ihr Filmstudium an der Columbia University abgebrochen hatten. Einerseits. Andererseits machte ich eine Erfahrung, die gänzlich neu für mich war und die sich seither unzählige Male wiederholt hat. Wenn du Yogalehrer bist, machen die Schüler, was du sagst. Sie mögen dich hassen, bemitleiden, verspotten, sie tun dennoch, was du ihnen befiehlst. Es ist vollkommen egal, welche Ausbildung du machst und wie sehr du dir wünschst, eine Lehrerin zu sein, deren Geduld endlos, deren Erfindungsreichtum einzigartig und deren Bescheidenheit sprichwörtlich ist und der der Ruf vorauseilt, Menschen glücklich zu machen, ob sie wollen oder nicht. Selbst wenn du die schlechteste Lehrerin der Welt bist, erweist dir die überwiegende Zahl deiner Schüler dennoch genug Respekt, dass du in der Lage bist, weiterzumachen. Gegen Ende der Stunde fing es in den Heizungsrohren an, zu pfeifen und zu rasseln. Die Frauen verabschiedeten sich in die friedliche Spätnachmittagsstimmung hinein, in der Mütter ihre überdrehten Kinder auf dem Weg nach Hause frei laufen ließen und auch ein Tag in Manhattan wie überall sonst auf der Welt erleichtert zu Ende ging. Sie winkten mir noch einmal zu, für einen Abend versöhnt mit der fürchterlichen Kompliziertheit, die unser aller Leben angenommen hat, und ich stand da mit meinem Ghettoblaster und 32 Dollar und dachte, was für eine wunderbare Art, Geld zu verdienen.

Und war mir trotzdem nicht sicher, ob ich es mir wirklich verdient hatte, eine Unsicherheit, die ich vom Schreiben nicht kannte.

Trotzdem legte ich mich ins Zeug und wollte eine gute Lehrerin werden. Einmal, kurz nach unserem Umzug nach Berlin, stand ich in der Kleiderkammer eines Berliner Friseurs, dem einzigen Zimmer in seiner Wohnung, in dem kein Glastischchen im Weg stand, und rollte meine Matte aus. Der Friseur weigerte sich, die Socken auszuziehen, und was noch beschwerlicher war, er weigerte sich, zu schweigen. Es war unmöglich, ihn zum Schweigen zu bringen, und wenn es doch einmal gelang, zeigte sein röchelnder, asthmatischer Atem, dass wir die ersten Stunden, wenn nicht Jahre ausschließlich Pranayama, Atemübungen, machen müssten, aber der Friseur hielt bereits Bauchatmung für überflüssig und wollte wie alle eigentlich nur abnehmen. Abnehmen, ohne zu schwitzen – und reden. Ich unterhielt mich gerne mit ihm, aber als Lehrerin musste ich streng sein. Am Ende schaffte er es immerhin, eine halbe Minute nichts zu sagen, aber gefallen hat es ihm nicht. In Savasana flatterten seine Augenlider nervös, und beim ersten Anzeichen, »langsam wieder zurückzukommen«, sprang er auf und zündete sich erleichtert eine Marlboro light an.

Nach unserer Rückkehr aus Amerika nach Berlin ließ es sich insgesamt nicht schlecht an mit meiner neuer Karriere. Es gab allerdings auch keinen Weg zurück. Die alten Freuden brachten nichts mehr und die alten Freunde sahen betreten zur Seite.

Jeden Dienstagabend unterrichtete ich in einer Galerie in Mitte um die Ecke vom Checkpoint Charlie in der heutigen Rudi-Dutschke-Straße. Der Besitzer der Galerie überließ mir einfach einen Schlüssel. In einer Ecke durfte ich meine Matten und Decken deponieren. Der Boden war eiskalt, dafür machten wir Kopfstand und sahen uns die ausgestellten Bilder verkehrt herum an. Die Schülerzahl variierte stark. Die meisten der Schüler kannte ich aus dem Nachtleben, sie waren unzuverlässig und entschuldigten sich ständig, wenn sie es wieder nicht geschafft hatten. Es kamen auch einige wildfremde Menschen, was sehr seltsam war, da diese Stunden nirgendwo bekannt gegeben wurden. Einige davon sind bei der Stange geblieben, und ich freue mich bis heute, wenn ich sie sehe.

Ich unterrichtete bei Moveo, und als Patricia Thielemann ihr erstes Center in der Rosenthaler Straße aufmachte, auch dort. Am Potsdamer Platz eröffnete das Mariott Hotel, ohne dass sie dort ahnten, die Zimmer später für Schleuderpreise verschachern zu müssen, so viele Hotels würde es geben. Der Nachtclub Cookies residierte Charlottenstraße/Ecke Unter den Linden und der Slogan des Berliner Bürgermeisters, Klaus Wowereit, Berlin sei »arm, aber sexy«, half nicht gerade dabei, bei der Bank Kredite zu bekommen. In München, Köln, Frankfurt und Hamburg hatten Yogaschulen aufgemacht, deren Gründer in Amerika ausgebildet worden waren. Es war eine gute Zeit für Yoga. Jeder war neugierig, jeder wurde alt. Es war auch eine schwierige Zeit. Einmal ging ich in ein Studio, das es schon lange nicht mehr gibt, in der Kantstraße, dessen Besitzerin mich fragte, weil ich die einzige Schülerin war: »Macht es dir was aus, wenn ich mitübe? Ich komme sonst heute nicht dazu.«

Man liest in den Kurzbiographien der Lehrer, die auf unvergleichlich verklemmte Weise für sich Werbung machen, neben ellenlangen Dankestiraden an ihre Lehrer nicht selten auch vom »Dank an die Schüler«. Wenn ich an meine ersten Schüler in Berlin denke, möchte ich mich ebenfalls bei ihnen bedanken. Dabei wäre wohl eher eine Entschuldigung angebracht. Denn ich war damals keine gute Lehrerin. Ich konnte nur auf Englisch unterrichten. Es kam mir nicht mal in den Sinn, es auf Deutsch zu versuchen, obwohl ich durchaus merkte, dass die Hälfte meiner Anweisungen nicht verstanden wurde und die Schüler bei meinem absurden Tempo kaum hinterherkamen. Zu meiner Entschuldigung kann ich höchstens anführen, dass ich zwar instinktiv ahnte, welche Bedeutung Sprache hat, sonst wäre ich nicht bei der Sprache, in der ich verführt wurde, geblieben, andererseits ist Yoga letzten Endes *keine* sprachliche Erfahrung, und so dachte ich fälschlicherweise, es sei nicht so wichtig. Immerhin ist niemand auf die Idee gekommen, vor mir auf die Knie zu fallen.

Mit verantwortlich für diese weit verbreitete Unterwürfigkeit bei den Schülern, die im Zuschauer, ob er will oder nicht, einen peinlichen Geschmack hinterlässt, ist die einzigartige Rolle, die der Lehrer für seine Schüler im Yoga spielen kann. Wer einmal gesehen hat, wie sich Hunderte von wahlberechtigten Menschen nach Ende einer Yogaklasse zu Boden werfen oder in langer Reihe anstehen, um dem Meister die Füße zu küssen, wird nie wieder behaupten, Yoga sei keine Religion, ohne still für sich zu denken: oder doch?

Als ich das erste Mal bei Pattabhi Jois in New York übte im Jahr 2000, ging ich nach der Stunde nicht nach vorne und stellte mich an, um mich zu bedanken. Ein paar Jahre später in London reihte ich mich ein, und wie es so ist, wenn man in einer langen Schlange ansteht: Nach einer Zeit spielt es keine Rolle mehr, ob du dich zu einem Schuh-Sale anstellst – das war zum Beispiel ein Anlass, für den ich in New York selbstverständlich Zeit mitbrachte – oder um einem alten Inder die Füße zu küssen. In beiden Fällen beugst du dich nach unten voller Ehrfurcht ... und dann endet die Analogie, denn während ich mich zu diesem Fuß herunterbeugte, zu dieser breiten, nicht sonderlich langen, zerfurchten Baumwurzel, schmolzen Jahrhunderte Aufklärung hinweg und übrig blieb nur dieser

Holzfuß, ein paar animalische Reste von mir und das versunkene Gefühl, einer größeren Macht begegnet zu sein. Das kann passieren bei einer Verbeugung, man muss also vorsichtig sein. Im Hintergrund verteilte Shirat, der Enkelsohn, Visitenkarten.

Der Respekt, den Yogis ihren Lehrern zollen, der ewige Dank, zu dem sich Schüler, aus denen wiederum Lehrer werden, verpflichtet fühlen und der sie ganz nebenbei vor dem Vorwurf der Eitelkeit schützt, wenn auch nur vordergründig, geht weit über das Konventionelle hinaus. Die Idee der Abstammung ist so alt wie Yoga selbst, denn ohne Stammbaum ist ein Yogi wenig wert, womit die Schwierigkeiten beginnen. Denn all die Versuche, sich einzureihen in eine möglichst prominente Ahnenreihe, führen dazu, dass Yogis etwas tun, was ihre Sehnsucht nach Dauer verrät: Sie bauen Denkmäler für sich selbst.

Manu, studierte Naturwissenschaftlerin, als Baby bereits am liebsten in der doppelten Taube versunken, hat nach wilden Jahren auf der dunklen Seite (Coburg, Ibiza, Goa!) und einer erfolgreichen Karriere als Wohnraumgestalter/in-Messebau ihre Liebe zum Licht und zur Natur bei einem Detox-Seminar an der Ostsee wiederentdeckt. Ihre Stunden zeichnen sich aus durch spielerische Sequenzen und viel Lachen. Sie unterrichtet national und international und dankt ihren Lehrern und allen Wesen auf der Welt für die Kraft, die Inspiration und die Erinnerung daran, dass das Wahre, Gute und Schöne in uns selber liegt, allen voran Brian Kest, der Yogashala Coburg, Susanne, Jens und ganz besonders Amma.

Weil unser Erfolg als Yogis offiziell nicht nach herkömmlichen Kriterien bemessen wird, insgeheim natürlich schon, und es niemals so aussehen darf, als wären wir hinter Geld, materiellem Besitz, mächtigen Kontakten und sozialem Ruhm her, können wir nur mit unserem Lehrer angeben. Umso wichtiger ist es demnach, den einen, oder wie wir sagen, den wahren Lehrer zu finden.

Als Swami Vivekananda 1893 in Chicago im Weltparlament der Religionen zum ersten Mal im Westen einen Vortrag über Yoga hielt, kämpfte sich ein 17-jähriger Amerikaner aus Nebraska zu ihm zur Bühne durch. Der junge Mann war als Fünfjähriger um ein Haar ertrunken und hatte in der Sekunde, die er für seine letzte hielt, die Erscheinung eines Mannes erfahren, der ihn ruhig anlächelte. Er konnte das Bild des Mannes nicht vergessen, bis er Jahre später Vivekananda als jenen Mann aus seinem Traum wiedererkannte. Noch bevor er ihm, endlich am Bühnenrand angekommen, seine Entdeckung mitteilen konnte, sagte Vivekananda: »Junger Mann, hüten Sie sich vor dem Wasser.« Derart bestätigt in seiner Vision, wollte der junge Mann Vivekananda zu seinem Lehrer machen, aber Vivekananda winkte ab. Nichts Zehnerkarte, der Amerikaner fühlte sich zwar auf dem richtigen Weg, musste aber weiter warten, bis er in dem indischen Philosophen Paramahansa Yogananda, dem Autor der »Autobiographie eines Yogis«, seinen Lehrer fand. Yogananada, der aus einer reichen Familie stammte und später in Amerika die »Self-Realisation-Fellowship« gründete, beschreibt in seinem Bestseller, wie er durch Gottes betont »unmittelbare Hilfe«

von der Cholera geheilt wurde, göttliche Botschaften durch Amulette und Visionen empfangen durfte. Auf seiner Vortragsreise 1924 durch Nordamerika waren Orte wie die Carnegie Hall bis auf den letzten Platz besetzt.

Von Vivekanandas Lehrer Sri Ramakrishna, einem Bhakti-Heiligen aus Bengal aus dem 19. Jahrhundert, ist leider vor allem bekannt, dass er sich für Radha, die Geliebte Krishnas, hielt. Er trug einen Sari, goldenen Schmuck und künstliches Haar und weinte ein halbes Jahr Tag und Nacht vor Sehnsucht.

Die Anekdote von Vivekananda kann man in ebenjener »Autobiographie eines Yogis« nachlesen, einem Standardwerk, in dem es von einsamen Höhlen, Wunderheilungen, grobkörnigem Reis, blendendem Licht und heulenden Schakalen wimmelt. Das Buch stand bei jeder meiner Ausbildungen auf der absoluten »Must read«-Liste, doch sei es der senfgelbe Umschlag mit Yoganandas Porträt oder die Abscheu vor jeglicher Art von esoterischer Literatur, ich habe den Bestseller jedes Mal ungelesen wieder ins Regal zurückgestellt, von wo aus mich aus dem weichen, auffallend weiblichen Gesicht, eingerahmt von schwerem Haar, schöne schwarze Augen nachsichtig anschauten. Eine indische Drag Queen, die sich gleich die Haare machen lässt.

Auf der Facebook-Seite von Yogananda finden sich Menschen wie Christina Scardino, eine auffallend attraktive junge Italienerin, die im Bikini und mit erloschenem Blick in die Kamera schaut, eine Vegetarierin, die gerne ins Guggenheim-Museum geht und Paulo Coelho liest. Ich wette, sie hätte Yogananda gefallen und er setzt irgendwo

Himmel und Hölle in Bewegung, um Christinas Face-book-Freund zu werden.

Inzwischen machen sich die Leute kaum noch die Mühe, den richtigen Lehrer zu finden. Sie googeln, welche Yoga-studios schick sind, oder rennen in der Mittagspause schnell in die nächstgelegene Schule, genau wie ich es auch getan habe. Man kann das als Demokratisierung der ganzen Angelegenheit begrüßen, denn auf diese Weise kann man Yoga üben, ohne seinen Job hinzuwerfen und sich über Jahre auf die Suche zu machen. Von einer Entmystifizierung zu sprechen wäre aber falsch. Träume mögen insgesamt eine untergeordnete Rolle spielen, wir kämen auch kaum noch auf die Idee, sie zu erfinden, aber Geschichten um die Figur eines bevorzugten Lehrers zu weben, das werden wir wohl immer tun.

Tirumalai Krishnamacharya machte sich 1904 als 16-Jähriger auf den Weg, um 600 Kilometer von seinem Zuhause entfernt nach einem Tamarind-Baum zu suchen, von dem er geträumt hatte. Er schlief unter Bäumen oder in Hauseingängen, die die Bewohner traditionell zu diesem Zweck für Wanderer gebaut hatten. Als er den Baum fand, fiel er erschöpft in Trance und Nathamuni, ein berühmter Weiser und einer seiner Vorfahren, erschien ihm und rezitierte für immer verloren geglaubte spirituelle, existentiell bedeutende Verse des Yoga Rahasaya, vergleichbar vielleicht mit dem Johannisevangelium: für Krishnamacharya ein göttlicher Wink, seine Studien zu vertiefen.

Sein Enkel Kausthub, ein dicklicher junger Mann, den

man sich gut als IT-Spezialist vorstellen könnte, war skeptisch, bis er den Platz in Alvar Tiruganari selbst besuchte. Auf einem Foto sieht man ihn mit drei westlichen jungen Männern vor dem schlichten Tempel meditieren, er im Schatten, die anderen, blass, nachdenklich und irgendwie fehl am Platz wirkend, in der Sonne.

»Normalerweise bin ich sehr unruhig und ständig auf dem Sprung. Ich war noch nie länger als zehn Minuten in einem Tempel in Indien. Aber von diesem Platz wollte ich gar nicht mehr weg. Mir kamen die Tränen, und ich wusste nicht, warum. Meinen Freunden ging es ähnlich. Sogar die, die normalerweise nervös und angriffslustig sind, waren auf einmal von einer sanften Friedlichkeit beseelt. Selbst zwei, die sich gerade vorher noch heftig gestritten hatten, umarmten sich auf einmal mit großer Wärme. In diesem Moment wusste ich, das war kein gewöhnlicher Ort.«

Ein Onkel Kausthubs, einer der vielen Söhne Krishnamacharyas, T. K. Sribhashyam, der heute in Nizza lebt, kann sich ebenfalls an Alvar Tiruganari erinnern, im Rahmen eines Ausflugs, den die Familie irgendwann in den sechziger Jahren gemeinsam unternahm. Sein Vater sei damals zum ersten Mal an diesem Platz gewesen und nicht etwa schon als 16-Jähriger, erzählte er dem Filmemacher Jan Schmidt-Garre. Kausthub kamen die Tränen, vermutlich angesichts der gelungenen Legendenbildung.

Kausthub habe ich zusammen mit seinem Vater, dem berühmten T. K. V. Desikachar, auf einer Konferenz im November 2003 in Miami kennengelernt. Sie trugen champagnerfarbene Socken und saßen als Einzige in dem großen Raum auf Stühlen. Wir waren aus New York, München und Berlin angereist zur Omega Yoga Conference, die im Sheraton Bal Harbour Beach Resort stattfand. Es war die erste Yogakonferenz, die ich besuchte, und wenn es etwas Absurderes gibt als Yogakonferenzen, sind es vielleicht Yogawettbewerbe, aber dazu später. Sich in riesigen Sitzungssälen, aus denen die Stühle entfernt wurden, auf zweifelhaft gemusterte Teppichböden zu legen, in Kristallleuchter zu starren und mit Hunderten anderer Yogis zu versuchen, die Außenwelt zu vergessen, ist nichts für Einsiedler. Andererseits ist es über die Jahre, vor allem seit es auch eine deutsche Yogakonferenz gibt, eine nette Gelegenheit, alte Freunde zu treffen und Lehrern zu begegnen, die man noch nicht kennt oder gerne wiedersehen möchte. Damals, 2003, trafen wir die wichtigsten, auf jeden Fall bekanntesten Yogalehrer des Landes, Vertreter der unterschiedlichsten Methoden.

Rod Stryker, Gary Kraftsow, der zu dieser Zeit noch eine kleine Privatfehde mit Desikachar austrug, Erich Schiffmann, Bikram Chourdhury, Bryan Kest, Seanne Corn, Beryl Bender Birch, die uns im OM-Training unterrichtet hatte, Baron Baptiste, Sarah Powers, Rodnee Yee, Gurmukh Kaur Khalsa, Sharon und David und andere: Niemand der amerikanischen Superstars fehlte oder hätte fehlen dürfen, um diese Konferenz zu einem finanziell erfolgreichen Geschäft zu machen.

Schlicht gesagt, Spiritualität war eine Ware, und um sie zu verkaufen, brauchte man Prominente.

Ich erinnere mich aber auch an Amba und Don Stapeltons »Pranayama und Bandha«-Workshop. Sie waren verdiente Veteranen der Szene, die Verwandten vom Land, die einen Platz am Katzentisch zugewiesen bekommen hatten. Der Workshop fand in einem winzigen Raum statt, an einem Abend, an dem ich keine Kraft mehr hatte, wieder und wieder den Beckenboden sanft nach oben zu ziehen, und gerne durch die surrende Klimaanlage hinausgesaugt werden wollte in den Himmel.

Wir wohnten in einem hübschen kleinen Strandhotel Casa Grande direkt am Ocean Beach in kleinen Apartments, wo wir unsere Bananen und Ms Lillian's Organic Raw Flax Crackers (fünf Dollar) auf den sandfarbenen falschen Marmortresen legten und mit der Air Condition kämpften. Irgendjemand hatte ein Cabrio gemietet und wenn wir morgens kurz nach sechs Uhr in die fahle Morgendämmerung hinaustraten, kein Wind die struppigen Palmen bewegte und noch keine Farbe über dem schwarzen Meer zu erkennen war, hätte ich keinen besseren Grund angeben können, um aufzustehen und Yoga zu üben. Dann machte es auch nichts, wenn der Tag endete mit einem technoartigen »Shiva-Dance« im Kellergeschoss des Sheraton und wir zu Shiva Reas Lieblingsmusik tanzten. Stocknüchtern.

Im »People Magazin« wurden im selben Jahr »Yogalicious« Baron Baptiste, Rodnee Yee, Duncan Wong als heißeste Yogis unserer Zeit bezeichnet, ein Zitat, das Baron Baptiste und Duncan Wong stolz auf ihre Website stellten.

Als wir frei hatten, gingen wir zur Eröffnung eines winzigen Yogastudios im ersten Stock eines billigen Neubaus und umarmten die Gründer lange und herzlich wie alte Freunde. Wir nahmen eine Klasse in der bezaubernden Yogashala bei dem seltsam leblosen Fred Busch in der

23ten Straße in South Beach, der während der Sonnengrüße aufs Klo ging und eine harte Stunde unterrichtete.
Einmal kamen wir von einer Party, die zu Ehren von Sharon
und David in einem Penthouse am Kanal außerhalb der
Stadt gegeben wurde. Ich saß auf der Rückbank eingequetscht zwischen Jillian, einer schönen, sehr erfolgreichen
Parfümdesignerin mit traurigen Augen, und Heather,
einer lesbischen, nicht besonders erfolgreichen Schauspielerin, die heute Ambika heißt. Beide waren Jivamukti-Lehrer aus New York, ein paar subatomare Partikel aus Liebe
flogen hin und her und das Leben war schön.

Zurück in der Stadt schlenderten wir an Versaces Haus
vorbei, ein Sturm kam auf und in den Restaurants kreisten
die Männer um die Mädchen mit den nackten Bäuchen.
Kausthub lag schon im Bett.

Was macht man, wenn man nicht Enkel des wichtigsten
Yogalehrers des 20. Jahrhunderts ist und auch keinen Er-
weckungstraum hatte? Wessen Ruf folgt man und wie stellt
sich das erhabene Gefühl von Berufung ein, das die miese
Bezahlung wettmacht? Denn auch für Lehrer ist es nicht
immer einfach, die richtigen Schüler zu finden.

Auf einer Party in Berlin-Charlottenburg schob mich die
Gastgeberin aufmunternd auf eine berühmte Schauspiele-
rin zu und stellte mich mit den entsetzlichen Worten vor:
»Schau mal, eine Yogalehrerin, ganz frisch aus New York!«
Die Schauspielerin hatte einen rücksichtslosen Zug um
den Mund. Sie schwieg einen Moment und sagte dann:

»Da gehe ich lieber zu einem echten Inder.«

Ich hasste sie kurz und stellte mir vor, wie eine Stichflamme ihre süßen Löckchen ansengte, aber da ich sie noch nie gemocht hatte, beruhigte ich mich sofort wieder und ging problemlos dazu über, milde zu lächeln. Ich sah sie vor mir, wie sie im Schneidersitz in der überheizten Wohnung, die der Inder in der Nähe der Wilmersdorfer Passage gemietet hatte, ohne BH und mit geschlossenen Augen ihre Haare, die sich nicht bändigen ließen als Ausdruck ihrer so gerne vom ZDF gebuchten ureigenen Charlottenburger Wildheit, schüttelte und in dem Gefühl badete, von einem echten Inder angestarrt zu werden. Mein Lächeln wurde immer breiter.

»Verstehe ich gut. Inder sind tolle Liebhaber.«

Sie wurde nicht meine Schülerin. Was soll's? Ich konnte warten. Ich hatte gelernt, dass Zeit keine Rolle spielt. Ich war jetzt Yogalehrerin.

In Berufen wie dem meinen sind die Anforderungen umso abstrakter, je weniger man die Anwärter auf nachprüfbare Qualitäten festnageln kann. Die Bereitschaft zu dienen sowie der Respekt vor seinen Lehrern mögen die Grundlage sein. Schon ein schlichter, kleiner Holztisch als Altar, mit den Fotos der Lehrer, einer Opfergabe wie Obst und Blumen, hatte man uns beigebracht, symbolisiere unser spirituelles Vorankommen, mit anderen Worten: ohne Altar geht es eigentlich nicht. Darüber hinaus dient ein entsprechender Lebensstil als weiterer, nach außen sichtbarer Beleg und damit auch als Verkaufsargument.

Die Askese der indischen Yogis kommt im überfressenen Westen wunderbar an, auch wenn die Anspruchslosigkeit der Bettelmönche und Sadhus, die aus den viel zitierten ausgekochten Schädeln ihrer Meister trinken, weit entfernt ist von der modernen Interpretation der Askese, die eine Frage des Stils geworden und wie alle Lebensstile außerhalb des Kapitalismus nicht mehr denkbar ist. Moderne Asketen haben einen schmalen, stählernen Körper, zeigen, was ihren Tagesablauf, ihre Ernährung, ihre Übungen betrifft, eine gnadenlose Disziplin, schließen niemals Kompromisse und besitzen entweder einen Maserati, einen Gerhard Richter oder zumindest das teuerste Paar Laufschuhe, das Nike gerade in der Kollektion hat.

Sie mögen vereinzelt noch in den Slums von Bombay zu finden sein oder am Ufer des Ganges in Varanasi, aber im Westen sitzen sie in den Vorstandsetagen der Telecom oder eines Londoner Anlagebüros. Da sie wenig essen, ist ihre Nahrung durch teure Vitaminprodukte substituiert, in ihrem Walk-in-Closet hängt ein Vintage-Ledermantel von Helmut Lang und ein Kaschmirponcho von Yamamoto, wenn es sich um weibliche Asketen handelt. Sie benutzen Produkte von Stella McCartney und haben an langjährigen Beziehungen wenig Interesse. Ihre Askese ist Verzicht auf den Billigschrott einer endkapitalistischen Gesellschaft. Ihre Weigerung, am großen Auf und Ab des Lebens teilzunehmen, verrät in erster Linie die Angst vor Verlust, der sie mit übergroßer Kontrolle begegnen. Sie haben den Zufall ebenso wie *heimliche Dickmacher* aus ihrem Leben ausradiert. Am Asketen interessiert sie nur die Hülle. Vielleicht schielen sie mit einem Auge auch auf die innere Konzentration, und wenn, dann in der Hoffnung, ihren Einsatz im Berufsleben zu optimieren. Zum Einsiedler werden sie in den Pausen, die ihr anstrengendes Singleleben ihnen regelmäßig auferlegt, dann natürlich mit besonderem Ernst und Feingefühl gegenüber den am eigenen Leib erlittenen Kränkungen.

Ich war ein vergleichsweise einfach gestrickter Asket. Ledermantel ja, aber kein Yamamoto und keine Stella McCartney. Ich machte es mir zur Pflicht, selbst bei Sturm und Regen mein Fahrrad zu nehmen, erlaubte mir nur in Ausnahmefällen, den Lift zu benutzen, und hoffte, abgesehen von einem Hauch profaner Wimperntusche, den Eindruck vollkommener Disziplin und Enthaltsamkeit zu erzeugen: halb preußischer Gandhi, halb Fahrradkurier. Es kam überall gut an.

Was ist die Aufgabe eines Yogalehrers im 21. Jahrhundert? Ich frage mich, wie das geht, Fremden tiefsinnige, aufrüttelnde Dinge zu sagen, wenn sie nichts anderes hören wollen als: »Zieht den Nabel zur Wirbelsäule und atmet langsam durch die Nase aus«? Wie schafft man es, derjenige zu sein, der das Leben der Schüler fundamental und ausdrücklich auf deren Wunsch hin ändern soll? Wie macht man das, wenn man dieses Leben im tiefsten Innersten ablehnt und sich dennoch immer wieder aufs Neue verbietet, ein Urteil zu fällen? Jemand, der in wichtigen Fragen (Dinkelporridge oder Obst zum Frühstück?) als Autorität ebenso gefragt wird wie bei der Entscheidung, nach Monaco zu ziehen, die Haare zu schneiden, die Bügelfrau zu wechseln, den Mann zu verlassen. Außer in Fragen zu Geldanlagen und Botox, welches sie versuchten, vor mir zu verheimlichen, wurde ich zu allem gefragt, fühlte mich geschmeichelt und gab bereitwillig Ratschläge, die selten radikal waren. Denn so sah ich mich: als Zeitbombe, die früher oder später losgeht. Aber erst mal unterrichtete ich.

Für die meisten meiner alten Freunde kam dieses biographische Detail überraschend. Sie hatten Schwierigkeiten, sich im Zusammenhang mit mir Wolldecken, Räucherstäbchen und, nun ja, Entspannung vorzustellen. Sie sagten es nicht direkt, aber ich konnte es in ihren Augen lesen. Was wusste ich von Yoga? Konnte ich es überhaupt verstehen? Was verstand ich wirklich von der Yogaphilosophie?

Es ist wirklich verrückt. Wenn man erst mal anfängt, sich mit den Yogatexten zu beschäftigen, gerät man vom Regen in die Traufe, wobei, falls das ein Trost ist, es sich die Deutschen noch nie leicht gemacht haben.

Wilhelm von Humboldt zum Beispiel war ein großer Fan der Bhagavad Gita, dem Herzstück eines großen indischen Epos vermutlich aus dem 2. Jahrhundert nach Christus, vergleichbar in seiner Wirkung mit Homers Ilias oder Odyssee. Er hielt sie, wie auf vielen deutschen Yoga-Webpages immer wieder gerne betont wird, für »das beste ...«. Ich weiß nicht, ob er die Bhagavad Gita auf Sanskrit gelesen hat. Ihr »Geist« erschloss sich seiner Meinung nach erst durch die Kenntnis der ursprünglichen Fassung des Originalwerks, da Sprache im romantischen Sinne Vorstellungen erwecke und nicht nur als vom Objekt unabhängige Zeichenmenge fungiere. Da hätten wir, die wir natürlich nur die Übersetzung kennen, schon mal Pech gehabt.

Es kommt noch schlimmer. Oder nicht. Hegel findet, Humboldt liegt falsch. Am Beispiel seiner »Humboldt-Rezension« untersucht Sascha Jürgens in einem Beitrag im Hegel-Jahrbuch 2004, wie weit, salopp übersetzt, eine Kultur die andere überhaupt verstehen kann.

Hegel ist, glaubt man ihm, in diesem Punkt optimistisch. Er pocht auf den Geist, der allen Völkern gemeinsam ist, und sämtliche Internet-Globalisierer würden ihm heute recht geben. Hegel, so Jürgens, teile nicht im Geringsten die Verzweiflung der Romantiker, die diese mit der Übersetzung generell und speziell mit der in Sanskrit verfassten Bhagavad Gita haben, mache jedoch die Hoffnung des Yogis auf Erkenntnis überhaupt zunichte.

Sascha Jürgens, dem man keinen Rückenschaden wünschen möchte, triumphiert ohne einen Ton des Bedauerns: »Der Yogi erlangt also in seiner Selbstquälerei weder theoretisch noch praktisch einen Zugang zum Absoluten der konkreten, lebendigen Fülle des Wirklichen, sondern ersetzt die Möglichkeit solchen Erkennens durch leere Selbstreferenz, damit aber letztlich durch ein ebenso gewaltsames wie sachlich überflüssiges Abstrahieren. Hegels Kritik an der Yogaversenkung – und damit am Kern des ›indischen Geistes‹ insgesamt, als dessen Angelpunkt sie aufgefasst wird – kulminiert so im Nachweis der Nichtigkeit ihres Ergebnisses, der mit einer Analyse der ihr zugrunde liegenden Bewusstseinsstruktur geführt wird. Hegels Diagnose insgesamt: Die Synthese von Theorie und Praxis gelingt der Bewusstseinstechnik des Yoga ebenso wenig ... da es auf derselben Abstraktionsstufe stehen bleibt ... und zur Ermöglichung sittlichen Handelns und konkreten Denkens nichts beiträgt.« Hat er recht?

Auf einer internationalen Marketingkonferenz von Puma in Berlin hatte man mich angeheuert, um in den neuen Outfits vor den Vertretern ein bisschen herumzuturnen und sie dann selbst auf den Geschmack zu bringen. In einer hübschen Kombination in Rosa machte ich erst einen ausdauernden Kopfstand und ein paar stehende Haltungen, während hinter mir auf die Leinwand irgendwas mit Meer und Planeten projiziert wurde. Dann bekam ich ein Mikrofon angesteckt und schaute in zweitausend höfliche Gesichter. Die Luft vor meinen Lippen wurde zu Beton. Ich setzte mich in einen Halben Lotus und schloss die Augen. Es dauerte einen Moment, bis ich mich beruhigt hatte. Ich benutzte dazu Samavrtti, eine sehr einfache und populäre Atemtechnik, bei der man auf vier Takte einatmet, die Atemfülle vier Takte hält, auf vier Takte ausatmet und die Atemleere ebenfalls vier Takte hält.

Mein Plan war: Ich würde ein paar Atemübungen machen, einige leichte Twists, die sie im Sitzen machen konnten, und ein bisschen was im Stehen. Ich wollte sie gerade so viel ins Schwitzen bringen, dass die Durchblutung ihres Körpers angekurbelt wurde und damit die Sauerstoffversorgung ihrer Marketinggehirne, aber nicht so viel, dass sie sich unwohl fühlen würden in verschwitzten Hemden für den langen Rest des Tages. Als ich so da saß mit geschlossenen Augen, hing ich für ein paar Minuten der einladenden Idee nach, sie nie wieder aufzumachen. Denn es *ist* möglich, in kürzester Zeit in einen Zustand teilnahmsloser Zurückgezogenheit zu fallen, dessen Ansteckungskraft sich selbst auf zweitausend Leute übertragen kann, und zwar, das mag schockierend klingen, egal, ob er echt ist oder nicht. Es ist mir schon einige Male passiert, dass vorne ein Schwindler der übelsten Sorte eine Meditation vortäuscht, und man selbst als Schüler dennoch zu einer ordentlichen dharana, also Konzentrationsübung, in der Lage ist. Letztlich kann man vor einer Tanksäule meditieren, es ist wirklich egal.

Ich setzte zu einem langen Om an, zu tief, aus lauter Sorge, dass die Stimme kippen könnte. Immer wieder vergesse ich, dass mein Om zu tief ist. Überraschenderweise fielen ein paar Besucher mit ein. Ich öffnete die Augen und eine tiefe Stimme bat sie, sich die Schuhe auszuziehen. Das nahm zwar wertvolle Zeit in Anspruch, andererseits gibt es kaum ein besseres Mittel, jemanden aus der Fassung zu bringen, und darum ging es schließlich.

Danach streckten wir die Wirbelsäulen, dehnten die gefalteten Hände mit den Handflächen nach oben zur Decke, von dort ging es weiter zu den Drehübungen. Kurz, die halbe Stunde verging im Nu. Ich war fast traurig, dass wir nicht mehr Zeit hatten, und trennte mich nur ungern von meinen neuen Schülern. Wenn man nicht das Zeug zum Rockstar hat, ist Yogalehrer nicht die schlechteste Kopie für Leute, die sich gerne gesund ernähren. Das verstand ich nach diesem Abend, auf dem langen Weg vom Hotel Estrel im Osten der Stadt über regennasse Straßen ganz hinüber in den Westen, der kein Ende nahm.

Ich führte damals immer dasselbe Gespräch.

»Übst du wirklich jeden Tag?«

»Ja. Also ja, fast jeden Tag.«

»Wahnsinn!«

»Ist das sarkastisch gemeint?«

»Nein, wirklich.«

»Wie schaffst du das?«

»Ich mach ja sonst nicht viel.«

Das war gelogen. Ich verbrachte viel Zeit damit, einer Lehrerin zu erklären, dass meine Tochter nicht gelogen hat, und noch viel mehr Zeit auf Ebay, um ein Paar schwindelerregend hohe Schuhe von Pierre Hardy zu ersteigern. Da ich aber nicht mehr als siebzig Euro ausgeben wollte, aus Sparsamkeit ebenso wie um mich selbst davon zu überzeugen, dass ich spirituell auf einem guten Weg war, denn früher hätte ich bedenkenlos 600 Euro hingeblättert, führte die Suche zu nichts. Ich mochte das Gefühl nicht, dass sich meine Gesprächspartner schlecht fühlten, weil es ihnen an Disziplin mangelte, oder auch nur, weil sie mich für eine Missionarin hielten. Also versuchte ich sie aufzumuntern.

»Man kann natürlich auch spazieren gehen, Klavier spielen, eine Lateinübersetzung machen, Hauptsache, man tut etwas voller Konzentration.«

»Echt?«

»Na, logisch.«

»Toll.«

Das überzeugte in seiner Banalität jeden, was den Wahrheitsgehalt des Arguments nicht verwässerte. Manche Wahrheiten sind nun mal banal. Das steigert ihre Chance, gehört, wenn auch nicht unbedingt die Aussicht, realisiert zu werden. Dazu sind wir wohl alle zu kompliziert. Und waren es schon immer.

Weshalb das bekannteste Sutra Patanjalis heißt:

1.2. Yogascittavrttinirodhah

In der Übersetzung von T. K. V. Desikachar:

»Yoga ist die Fähigkeit, sich ausschließlich auf einen Gegenstand, eine Frage oder einen anderen Inhalt auszurichten und in dieser Ausrichtung ohne Ablenkung zu verweilen.«

Wer dieses Sutra nicht nur begriffen, sondern erfahren hat, wird gesagt, kann sich den Rest des Buches sparen. Denn wie das sehr viel weniger bekannte, folgende Sutra sagt:

1.3. Tada drastuh svarupe vasthanam

Wieder Desikachar: »Dann scheint in uns die Fähigkeit auf, etwas vollständig und richtig zu erkennen.«

Ich war mir nicht sicher, wer in meinem Umkreis an der richtigen Erkenntnis interessiert war. Niemand sprach über solche Fragen, nicht mal in dem schnellen ironischen Ton, der mir nach unserer Rückkehr nach Deutschland solche Mühe machte. Die richtige Erkenntnis gab es nicht ohne eine jähe 360-Grad-Perspektive auf das eigene Leben, die einen unweigerlich dazu zwingen würde, das eigene Verhalten zu ändern, oder war das nur die Sicht eines Romantikers? Wer wollte das schon? Und vielleicht gab es zwischen Kantstraße und Charlottenburger Schloss auch keine Erkenntnis zu gewinnen? In einer dieser Straßen wurde in einem winzigen Laden, durch dessen Fensterfront man runde orange Kissen einladend auf dem Boden verteilt sehen konnte, Yoga unterrichtet. Zumindest stand es an der Tür, denn wann immer ich vorbeikam, war der Laden geschlossen und die Kissen lagen unverrückt an der alten Stelle.

Die Zurückhaltung meiner Freunde, was Yoga anbelangte, berührte mich wenig. Die Verantwortung, die ich als Lehrerin spürte, war zu groß, als dass ein anderes Gefühl daneben hätte Platz finden können. Es stutzte mich auf eine Größe zurecht, die ich als nüchtern und befriedigend empfand. Keine andere Empfindung hätte damit konkurrieren können. Ein bescheidener Maßstab für Glück, das mag schon sein, aber manchmal ist es nach meiner Erfahrung einfach nötig, wieder die Übersicht zu gewinnen, und das Unterrichten hilft mir bis heute dabei, meine wenigen Prioritäten zu ordnen.

Dechen Thurman, der als Sohn des bekannten New Yorker Buddhisten und Tibet-Forschers Dr. Robert Thurman bereits als Kleinkind meditieren lernte, erzählte mir einmal, wie ihm sein Vater jedes Mal, wenn er etwas ausgefressen hatte, befahl, im Lotussitz zu meditieren, bis er bereit war, sich zu entschuldigen.

Dechen hatte die Geschichte schon oft erzählt, erzählte sie aber immer noch mit Inbrunst:

»Wie willst du dich entwickeln, wenn dir von klein auf eingehämmert wird, dass das Ego etwas Schlechtes ist?«

Er saß auf meinem Sofa, trug einen schwarzen Pradapullover und trank klaglos lauwarmen Pfefferminztee. Eigentlich hatte er Schauspieler werden wollen, aber anders als bei seiner Schwester Uma hatte es nicht recht geklappt.

»Bist du deswegen Model geworden?«

Er hatte dasselbe hübsche Gesicht wie seine Schwester, das einen irgendwie an traurige schwedische Märchen erinnerte, aber einen etwas teigigen Körper, der ihn mir als Yogalehrer sofort sympathisch machte.

»Schon möglich.« Mittlerweile reiste er durch die Welt, veranstaltet Yoga-Workshops und machte Reiseführungen durch Sri Lanka. Seine unkonventionelle Art hatte viele Anhänger gefunden, und wie um sich selbst zu vergewissern, sprach er von Santosha (Zufriedenheit), dem zweiten Niyama in Patanjalis achtgliedrigem Weg zum Glück. Die erste Station auf diesem Weg ist Ahimsa, Gewaltlosigkeit, und zählt zu den Yamas, den sozialen Verhaltensregeln. Dann folgen die Niyamas, die persönlichen Verhaltensmaßnahmen. Dann kommt mit den Asanas, den Körperhaltungen, die populärste Stufe. Es folgt Pranayama, die Regulierung des Atems, Pratyahara, das Zurückziehen der Sinne, Dharana, Konzentration, Dhyana, Meditation, und schließlich als Krönung Samadhi, die vollkommene Erkenntnis.

Zufriedenheit oder Santosha gehört jedenfalls zu den Werten, die gerne übersehen werden, vermutlich zu Unrecht. Warum grub Dechen sie nun plötzlich aus? Ich vermutete eine zurückliegende Drogenabhängigkeit.

»Was für Drogen hast du genommen?«

Er mochte die Frage nicht. Lieber kehrte er zu seinem Lieblingsthema zurück.

»Quentin wollte mir eine Rolle geben in ›Kill Bill‹. Aber dann musste die Szene aus finanziellen Gründen gestrichen werden. Er hat mir das Skript gezeigt, so als hätte er Angst, ich würde ihm nicht glauben.«

Ich verstand Quentin Tarrantino, ich hätte mich auch

nicht getraut, diesen großen, schweren Jungen zu ver-
letzen, der nach hunderttausend Stunden Meditation in
Wahrheit doch nur eins wollte: den Erfolg in Hollywood.

Der Yogi in seiner Selbstquälerei.

Meine eigene Yogapraxis in Berlin entwickelte sich nicht
schlecht. Der Nachteil, der darin lag, zu Hause zu üben,
wo man im Zweifelsfall gestört wurde, stellte sich nach
einer gewissen Zeit als Vorteil heraus, wie mir sicher jeder
bestätigen wird, der ebenfalls seine Matte bei sich ausrollt,
aus was für Gründen auch immer. Eine strenge Routine
hilft, und ich kenne viele Menschen, die seit Jahren Asthanga üben, überwiegend die erste Serie, völlig unbeeindruckt von der Hysterie, die sich vor der Haustür um Yoga
herum entwickelt hat. Für diejenigen unter uns, die wie
ich keiner festen Sequenz folgen – die allgemeine Folge
von Meditation, Pranayama, Sonnengrüßen, stehenden
Haltungen, Twists, Rückbeugen, Umkehrhaltungen, Vorbeugen und Endentspannung vorausgesetzt, ist es schwieriger. Ich kann nur sagen, dass sich ein wundervolles,
geradezu herrschaftliches Gefühl einstellt, sobald man auf
der Matte sitzt. Denn das, was sich ab diesem Zeitpunkt an
Eintönigkeit, genereller Schlappheit, Wut, die hartnäckig
weiter vor sich hin köchelt, vor einem auftürmt, skizziert
die Landschaft, durch die die Reise geht. Anders gesagt: In
einer Gruppenklasse findet man schneller Ablenkung von
sich selbst und wird im besten Fall mitgerissen von all-
gemeinem Flow. Wer dagegen allein übt, bleibt allein auf
seinen »Dämonen« sitzen oder aber nicht, je nachdem, ob
es zu einer Konfrontation kommt oder nicht. Wenn jedoch

am Ende der lang ersehnte Moment eintrifft und der Verstand tatsächlich für die Dauer von ein paar Minuten vom Gefühl abgelöst wird und dieses Gefühl wiederum rein von allem Persönlichen ist – auch wenn das eine Illusion sein mag –, spielt es keine Rolle, ob man allein geübt hat oder nicht. Man ist keine Person mehr in diesem Moment, man könnte auch als summendes Stück Holz auf einem Fluss entlangtreiben.

Darüber hinaus habe ich alles, was mir je an eigener Sequenz, also Folge von Asanas, eingefallen ist und was ich nicht anderen Lehrern abgeschaut habe, auf diese Weise, allein auf der Matte, herausgefunden.

Kürzlich schrieb mir Kelly, dass sie neuerdings lediglich drei Unterarmstände macht à zwanzig Atemzüge und danach ein paar Krähen. Voilà.

In unserer ersten Berliner Wohnung hatte ich ein eigenes, das schönste Zimmer als Yogazimmer eingerichtet. Sprich: Es blieb leer bis auf einen rosa Schal, den mir eine Mitschülerin zum Abschluss des ersten Trainings bei OM aus Tibet mitgebracht hatte, einen besonders hübschen, langnasigen Buddha, der auf dem rosa Schal saß, und ein paar Matten, die ich für Schüler bereithielt.

Zum ersten Mal in meinem Leben übte ich regelmäßig um sechs Uhr morgens, sobald die Kinder das Haus verlassen hatten, um den Schulbus, der sie Viertel nach sechs an der Kantstraße abholte, zu nehmen. Ich weiß, in Mysore stehen sie um vier Uhr auf, und auch in New York kenne ich Leute, die um fünf Uhr morgens üben, was dazu führt, dass jede Art von sozialem Leben über kurz oder lang einschläft, denn abends zu essen würde die Verdauung viel zu sehr belasten.

Ich kann nicht behaupten, dass es mir jemals leichtgefallen wäre, früh aufzustehen. Mein Kopf war schwer, mein Blutdruck im Keller, oft war mir richtiggehend übel vor Müdigkeit, aber ich hatte mir vorgenommen, eisern zu bleiben, und ich spekulierte darauf, wenn ich diese Morgenstunden durchhielt, auch im restlichen Leben das zu schaffen, was auf dem Programm stand. Und es stand einiges auf dem Programm.

Aus demselben Grund findet man unter den Asthanga-Yogis auffällig viele ehemalige Junkies. Sie brauchen noch dringender die harte Schule der frühmorgendlichen Übung, nicht zuletzt, weil sie dann abends müde sind und nicht auf dumme Gedanken kommen. Auch ich habe in all den Jahren fast keinen Tag nicht geübt und eher alles andere schleifen lassen, als auf mein Yoga zu verzichten. Unterbrochen von langen und zunehmend längeren Phasen, in denen ich auf Yoga-Asana zugunsten von Meditation verzichte. Von all denen, die hauptberuflich Yogalehrer sind und mir bekannt, übt dagegen sicher die Hälfte nicht jeden Tag, einfach, weil es nicht zu schaffen ist.

Eine New Yorker Fotografin hatte mich an ein paar ihrer Berliner Freundinnen vermittelt, und eine, die sehr regelmäßig kam, schloss ich besonders ins Herz. Sie war groß, schön und von einer hinreißend glamourösen Schlampigkeit, die aus der Yogastunde ein Rendezvous und aus mir einen emsigen Verehrer machte. Sie kam nie einfach zur Stunde. Sie platzte herein, und mit ihr ein teurer Duft nach Maiglöckchen. Meistens war sie zu spät, entschuldigte sich überschwänglich, aber auch ohne Entschuldigung war ich ihr nie böse. Mit einem Kichern kickte sie ihre Schuhe in die Ecke, warf ihren Kamelhaarmantel auf den Tisch und führte noch schnell ein Telefonat. Sie verwandelte meinen Flur in eine Garderobe, von draußen hörte man noch den Applaus, schon klopften die Reporter wichtig an die Tür. Ich blieb unnachgiebig, eine strenge Zofe, und begann den Unterricht. Sie hatte absurd lange Beine und oft lachten wir, wenn sie versuchte, die Handflächen auf den Boden zu legen. Ich kannte die nutzlosen Hände vieler Frauen, die aus Untätigkeit wie Trockenblumen erstarrten. Diesen Frauen beizubringen, die Hände flach, jedoch nicht platt im nach unten schauenden Hund in den Boden zu pressen und sich gleichzeitig nach hinten oben wegzuschieben, ist ein hartes Stück Arbeit. Meine schöne Schülerin hatte diese Probleme nicht. Gut möglich, dass sie Gartenarbeit machte. Ihre Nägel waren selten maniküert.

Sie ging nie, ohne eine charmante Bemerkung zu machen. Manchmal fragte ich mich, ob wir befreundet waren, aber als sie nicht mehr meine Schülerin war, war die Leichtigkeit und Zuneigung, die zumindest meinem Eindruck nach zwischen uns geherrscht hatte, verflogen, und wenn wir uns überhaupt einmal trafen, unterhielten wir uns zwar genau wie früher über die Kinder, das Leben in der Großstadt, die seltsamen Begleiterscheinungen des Älterwerdens; aber damals, als wir noch Lehrer und Schüler waren, hätten wir über *alles* reden können, während wir uns heute, wo uns keine Etikette persönlichere Themen mehr verbietet, was ich sehr bedaure, eisern an den üblichen Konversationskatalog klammern.

Ob sie nun regelmäßig kamen oder nicht, es waren die Schüler, die mir halfen, eine Schönheit in meinem neuen Beruf zu entdecken, die auch Krankenschwestern, Altenpfleger, Fluglotsen, Hebammen, Zimmermädchen und Lektoren kennen: die Schönheit, die im Dienen liegt. Denn ich diente meinen Schülern, und wenn es etwas ist, was mich bis heute bei der Stange hält, dann das.

In diesem Zusammenhang wird gerne Swami Vivekananda zitiert: »Du kannst niemandem helfen, du kannst nur dienen.«

Ein Zitat, das, ganz nebenbei gesagt, vielen Besitzern von Yogastudios gelegen kommt. Denn das warme, saubere Gefühl, das sich in uns Lehrern ausbreitet, wenn wir eine unsicher auf einem Fuß balancierende Person mit den Händen am unteren Schädelrand stützen, wenn wir einen seit Jahrzehnten vernachlässigten Oberschenkel nach oben in die Luft heben, so dass sich eine Ahnung von Expansion im Schüler entwickeln kann, wenn wir tun, was wir gelernt haben und damit in der Regel kaum Geld verdienen – all das ist eine Sache. Nach der Stunde den Boden zu kehren, die Teetassen abzuwaschen und die Klos sauber zu machen, also traditionell das, was in vielen Ashrams als sogenanntes Karma-Yoga von den Gästen erwartet, ja vorausgesetzt wird, erwarten und kalkulieren Studios im Westen, die selbst als mittelständische Unternehmen geführt werden, mehr oder weniger heimlich als unbezahlte Leistung ihrer Lehrer ein.

Die feinen Unterschiede zwischen Dienen und Ausbeutung herauszuarbeiten gehört sich nicht, da es dem gedanklichen Gesamttrend im Yoga, alles zusammenzubringen, widerspräche. Man könnte fast sagen, analysieren, argumentieren, Zusammenhänge in Frage stellen ist nicht gern gesehen, und wer das tut, steht bereits im Verdacht, ein Verräter zu sein. Wie rasend schnell man sich dieses Denken abgewöhnen kann, wurde mir erst nach Jahren klar. Irgendwann fiel mir auf, dass ich selbst naheliegende Anmerkungen mit einer kleinen Entschuldigung einleitete, das Ganze in einem seltsam matten Tonfall, der sich jedes Mal wieder fremd anhörte. Ich wollte unterrichten, ohne eine Dienstmagd werden zu müssen.

Als Bob Hoskins in »Maid in Manhattan« zu Jennifer Lopez, die das Dienstmädchen spielt, sagt: »Um anderen Menschen zu dienen, braucht man Würde und Intelligenz«, dachte ich: Danke!, denn auch wir, Jennifer und ich, brauchen manchmal ein aufmunterndes Wort. Es mag für Außenstehende nach billigem Trost klingen, denn Jennifer hatte man schließlich im Film gerade gefeuert, aber ich solidarisierte mich voller Stolz: Genau wie sie mit dem Staubwedel war ich mit meiner Gummimatte jederzeit einsatzbereit. Und überhaupt, seht euch Jennifers glatt polierten Teint an, den bekommt man nur durch ehrliche Arbeit.

KLEINE KOBRAS

Als ich am 7. Juli 2005 mit einer Maschine der BA aus Tegel in Heathrow landete, machte sich, während wir darauf warteten, dass die Tür geöffnet wurde, Nervosität an Bord breit. Eine Passagierin hatte auf ihrem Blackberry eine SMS empfangen, in der von einem Bombenattentat in London die Rede war. Eventuell mehreren. In der Empfangshalle traf ich Yogis aus München. Bis auf die kleine, lustige Nadja, die mit der nächsten Maschine so schnell wie möglich zurück nach Deutschland wollte, damit sich ihr Vater keine Sorgen machte, beschlossen wir, an unserem Plan festzuhalten und uns irgendwie in die Stadt durchzuschlagen, obwohl der öffentliche Nahverkehr eingestellt worden war. Wir nahmen ein Taxi und fuhren endlos durch Außenbezirke, ohne viel zu reden. Der Anblick der Industrieanlagen und Pubs, der indischen Zeitungsläden und Wäschereien machte mich irgendwo tief unter dem Schrecken über die Anschläge glücklich, auf geradezu alberne Weise, aber so war es immer, wenn meine Familie und ich in eine neue Stadt zogen. Ich weiß nicht, warum die anderen Yogis so gerne unterwegs sind, andauernd zu Workshops, Konferenzen und in Ashrams reisen. Vielleicht wartet zu Hause eine Steuerprüfung, eine anstrengende Freundin, eine demente Mutter, vielleicht möchten sie sich vergewissern, dass sie nicht allein sind. Vielleicht sind es die Umarmungen, weit weg von zu Hause, die inniger ausfallen.

Jedenfalls waren wir da, um die Eröffnung des Jivamukti-Centers in London zu feiern, ein kleiner Betriebsausflug, eine Geste des Respekts, das in jedem Fall.

Ich hatte zudem ein handfestes Interesse: eine inoffizielle Werbemaßnahme in eigener Sache. Schließlich packte in Berlin gerade ein Umzugsunternehmen die Möbel ein. Ohne mich. Ich hatte verschiedenfarbige Sticker auf alles geklebt, denn das meiste wanderte ins Lager, und ich würde am nächsten Morgen sehr früh zurückfliegen. Trotzdem lag der ganzen Aktion dasselbe schwerelose Gefühl zugrunde, wie schon vor ein paar Monaten, als ich mich auf den Weg nach Amerika machte und die Wohnung, die wir gebaut hatten, abgebrannt war: Tatsächlich war es mir nicht wichtig, ob die Umzugsleute wie beim Umzug nach New York wieder die Sonnenblumenkerne anstatt an die neue Adresse in den Freihafen von Hamburg schickten, wo sie nach fünf Jahren von seltsamem Schleierkraut überwuchert wieder auftauchten oder nicht.

Als wir endlich in der Kensal Road in Nordlondon vor einem Neubau standen, zahlten wir erstaunlicherweise nur das Dreifache des normalen Fahrtpreises und nicht mehr. Das Bürogebäude lag zurückgesetzt an einer Straße, die laut Plan zu Notting Hill gehörte, aber auf den ersten Blick eine Durchfahrtsstraße war, von Investoren sicher wegen ihrer Nähe zur Portobello Road und vermutlich leicht geringeren Quadratmeterpreisen gelobt.

Wir gingen durch eine nach Teppichkleber riechende

Lobby die Treppe hinauf in den ersten Stock, einen langen Gang entlang, an dem rechts und links leere Büros auf Mieter warteten, bis vor eine Tür, auf der »Jivamukti« stand. Zu diesem Zeitpunkt hätte ich, wäre ich danach gefragt worden, dem von Manizeh Rhimer geleiteten Center nicht länger als ein Jahr gegeben. Kein Mensch würde hierherkommen. Yogis schlenderten gerne zu Fuß, gingen ins Café, mochten zumindest die Idee, jederzeit in ein Café gehen zu können, rannten in Bekannte auf der Straße, ließen sich treiben, und auf dieser theoretischen Ebene war ich genau so ein Yogi, auch wenn ich nie ins Café ging. Yogis blickten nicht gerne in den Rückspiegel, hatten keinen Spaß daran, andere zu überholen, und mochten daher auch keine Plätze, die sich vor allem durch das Vorhandensein von Parkplätzen auszeichneten. Wie ich mich täuschte.

Alles, was die Umgebung, die Gebäude, die vorbeizischenden Busse dem Ort an Feindlichkeit aufgehalst hatten, versuchte das Center wieder wettzumachen. Zwei große Studios, ein teurer, leicht federnder Parkettboden, schöne, warme Farben, ein luxuriöser Wasch- und Umkleideraum und mittendrin Cat, die mit mir die Ausbildung gemacht und offensichtlich bereits einen Job ergattert hatte.

Ich traf ein paar Bekannte und sprach mit meiner neuen Stimme, die nur aus dem Grund geboren war, Liebe auszudrücken, eine schöne, alle umarmende Stimme, der dennoch jede Verbindlichkeit fehlte. Wir hatten alle diese Stimme drauf seit Omega, es musste sich komisch für Dritte anhören.

Cat drückte ebenfalls Liebe aus, aber sie log, alles würde prima laufen, dabei bahnte sich ein kleiner Skandal an. Sharon und David, deren Anwesenheit als Gründer bei der Eröffnung eines neuen Jivamukti-Centers entscheidend war, saßen im Landhaus von Sting und hatten keine Lust, sich durch den zusammengebrochenen Verkehr in die Stadt zu quälen, um den für den Nachmittag zugesagten Workshop zu unterrichten, und wer wollte es ihnen verdenken?

Die Situation, um ein Studio zu gründen, war völlig anders als damals Mitte der achtziger Jahre in New York oder vor ein paar Jahren in München. London wartete als größte Yogametropole Europas nicht gerade auf ein weiteres Studio. Im Gegenteil, die etablierten Schulen, das Life Center und Triyoga, schauten mit großer Skepsis auf die »Spinner aus New York«, der Vorwurf war unausgesprochen, aber überall identisch: Jivamukti war zu modisch, um irgendetwas zu taugen, und sowieso wollte sich niemand vorschreiben lassen, was er essen darf und was nicht.

Eine Lösung für den Nachmittag wurde schnell gefunden. Yogeswari würde einspringen und die Stunde am Nachmittag unterrichten. Ihr Yoganame mochte im Gegensatz zu Estelle Eichenberger nun nicht mehr die Arbeitswut und Disziplin der stämmigen Schweizer Turnerin verraten, aber ihre notorisch knappen Shorts, der leichte Flaum über der Oberlippe und der harte, schwarze Kajalstrich unterm Auge zeugten umso deutlicher von der Enttäuschung, die sie als Tänzerin hatte einstecken müssen, und der Sehnsucht nach einem besonderen Leben. Sie war und ist eine ausgezeichnete Lehrerin, vielleicht gerade auch, weil ihr soldatisches Auftreten tatsächlich auf körperlicher Ebene anspornt, auch wenn es in mir immer den Drang zu spotten auslöst, den ich dann sofort auf der Matte büßen muss.

Nach Yogeswaris Stunde hatten sich alle umgezogen und trugen die üblichen weißen Gewänder bis auf mich, die ich meins zu Hause vergessen hatte. Krishna Das, ein Kirtan-Sänger und der Bruce Springsteen der Szene, war auch da an diesem Abend. Ein langhaariger, leicht beleibter Amerikaner um die sechzig, der mit schmetternder Stimme noch jeden indischen Chant breitgewalzt hat. Es wurde gesungen, es wurden kurze Reden gehalten, alle bedankten sich artig bei allen, es wurde an die Toten des Tages gedacht, mit Sicherheit wünschten sich alle zu einem bestimmten Zeitpunkt, nicht so bescheiden gewesen zu sein und doch noch eine Decke für die schmerzenden Hüften genommen zu haben, und ziemlich wahrscheinlich fragte sich der ein oder andere, woher das Geld für so ein teures Studio kam, bis sich ein Mann mit schlechter Haltung, kleinem Bäuchlein und verschmitztem Lächeln zeigte, dem alle applaudierten: Danny Rhimer, Ehemann von Manizeh. Und Banker. Alles klar.

Richtig Stimmung wollte an diesem Abend nicht aufkommen. Irgendwann verließ ich mit einem Freund die Veranstaltung. Wir gingen den hässlichen Ladbroke Grove hinunter Richtung Notting Hill Gate auf der Suche nach Zigaretten, Bier und Chips. Nur wenige der alten Stadtvillen, die man in Sozialwohnungen umgewandelt hatte, waren renoviert. Die Fenster zu den Straßen waren anders als in den feinen, kleinen Nebenstraßen, wo man in die Zimmer sehen konnte, mit dunklen Gardinen verhängt. Wir atmeten die dreckige, kühle Sommerabendluft, durch die sich ab und zu der schwere, süße Geruch nach Jasminblüten stahl, erleichtert, dem aufgeblasenen Theater, für das wir angereist waren, entkommen zu sein.

Im Yoga sind die Klassengesetze aufgehoben, dachte ich bis dahin, ohne mir viel Gedanken darüber gemacht zu haben. Krishnamacharya durfte als Lehrer im Palast des Maharadschas in Mysore wohnen. Als ich bei einem Besuch sein Zimmer suchte, schüttelten die katholischen Nonnen, die dort mittlerweile eine Mädchenschule führten, erst den Kopf, führten mich dann aber zu einem schlichten Zimmer, das als Büro diente, und sagten, das könnte es gewesen sein. Ob er abends dazustoßen durfte, wenn der Maharadscha seine Dinnerpartys gab? Flirtete er jemals mit den Zimmermädchen? Ließ er die Tür offen, damit sie ihn bei seinem Handstand bewundern konnten? Er unterrichtete jedenfalls nicht nur die königliche Familie, sondern auch einfache Leute, auch wenn seine Schule mit der Unabhängigkeit Indiens, als der Maharadscha an Bedeutung verlor, geschlossen werden musste.

Heute ist es im Westen so, dass an den Schulen der Mittelstand übt, während die Armen die Stunden nicht bezahlen können und die Reichen wie eh und je Privatstunden nehmen. Es gibt also ein Klassensystem.

Wenn sich daher bei der Eröffnung einer Yogaschule einer wie Sting mit Familie blicken lässt, dann verschleiert das lediglich diese Tatsache, was nicht heißt, dass er nicht aus eigenem Interesse kommt. Wer kennt nicht das wohlige Gefühl, einmal an einem groben Holztisch eine deftige Suppe mit einfachen Leuten zu essen? Das jedenfalls drückte der Gesichtsausdruck von Stings Frau Trudi Styler aus, als sie sich am Abend klaglos auf eine Decke auf den Boden sinken ließ, sofern ihre eingefrorene Botoxmiene überhaupt etwas ausdrücken konnte.

Im Nachhinein drängt sich vielleicht die Frage auf, in welchem Verhältnis die Eröffnung eines superschicken Yogastudios, das sich ausdrücklich an die Besserverdienenden richtet, zu den Attentaten steht, die von im Westen ausgebildeten und sich vom Westen gedemütigt fühlenden Muslims ausgeführt worden waren. War es in Ordnung, dass die Definition von Yoga, Yoga bedeutet Einheit, hauptsächlich als Seelenmanagement für vom Leben erschöpfte Westler interpretiert wurde, das mit der universellen Glückshoffnung für alle Menschen nur kokettierte? Doch diese Frage stellten wir uns nicht, als wir den Ladbroke Grove herunterschlenderten. Ein Pizzaverkäufer gab uns Feuer. Die Bierdosen zischten. In ein paar Wochen würden diese Straßen mein Zuhause und das Yogacenter, wenn ich Glück hatte, mein neuer Arbeitsplatz werden. Gedanken stören manchmal einfach.

Ein paar Wochen später war es so weit. Mir gegenüber saßen Cat, Durga und Manizeh, der gesamte Lehrerstab des Londoner Jivamukti-Centers, und warteten auf mein »Om«. Cat grinste, Durga zwinkerte mir zu und Manizeh machte ein der Situation angemessenes, ernstes Gesicht. Aufgrund der Probestunde, die ich ihnen geben musste, wurde entschieden, ob sie mich als Lehrerin aufnehmen würden oder nicht. Das ganze Studio atmete ihren American Spirit aus: Dies hier war ihr Investment.

»Kopfstand.« Ich hatte ein paar Iyengar-Stunden genommen, zuletzt in Berlin, und gute Erfahrungen damit gemacht, die Stunde im Kopfstand zu beginnen. Nichts bringt dich schneller runter, dein Blut in Bewegung, vertreibt den routinierten leeren Blick aus dem Gesicht und erinnert dich daran, in dem Vakuum in deiner Körpermitte etwas Feuer zu machen, als ein fünfminütiger Kopfstand. Andererseits gibt es eine Reihe sinnvoller Argumente dagegen. Wie sollen einen die Muskeln in Armen, Beinen und im Bauch unterstützen, wenn sie noch nicht aktiviert worden sind? Kopfstand zu Beginn einer Jivamukti-Klasse war zu dieser Zeit etwa so, als hätte ich auf der Matte ein paar Linien Kokain für alle vorbereitet: eher selten gesehen.

Ich hatte die Stunde nicht geplant und es war schon eine Weile her, dass ich die letzte Stunde bei einem Jivamukti-Lehrer genommen hatte. In Berlin hatte ich in meinem eigenen Stil wilde Sequenzen gemischt, abhängig von den Schülern, die da waren, und dem, was ich gerne unterrichtete. Es ist hart für einen Lehrer, ohne Feedback zu unterrichten, und ein ermattet lächelnder Schüler am Ende der Stunde ist noch lange kein Beweis dafür, dass nicht grundlegende Fehler gemacht wurden. Deshalb hatte ich mich nach unserer Ankunft in London trotz der Kisten, dem Staub und dem winzigen Haus, in dem wir mit unseren Möbeln aneckten, gefreut auf diese Stunde, darauf, nach langer Zeit in Isolation von Kollegen eingeschätzt zu werden, und mich ansonsten darauf verlassen, mit einem großen Schwung meiner natürlichen guten Laune die ein oder andere Abweichung im Programm zu überspielen.

Ich hatte ein ganz gutes Gefühl, bis Manizeh, kaum hatte sie sich nach Savasana wieder aufgesetzt, fragte: »Wie viel Jivamukti-Stunden hast du eigentlich schon genommen in deinem Leben?«

Sie fragte sehr kühl, und sofort regte sich eine kleine Empörung etwas oberhalb des Nabels in mir. Na gut, ich hatte die eine Seite mal fünf, die andere vielleicht sieben Atemzüge gehalten, die Sequenz, in der ich die Damen über leichte Hüftöffner an Flying Crow herangeführt hatte, stand nicht im Buch, und wir haben auch nicht alle Rückbeugen geschafft, vom unorthodoxen Kopfstand zu Beginn der Klasse ganz zu schweigen, aber musste eine zukünftige Lehrerin nicht vor allem zeigen können, dass sie eigenständig, originell und spontan war? Nein, musste sie nicht. All das waren Qualitäten, die ein Lehrer auf keinen Fall haben durfte, es waren nicht mal Qualitäten, es waren Reste einer Persönlichkeit, die dem Erfolg des Centers, für den viele Excel-Listen erstellt worden waren, gefährlich werden würde. Meine Reste.

Trotzdem wurde ich genommen. Wir einigten uns darauf, dass ich das Praktikum, das allen Absolventen der Lehrerausbildung vorgeschrieben war, die an Jivamukti-Schulen unterrichten wollten, bei Durga machen würde, einer kleinen, wie Cat stark tätowierten Lehrerin aus New York, die so alt war wie ich und die mir mit verrauchter Stimme sagte: »Mach dir keine Sorgen. Das wird schon.«

Durga war als erprobte Kraft aus New York gekommen, um das Center »anzuschieben«, wie sie vor jeder Stunde wiederholte, und wenn der Erfolg der Londoner Schule tatsächlich einem zu verdanken war, dann ihr. Ein neutraler Beobachter mochte sie für eine Friseuse oder Kellnerin halten, und ich würde sogar so weit gehen, zu behaupten, dass sie etwas von einer Hafenhure hatte. Meist verkatert, nie Geld, fetter nachgemachter Goldschmuck, ein fester, sauberer Händedruck und ein riesiges Herz, in dem sich immer die Falschen einnisteten. Sie verkörpert bis heute die absolute Verlässlichkeit, dass jeder, aber auch jeder Schüler, egal wie voll die Klasse ist, am Ende der Stunde eine exzellente Nackenmassage von ihr bekommt. Sie war keine Intellektuelle, aber so furchtbar dumm war sie nicht, auch wenn sie regelmäßig in der Patsche saß, wegen Männern, ihrem Visum, ihrer Großzügigkeit. Sie war vielen Schülern und auch Lehrern das, was man im Krieg als Kamerad bezeichnet hätte. Nur Mut hatte sie keinen. Und als Manizeh mich nach einem halben Jahr hinausschmiss und ich Durga einen Tag vorher fragte, was eigentlich los sei, log sie: »Mach dir keine Sorgen. Das wird schon.«

Der Glauben an die Jivamukti-Mission hatte mich da schon fast verlassen, mein Schwärmen für die radikale Außenseiterposition der Methode war erkaltet angesichts der immer selben durchchoreographierten Stunde, die ich der gutwillig schläfrigen Durga geben musste, ganz zu schweigen von den »Spritual Talks«, die wir vor jeder Stunde halten mussten und von denen Manizeh vorher eine Kopie sehen wollte, aber nur von mir. Auch in den Stunden, die mir nach erfolgreichem Abschluss des Praktikums zugeteilt worden waren, durfte ich ausschließlich die immergleiche ... »Bäläncing-Class« unterrichten. Eine fragwürdige

Anweisung, die ich als reine Schikane empfand, beleidigt und gedemütigt von jemandem, der, wie eine hässliche Stimme immer lauter in meinem Kopf protestierte, nur einen Businessplan im Kopf und außer Jivamukti keine Ahnung von Yoga hatte. Das Center lief schlecht, die Stimmung war schlecht, hinter vorgehaltener Hand fragten sich die anderen Lehrer, wie lange es noch gut gehen würde.

Der niedrige Londoner Himmel starrte auf mich herab, als ich mich aufs Fahrrad setzte und über die beiden schiefen, engen Brücken hinunter nach Notting Hill radelte, links in die Kensal Road einbog und vergeblich versuchte, die Beklemmung, die seit Tagen von mir Besitz genommen hatte, abzuschütteln.

Manizeh, makellos in einem schicken Jogginganzug, war am Telefon abweisend gewesen. Ob die Sache nicht warten konnte? Aber in Gottes Namen, dann solle ich eben kommen, wenn es sein müsse. Jetzt sah sie mich an und sagte:

»Warten wir auf Durga!«

Und da wusste ich es. Ich ging auf die Straße, rief einen Freund in Deutschland an und sagte in der Hoffnung, dass sich alles als Irrtum herausstellen würde:

»Ich glaube, die wollen mich rausschmeißen!«

»Ja. Ich hab's auch schon gehört.«

»Wie? Wieso weißt du das und ich weiß es noch nicht, verdammte Scheiße?«

»Patrick hat so eine Andeutung gemacht.«

Das Gespräch verlief vermutlich, wie die meisten dieser Gespräche laufen: völlig emotionslos, verlogen und zügig.

Ich sah hinter Manizeh auf den Altar. Dort hingen schöne Schwarz-Weiß-Abzüge in kleinen Rahmen von Sharon Gannon und David Life, Shri Brahmananda Saraswati, Shri Swami Nirmalanda, Shri K. Pattabhi Jois, Krishna Das, Jai Uttal, Martin Luther King, Mutter Teresa, Gandhi und natürlich die unvermeidliche Amma: keine Menschen, die in Gefahr waren, vergessen zu werden, die Fehler gemacht hatten, die den falschen Weg gewählt hatten und dafür bitter bezahlen mussten.

Manizeh fing an zu reden. Das Studio lief nicht so, wie es sollte. Die anderen Lehrer waren vor mir eingestellt worden und hauptberuflich Yogalehrer. Außerdem, das sei mir wohl bekannt: Mein Unterrichtsstil sei umstritten.

Ich sah zu Durga herüber, die mir immer gesagt hatte: Alles prima. Sie konnte mir nicht in die Augen sehen und senkte den Blick. Möglich, dass sie etwas murmelte wie »Stimmt«, irgendetwas Zustimmendes, um ihre Position als Hauptlehrerin nicht zu gefährden. Dabei wackelte sie mit dem Kopf, um ihr Unwohlsein oder auch ihr Bedauern, vermutlich beides auszudrücken. Sie hatte kein Rückgrat. So leicht wollte ich sie nicht davonkommen lassen:

»Aber Durga, du hast doch immer ...«

Manizeh unterbrach mich und sagte mit einer Stimme, mit der man einen Wodka kühlen konnte:

»Bitte, Kristin, das ist doch jetzt nicht nötig. Ich tue das wirklich höchst ungern.«

Sie machte eine höfliche Pause, als habe sie mir eine Krebsdiagnose mitgeteilt.

»Nein, das will ich jetzt wissen. Was genau ist *umstritten* an meinen Stunden? Das müsst ihr mir doch erklären können?«

Angeödet verzog sie das Gesicht und sagte, auf die Uhr schauend: »Tut mir leid. Das alles hat wirklich nichts mit dir zu tun.«

Was dann kam, war mir lange peinlich und hat mich noch länger beschäftigt. Es muss damit zu tun gehabt haben, dass ich schon über Wochen zunehmend den Eindruck hatte, in meiner Haut stecke ein kleiner, verbitterter Mann, der Typ, der immer die Raucherecke in der Schule kehren musste, von weitem auf die langhaarigen Typen schimpfte, die ihre Kippen auf den Boden schnippten, aber nie richtig laut wurde.

Bei einem Praktikum heute wird jeder Handgriff penibel anhand eines Arbeitsbuches protokolliert und gegengezeichnet wie bei der Allianz Versicherung. Mein Praktikum verlief dagegen angenehm schlampig. Mal war Manizeh meine sogenannte Mentorin, mal Durga. Trotzdem war ich täglich oft über vier Stunden im Center und geriet mit meinen anderen Jobs, dem zweiten Buch, den Kindern und dem Haushalt in Zeitnot. Die Kinder fuhren wir immer noch, wenn auch abwechselnd, mit dem Auto zur Schule, anstatt sie den Zug nehmen zu lassen: die neue Schule, die fiese Bahnstrecke, und vor den Kindern unausgesprochen, aber zentral: die irrationale Angst vor weiteren Bombenanschlägen. Der Zwang, ständig ein und dieselbe Klasse unterrichten zu müssen, permanent beobachtet und kontrolliert zu werden, oder aber sich fragen zu müssen, warum überhaupt keine Resonanz kam, hatte mich erschöpft. Ich war mutlos und beleidigt und verlor, jetzt wo man mich vor die Tür setzte, völlig die Fassung.

In der Sekunde, in der Manizeh ihren letzten Satz in meiner Sache gesagt hatte, Durga schon den Mund geöffnet hatte, sicher, um »Mach dir keine ...« zu sagen, stand ich ruckartig auf und verließ das Zimmer. Ich versuchte mir einzureden, ich könnte die Ruhe bewahren und einen klaren Gedanken fassen. Unmöglich.

Der Gang verschwamm vor meinen Augen. Ich stürmte in die winzige Umkleide. Cat sah mich an und sagte mit der beschwörenden Stimme, die sonst für die Einweisung in die Meditation reserviert war:

»O Gott! O mein Gott. Es tut mir so leid. Sie ist schrecklich, ich weiß.«

Sie sagte es leise, so dass es draußen nicht gehört werden konnte.

»Ich kann's einfach nicht glauben«, stammelte ich und versuchte, Luft zu holen. Ich hörte nicht auf vor Wut zu schluchzen und langsam nahm der Druck auf meinem Magen ab, bis ich immer noch heulend auflachte und gerade rief:

»Viel Spaß unter diesem Sklaventreiber!«, als Manizeh die Tür aufmachte und sagte: »Irgendwann sollten wir mal reden.«

Fälschlich animiert durch Cats Gesicht, das vor Aufregung rot geworden war, antwortete ich, auf einmal wieder Herr meiner eigenen, wunderbar vertraut klingenden Stimme, die sich auf meine Wut legte wie ein kalter Waschlappen:

»Das habe ich versucht, Manizeh, die ganzen letzten

Tage. Aber es war, als wollte ich mit einem Schweizer Bankbeamten Kontakt aufnehmen: Wenn etwas schiefläuft, fühlen sie sich nicht zuständig.«

Manizeh ging in ihr Büro und knallte, eine sympathisch spontane Geste, die Tür hinter sich zu. Ich rannte aus dem Studio. Cat lief mir hinterher. Sie hatte sich wieder gefangen. Eine Kette ist nur so stark wie ihr schwächstes Glied und ihre Chancen waren gerade gestiegen, nie dieses schwächste Glied zu sein. Nur einer musste gehen, die anderen durften bleiben. Dafür hasste ich Manizeh am meisten: Dass Cat und ich nun beide versuchten, so zu tun, als könnten wir weiter befreundet sein. Doch Freundschaft verträgt keine Demütigung, und Cat hatte sich für die andere Seite entschieden, so wie ich es an ihrer Stelle ebenso getan hätte. Sie tat mir leid, als sie wie ein dummer Mönch wiederholte:

»Es geht vorbei. Lass es vorbeigehen. Es geht vorbei, lass es ziehen, es geht!«

Ich wusste damals nicht, dass Manizeh in Genf ins Internat gegangen war, dass ihre Eltern dort lebten und dass sie aus einer sehr reichen pakistanischen Familie kam. Ich verstand auch nicht, dass sie in großen Teilen mit ihrer Kritik recht hatte und dass Anfänger, egal wie lange sie was unterrichtet haben mochten, eine bestimmte Methode nur durch eins lernen: ständige, ja ewige Wiederholung. Ohne die Tortur dieses Praktikums hätte ich nie einen anständigen Flow hingekriegt, diesen einzigartigen Guss, aus dem gute Yogastunden gemacht sind, wo der Atem einer ganzen Klasse abhebt, mit sanfter Hand gelenkt wie ein Segelboot bei Windstärke sechs. Es war richtig gewesen, nur diese eine Sequenz zu unterrichten, immer wieder, so lange, bis ich sie im Schlaf unterrichten konnte. Es gibt einem Sicherheit, etwas, worauf man zurückfällt in der Not. Lasst euch das gesagt sein von jemandem, der es wissen muss.

Ich hatte es vermasselt, aber Manizeh hatte es mindestens ebenso vermasselt. Ich muss ihr damals noch einen Brief geschrieben haben, in dem ich ihre kalte und bürokratische Art als Ausdruck von Minderwertigkeit und Ignoranz kritisiert habe. Ich habe keine Erinnerung mehr daran, aber sie erzählte mir später, wie vernichtend dieser Brief war. Sie entschuldigte sich irgendwann ausdrücklich für ihr Verhalten, ich entschuldigte mich auch, aber es dauerte ein Jahr, bis ich nach einem langen Gespräch, in dem ich zum ersten Mal verstand, wie nah ihr die Sache ebenfalls gegangen war, wieder eingestellt wurde.

Ein Jahr, in dem ich den wichtigsten Sprung als Lehrerin, den ich im letzten Jahrzehnt erkennen kann, gemacht habe. Zunächst aber musste ich mich erholen von dem hässlichen Gefühl der letzten Monate, das fast an Selbstverstümmelung gegrenzt hatte.

Ich hörte auf zu meditieren, ich ging nicht mehr zu Jivamukti, ich fing an, stramme Spaziergänge in unserem Park zu machen, zehn Runden, manchmal zwanzig, im Stechschritt, wütend. Dann fing ich wieder an zu meditieren. Ich saß in meinem Zimmer. Im Nebenzimmer zerhackte unser einsamer Nachbar Leichen und ich hörte in der Stille, wie die Wut gegen Manizeh wieder aufschäumte und meine Verachtung für Jivamukti-Lehrer. Ich versuchte, sie abfließen zu lassen, durchlässig zu werden wie ein Nudelsieb, und manchmal war tatsächlich Ruhe für ein paar Minuten.

Aber ich wollte nicht ohne Yoga leben, so kitschig es klingt, und ich fing an, Stunden bei Yogi Ashokananda zu nehmen, einem winzig kleinen Männchen, das jeden Freitag im Special Yoga Center unterrichtete, in Kensal Rise, gleich bei mir um die Ecke. Das Foto, das er für die Webpage ausgesucht hat, zeigt ihn in weißen Kleidern im Lotussitz. In Wirklichkeit war er noch kleiner als auf dem Foto. Obwohl er der große Erfinder des Himalayan-Hatha-Yogas war, wie man ebenfalls auf der Webpage nachlesen konnte, hatte sich sein Ruhm noch nicht herumgesprochen. Vielleicht lag es an den kompromisslosen zwei Stunden, die er pro Klasse ansetzte. Auf jeden Fall war ich jedes Mal allein, und um von diesem Umstand abzulenken, wobei ich ihm keine minderen Eigenschaften wie Hunger nach Selbstbestätigung, den wir anderen alle nur zu gut kennen, unterstellen möchte, fing er gleich mit der Krähe an und demonstrierte sie meisterhaft. Die Krähe war kein Problem für mich, ich konnte sie mühelos halten, meinetwegen fünf Minuten, genauso lang wie er. Misstrauisch musterte mich die andere Krähe, die kleinen Füßchen säuberlich in der Luft ineinandergelegt, wie es sich gehörte. Schweigend flogen wir über den hübschen Parkettboden und ich fragte mich, ob Yogi Ashokananda einen Pro-Krähe-Tarif hatte oder pauschal bezahlt wurde. Anschließend machten wir eine halbe Stunde Kapalabhati, eine kräftige Blasebalg-Atmung aus dem Bauch, was mir die Gelegenheit gab, dem strengen Augenkontakt zu entkommen und meinen Blick ins Ungefähre beziehungsweise auf die interessanterweise an der unteren Bodenkante verlegten Heizungsrohre zu richten. Nach drei Freitagen hatte ich genug von den Heizungsrohren. Als ich aus den langen Sommerferien zurückkam, war Manizeh im Mutterschaftsurlaub. Ich hatte wieder begonnen zu meditieren, ging zurück zu Jivamukti, um zu üben, und unterrichtete auch schon bald wieder, aber nicht offiziell. Das heißt, mein Name stand nicht auf dem Stundenplan. Ich nahm mir dennoch vor, optimistisch zu sein.

Ende August feierte Lara wie jedes Jahr während des Notting Hill Carneval eine Party auf dem Balkon ihrer Wohnung, es gab Pimms, ihre Schüler, die auch ihre Freunde waren, hatten dicke Joints dabei und gemeinsam prosteten wir den unten vorbeiziehenden Tänzern und Musikern zu und waren nach zehn Minuten betrunken.

Lara habe ich viel zu verdanken, ach, Lara, die mir half als die Fundamentalisten der Erleuchtung mich hatten abblitzen lassen, war einfach alles zu verdanken. Ich ging zu ihren Samstagsvormittagsstunden, in denen sie in aller Ruhe ihren Cappuccino aus dem Pappbecher ausschleckte, ein paar wirklich abgefahrene Asanas unterrichtete, die kaum jemand konnte außer natürlich: ihr. Lara, die nicht unterscheiden konnte zwischen einer normalen Unterhaltung und einem Verkaufsgespräch, die einem wirklich auf die Nerven gehen konnte mit ihrer ständigen Angeberei und die trotzdem allen anderen in der Yogaszene das eine voraus hatte: Sie nahm sich selbst nicht so ernst und ging gern aus.

Lara ließ mich bei ihr unterrichten und sie gab mir eine ihrer gut bezahlten Stunden bei Matt Roberts, einem teuren Fitnesscenter in Mayfair mit den Worten: »Da kann man wunderbar duschen, die haben diese geilen Shampoos von Molton Brown.« Auch Cat und Emma halfen mir und ließen mich ihre Stunden bei Soho Gyms und Holmes Place vertreten.

Ich hatte mir vorgenommen, ein Jahr lang alles anzunehmen, was kam, und bald hatte ich mehr zu tun als jemals zuvor. Ich kaufte mir einen Fahrradhelm, ließ mein Fahrrad aufpumpen und wartete, bis das Telefon klingelte. Für Leute, die sich in London nicht auskennen, mag es komisch klingen, aber die Transportfrage war für mich entscheidend. Bei einem Verdienst von 24 Pfund pro 90 Minuten fünf Pfund für die U-Bahn auszugeben kam nicht in Frage. Mit all den Verspätungen und Ausfällen war es sowieso immer ein Risiko, die U-Bahn zu nehmen, wenn man knapp dran war, und das war ich. Auf mein Fahrrad dagegen war Verlass, wir beide konnten es schaffen.

Wie oft habe ich, wenn ich in den darauffolgenden Jahren im Morgengrauen über die vom Tau noch feuchten Wege im Hyde Park flog, den Körper leicht nach vorne gebeugt, den kalten Atem scharf durch den Mund einziehend, Manizeh gedankt dafür, dass sie mich rausgeschmissen hat. Oder abends, kurz bevor der Park geschlossen wurde, im Sommer, wenn die Liebespärchen sich am See verabredeten. Niemals hätte ich London kennengelernt, geschweige denn versucht, mich selbst wieder auf das zu konzentrieren, was das Leben zu bieten hatte. Patanjali hätte dazu gesagt:

4.15. Vastu samye citta bhedat tayor vibaktah panthah.
Derselbe Gegenstand erscheint jedem, der ihn wahrnimmt, anders. Das liegt daran, dass der Zustand des Geistes jeweils verschieden ist. (Desikachar)

Achilles kam zu spät. Eine Freundin, die ein kleines Asthanga-Studio in der Nähe der Victoria Station hatte und ausschließlich mit Privatschülern arbeitete, bot mir gelegentlich Stunden bei Leuten an, die zu Hause unterrichtet werden wollten. Von den achtzig oder neunzig Pfund, die sie zahlten, behielt Liisa als tüchtige Puffmutter dreißig Prozent für sich. Einer der Schüler empfahl mich weiter und so saß ich im Herbst 2005 in einer ruhigen Seitenstraße der Old Brompton Road auf den Treppenstufen zu einem kleinen Townhouse und fror.

Es war ein früher Oktoberabend, die Sonne hatte keine Kraft mehr, doch die Luft zitterte angesichts all der Überraschungen, die der Herbst so gerne mit sich bringt. Philippinische Hausmädchen gingen nach Hause, in den ausgemusterten Handtaschen der Ladys die Rezepte für Beruhigungsmittel tragend, die sie bis zum nächsten Morgen beim Apotheker besorgen mussten, und zehn Pfund für den köstlichen Schokoladenaufstrich für die Kinder von Le Pain Quotidien vorne an der High Street Kensington Station, wo ihre U-Bahn hielt.

Ich wusste von Achilles nichts außer seiner Adresse. Doch als ein kleiner, dicklicher Junge, dem noch ein Pudding versprochen worden war, aus einem flachen Rennwagen stieg und elastisch auf mich zuging, sagte ich freundlich: »Sie sind sicher Achilles.«

»Entschuldigung wegen der Verspätung«, antwortete er und deutete ein Lächeln an, fluchte dann aber noch lieber, weil irgendjemand seinen Briefkasten mit Werbung verstopft hatte: »Fucking hell«.

Achilles war in Wirklichkeit ein Athlet, er hatte solche Muskeln, dass er die Beine nicht zusammenbringen konnte, und auch nicht die Handflächen in Namasté. Er beharrte darauf, dass der Unterricht draußen auf der Tropenholzterrasse stattfand, so dass ihn all die Frauen, die auf ihre Pillen warteten, gut im Blick hatten. Er hatte keine schlechte Praxis, doch die vielen Muskeln erschwerten ihm die Atmung und dementsprechend auch die Möglichkeit, die kurzen, dicken Glieder zu dehnen. Sosehr er sich abmühte, sein Atem schaffte es nicht weiter als bis zum Hals. Sein Kehlkopf steckte in einem betonharten Muskelverband, der es ihm unmöglich machte, den Kopf mehr als zwanzig Grad zur Seite zu drehen. Wäre er doch nur der dicke, kleine Sohn seiner griechischen Mutter geblieben, die sich so nach einem Blick aus seinen warmen braunen Augen sehnte.

»Fünf Minuten Meditation«, und Achilles war sofort dabei.

Ich erinnerte mich, was wir gelernt haben. Als Yogalehrer darfst du nichts 1. verschreiben, 2. diagnostizieren und 3. heilen. Also sagte ich nicht: Achilles, 1. kein Fleisch mehr, 2. Gefahr eines Herzinfarkts verursacht durch Steroide und 3. lass das blöde Warentermingeschäft! Als das

Wetter schlechter wurde, mussten wir zwischen dem scharfkantigen Wohnzimmertisch und der Couch, über der ein Leopardenfell ausgebreitet war, Platz schaffen oder vor dem Kamin, in dem eine Gasflamme brannte, denn auch Achilles' Freundin, ein dänisches Model, die Jura studierte, wollte oft mitmachen. Beide schalteten ihre Handys leise, aber nicht aus, so dass es permanent brummte. Sie ließen ihre Laptops aufgeklappt, und während Achilles den Scheck ausstellte – ich war mittlerweile meine eigene Puffmutter geworden –, prüfte er die Flugpreise nach Miami, den Malediven oder Long Island. »Wir müssen hier mal raus«, sagte er und lächelte, diesmal ganz echt.

War es Achilles oder ein anderer Schüler, in dessen Badezimmer ich meine Jeans und meinen Pullover gelegt hatte, um mich umzuziehen? Nach der Stunde hatte sie die Haushälterin in die Waschmaschine gestopft und ich musste in dünnen Yogakleidern durch den Regen nach Hause radeln, der nach nichts schmeckte, nur nach Kälte.

Ich hatte später in London eine Reihe wirklich schwerreicher Schülerinnen, und obwohl ich wie jeder anständige Mensch in London begann, Geld zu verabscheuen, weil ich es nicht hatte, mochte ich diese Frauen. Wenn ich zwischen den vielen Sonnenbrillen und Einladungen zum Pre-Sale bei Harvey Nichols meinen Fahrradschlüssel suchte, mein Knie zum hundertsten Mal an den Marmorhunden anstieß und ich wieder mal auf der Suche nach der Fernbedienung für den Fernseher drei unausgepackte Tüten von Brown's unter dem Bett fand, gab ich ihnen eine besonders gründliche Nackenmassage, denn nur ihr Hals wusste, dass sie auch sterben mussten. Manche versteckten ihre Zigaretten vor mir, dann erzählte ich ihnen, dass ich auch gerne rauchte. Andere schämten sich für ihre Füße, und ich musste sie trösten. Einer der vielen einfachen Sätze im Yoga, dem man nur zustimmen kann, lautet: Der Lehrer erscheint, wenn der Schüler bereit ist. Diese Schüler waren bereit, mit ihren Tüten und Yachten und fliederfarbenem Teegeschirr. Sie hatten »The Secret« als DVD neben ihrem Bett liegen und sagten, das musst du dir anschauen, bitte, nimm es mit. Ihre Hunde begannen meine Knöchel zu lecken und schnarchten in Savasana. Ihre Männer lächelten mich an.

Diese Frauen schienen immer in Eile zu sein. Sie gingen ständig hart mit sich ins Gericht. Sie schienen nie zu schwitzen und fühlten sich zu dick. Sie hatten mindestens eine Hausangestellte, oft eine ganze Handvoll, beschäftigten darüber hinaus Leute, die ihre Hecken schnitten, die Vorhänge zum Reinigen abholten, die Augenbrauen in Form und seltene Gartenrosen ins Haus brachten, Abendkleider von Roger Mouret, Einladungen zu Charity-Galas. Ihre Zähne waren weiß. Sie trugen Kämpfe aus hinter ihrem Brustbein, und manchmal machten sie eine Andeutung. Ihre Hausangestellten blieben stumm.

Lohkah samasta sukhino bhavantu. – Mögen alle Lebewesen glücklich und frei sein. Möge niemand unterhalb des Mindestlohns arbeiten müssen, Kontinente entfernt von seinen Kindern.

Jeder Lehrer liebt seine Schüler und trotzdem gibt es keinen Dialog zwischen Lehrer und Schüler. Ich war ein

Gegner der Londoner Steuerpolitik, die meine Schüler reich machte. Selbst die, die in Deutschland konservativ waren, wurden in England zu Sozialisten.

Ich radelte auf dem Weg nach Chelsea an unzähligen Sozialbausiedlungen vorbei, die alle nach Komponisten benannt waren, und brauchte keine Uhr. War ich spät dran, sagen wir nach halb zehn Uhr morgens, standen schon die Dealer auf der Straße. War ich zu spät, nach elf Uhr, heulten die Sirenen. Wenn ich die Männer sah, die sich vor ihren Townhäusern am Hyde Park in ihren zimtfarbenen Kaschmirpullovern langsam nach unten beugten, um die Tennisschuhe zuzuschnüren, zog ich die Pistole und knallte sie ab.

Ich kannte Lehrerinnen, die von ihren Schülern Geschenke annahmen. Manchen von ihnen verdrehte das Geld dieser Frauen, derart den Kopf, dass sie, während sie die schlanken Frauen in Ardha Matsyendrasana bogen, selbst den Boden unter den Füßen verloren.

In Sag Habor hatte sich Jenny Belafonte, Mitinhaberin der berühmten Yogashala, so verschuldet, dass sie aus dem Geschäft aussteigen musste. Ihre Partnerin, Colleen Saidmann, erklärte mit Bedauern, Jenny habe sich ihren wohlhabenden Schülerinnen zu nahe gefühlt und weit über ihre Verhältnisse gelebt. Für sie muss das Leben ihrer Schülerinnen unwiderstehlich gewesen sein. Die Gleichgültigkeit, mit der sie ihre Kreditkarte aus der Hand gaben, während ihre Augen die frisch eingetroffenen Tops scannten, die Jenny alle noch mit einem Preis versehen musste, später, wenn die Frauen längst am Strand herumliefen, ihre Schuhe in die Handtasche stopften und erklärten, dass ein Leben ohne Yoga für sie nicht mehr in Frage kam.

Ich unterrichtete Georgia, die bei der Rothschild-Bank arbeitete und ständig Probleme mit den Schultern hatte, Katya, eine russische Millionärin, die bei Sotheby's eine Ausbildung machte und einen hübschen, weichen Körper hatte, der einfach keine Spannung aufnehmen wollte, eine Mutter von drei Kindern, die gerade durch eine Chemotherapie ging und unbedingt mit den Jungs auf einen Tiroler Weihnachtsmarkt wollte. Ich unterrichtete meine Nachbarin, eine Gruppe krebskranker Patienten im Chelsea Memorial Hospital in einem kreisrunden, orangefarbenen Pavillon, den Richard Rogers gebaut hatte, ich unterrichtete eine der verhungerten Miller-Erbinnen in ihrem Haus in einem vierhundert Quadratmeter großen Keller, in dem sich außer einem Pool auch ein Speisesaal und eine Küche für festliche Angelegenheiten befand, so groß, dass ich das erste Mal nicht mehr nach oben fand und fünfzig Pfund für einen Strafzettel zahlen musste. Ich unterrichtete eine kurzbeinige Französin, deren Gefühle trotz all meiner Bemühungen eng um den einen Gedanken kreisten: Wie konnte sie es nur mit all den langbeinigen Müttern in der Schule in Kensington aufnehmen? Ich unterrichtete einen Mann, der mir in Unterwäsche die Tür aufmachte, aber nur einmal. Ich unterrichtete zwei Drehbuchautorinnen in Queens Park, eine Freundin in Richmond, die versuchte, ihre Scheidung auf die leichte Schulter zu nehmen, die persische Frau eines Israelis, die schwanger war und eine wunderbar verrauchte Stimme hatte. Und ich unterrichtete Julie, die mit vierundvierzig versuchte, schwanger zu werden, meine Julie, an deren Tür ich neun Monate nicht klingeln konnte, ohne den Atem anzuhalten, nachdem es endlich in einer Klinik in Dallas geklappt hatte, so sehr hatte ich Angst, sie würde das Baby wieder verlieren.

Wir Menschen: Was wissen wir schon voneinander? Ich behaupte, einen Menschen nicht besser kennenlernen zu können, als wenn ich seinen Atem beobachte. Natürlich erfahre ich dabei nichts über seine Träume, nicht, ob er sein Bett morgens macht und ob er die Mitteilungen, die ihm seine Exfrau auf der Mailbox hinterlässt, bis zum Ende abhört. Aber ich kann in Erfahrung bringen, ob er in der Lage ist, Hürden zu nehmen, und wie weich der Aufprall ist, sollte er fallen. Anders gesagt: Wie ruhig und tief in seiner natürlichen Unregelmäßigkeit sein Atem fließen darf. Wie stark und gleichmäßig er atmet in schwierigen Haltungen, was sein Kiefer macht, wie sich seine Füße krümmen, seine Fingerspitzen integriert werden, ob er sein Kinn nach oben reckt oder nicht, ob er sich erlaubt, die Anspannung am Schluss aufzulösen oder nicht.

Ich erfahre nichts über seinen Kontostand, aber ich werde die Arbeit seiner Verdauungsorgane bestimmen können, seine Konzentrationsfähigkeit, die Art, wie er seine Seele schwingen lässt, und ob er Angst davor hat, sich noch einmal zu verlieben.

Ein Krieger muss Disziplin und Durchhaltevermögen besitzen und den Mut, gewinnen zu können. Denn im Verlieren sind wir nicht zu überbieten.

»Streck die Arme, lass die Schultern sinken und atme in die Fingerspitzen, als ob du eine Tasse Tee auf deinem kleinen Finger balancieren könntest, Julie!«

»Beug die Beine tiefer, Knie direkt über den Knöcheln, kipp das Becken leicht nach vorne, lass die Lendenwirbelsäule schön lang!«

»Was das heißen soll, öffne dein Herz? Atme in den Brustkorb, dreidimensional, noch mehr in die Flanken.«

»Tiefer! Länger! Noch fünf Atemzüge!«

»Wenn du bis zwei im Annabel's sitzt, bist du am nächsten Morgen müde, Julie. Das ist Karma.«

Oft verspüren die Schüler nach der Stunde das plötzliche Bedürfnis, den Müll auszuleeren oder ihre Mutter anzurufen.

Ich war ständig unterwegs. Ich übte, wusch die Wäsche, unterrichtete, kaufte Brot auf dem Markt, zahlte regelmäßig 50 Pfund für Strafzettel, wenn ich eine Minute zu lange parkte, um die Kinder abzuholen, und verbot mir dabei zu fluchen. Ich drehte einen Yoga-Trailer für CNN, bei dem ich so lange im Kopfstand stehen musste, dass mich mein Schultergürtel wie ein eisernes Joch nach unten drückte. Ich war oft müde und jedes Mal erleichtert, wenn ich die kleinen, ruhigen Straßen von Queen's Park erreichte, aber ich kam nie auf die Idee, hinzuschmeißen. Eines Abends in Savasana verließ ich meinen Körper ganz.

Ich ließ ihn liegen, fühlte noch den Boden unter mir und sah ihn und mich weit unten liegen. Wohl ließ ich meinen Körper liegen, nicht aber mein Bewusstsein, das sofort schaltete: *Hey, wo sind wir denn hier? Hier war ich*

noch nie. Es könnte ein Traum sein, aber wäre es ein Traum,
könnte ich ihn nicht identifizieren, also ist es kein Traum.

Mir wurde nicht schwindlig da oben, es bestand kein Zweifel: Man konnte nicht fallen.

Man stellt es sich vielleicht etwas unruhig vor, ohne Körper in der Luft zu schweben. Dabei konnte ich, beziehungsweise mein Bewusstsein, durchaus eine räumliche Ausdehnung wahrnehmen, nur eben jenseits der Begrenzung eines dreidimensionalen Körpers. Der Begriff Dimension bekam da oben sowieso etwas Niedliches, er spielte keine Rolle und doch wollte ich nicht, dass sich jemand da unten gekränkt fühlen würde. Ebenso war es hinterher schwer zu beurteilen, welche Sinne noch vorhanden waren. Auf jeden Fall konnte ich sehen, allerdings ohne Augen. Den sanften Hauch, den ich zu spüren glaubte, habe ich, denke ich, im Nachhinein dazuaddiert. Wo hätte ich ihn spüren sollen, ohne Körper? Oder waren meine Gedanken bereits der Hauch? Mein Bewusstsein die Luft?

Ich machte mir keinerlei Gedanken darüber, warum ich über mir schwebte. Ich fühlte mich nicht im Geringsten *deplatziert*, höchstens etwas schwerelos, was jedoch angenehm war. Ich kann im Ganzen wenig Erhellendes dazu sagen, außer dass es mich auf eine schlichte und direkte Art sehr glücklich gemacht hat und es schön ist, sich daran zu erinnern. Diese Erinnerung jedoch dann einzuspannen, wenn ich niedergeschlagen oder traurig bin, funktioniert nicht.

Es wäre vielleicht interessanter gewesen, wenn ich da unten nicht einfach nur als Körper in Savasana gelegen hätte, sondern sich etwas getan und ich mir dabei zugesehen hätte, wie ich im Moulin Rouge in die erste Reihe der Tänzerinnen vorrücke mit einem Porsche in die ineinandergeschobenen Einkaufswagen vor dem Schlecker rase, den Nazis die Mitgliedschaft verweigere, als sie in Buenos Aires dem Deutschen Club beitreten wollen, oder meinen Lehrer küsse. Nur um zu sehen, ob sich das Bewusstsein dann immer noch vornehm zurückhielte oder nicht.

Ich habe diese Erfahrung bis jetzt für mich behalten, zum Teil aus Sorge, nicht die richtigen Worte zu finden, vor allem aber, weil ich mir nichts davon versprach. Wenn ich mir nicht sicher bin, was mir da passiert ist, mit welchem Recht kann ich davon sprechen, ohne den anderen ein Gefühl von Ungenügen zu vermitteln? Ich weiß ja nicht mal, ob ich noch einmal mitgenommen werde auf diesen exklusiven Trip. Der wichtigste Grund für mein Schweigen ist jedoch, dass ich es nicht für meine Aufgabe halte, meinen Körper zu verlassen, obwohl es zugegebenermaßen eine Menge Situationen gibt, in denen es praktisch wäre zu verschwinden, auf langweiligen Abendessen, beim Zahnarzt oder bei einem Bombenattentat zum Beispiel.

Unabhängig davon ist es immer verlockend, ein kleines Geheimnis zu bewahren.

Oft war ich abends, wenn ich um zehn Uhr nach Hause kam, so erschlagen, dass ich es kaum die Treppe in den ersten Stock hinauf schaffte. Manchmal teilte ich mir mit meinem Mann noch ein Bier in der Küche und hörte ihm zu, wie er aus der alten Welt erzählte, zu der ich auch mal gehört habe.

Ich lebte in meiner Welt, in der Menschen dauernd Trost brauchten, trotz der freien Gesellschaft, in der sie lebten, im Inneren die hässlichsten Kämpfe austrugen, während sich auf der anderen Seite der Themse Menschen mit Messern erstachen.

Einmal brach eine Frau nach einer Klasse zusammen. Ich verhielt mich nach Vorschrift, brachte alle Schüler in Vorbeugen, so dass sie bei sich blieben und die Frau nicht zusätzlich unter Druck geriet durch das Gefühl, beobachtet zu werden.

Es kam immer wieder vor, dass Schüler in Savasana in Tränen ausbrachen, und es ist auch mir schon oft passiert. Besonders lange Vorbeugen in Kombination mit Hüftöffnern machen die Schleusen auf und ich kenne Lehrer, die diese Asanas gezielt einsetzen, um den Schülern die Erleichterung zu verschaffen, die auf einen zu lang aufgeschobenen Schluchzer folgt. Happy Ending. Der Klassiker darunter ist die Taube. Wenn man hier nur lange genug ausharrt, schmilzt jeder Widerstand. Ein Bein nach hinten ausgestreckt, das andere vor sich angewinkelt, vielleicht durch eine Decke unterstützt, ist diese Haltung erst mal eine, die man tatsächlich hält. Ihre wahre Natur aber enthüllt sich erst mit der Zeit. Den Oberkörper weit nach vorne über das angewinkelte Bein gelegt, das Gesicht in die Arme vergraben, ist diese Asana geradezu perfekt, ein paar emotionale Themen aufs Parkett zu bringen, wenn man will. Iyengar unterrichtet diese Haltung völlig anders, als Rückbeuge, Eka Pada Rajakapotasana. Hier wölbt sich der Brustkorb nach vorne, der Kopf fällt nach hinten, der Blick geht nach oben. Schluchzer hört man hier nie. Es ist schwierig genug, überhaupt ordentlich und ruhig weiterzuatmen.

Durch Asanas die Stimmung im Raum zu steuern gehört zur Kunstfertigkeit jedes guten Lehrers. Die Grenze zur Manipulation ist kaum wahrnehmbar. Meiner Meinung nach aber ist jede Sequenz, die erst mal nur auf anatomischer Ebene Gelenke öffnet, so dass auch auf energetischer Ebene Bewegung entsteht, nicht nur legitim. Darum geht es, würde ich sagen. Niemand kommt zum Yoga, um die Fassade aufrechtzuerhalten. In Wahrheit gibt es natürlich auch das. Während Savasana das »Ave Maria« zu spielen verärgert mich als Schülerin manchmal und ich denke, was für ein billiger Trick. Dann wieder gibt es Tage, da löst sich erst auf den letzten Drücker, in Savasana, etwas, von dem ich gar nicht wusste oder so genau wissen will, was es eigentlich war.

Die Versuchung, den Schülern auf Teufel komm raus ein emotionales Finish zu bieten, ist groß. Diese Schüler kommen wieder, so baut man sich eine Gefolgschaft auf. Doch das dritte Gebot, das jedenfalls uns Jivamukti-Lehrern auferlegt wurde, heißt: Du sollst nicht heilen. Aber du sollst ja auch nicht »meine Schüler« sagen und die Schüler durch Mittel wie gerade diese Erlösungssequenzen an dich binden. Sagt Patanjali. Sagen David und Sharon und machen es doch genauso wie alle anderen auch.

Manchmal saß ich vor der Stunde in der winzigen Umkleide von Jivamukti, von dummem, manchmal auch echtem Kummer gequält und hatte keine Ahnung, was ich da sollte.

Was wollte ich unterrichten? Was hatte ich da verloren?

Man muss sich doch nur vor Augen halten, wie kompliziert die Welt ist, wir dabei sind, uns gerade selber als Menschheit zu ruinieren, und in welchem beängstigend langsamen Tempo wir erwägen, unsere Gewohnheiten zu ändern.

Fünf Minuten Talk waren vorgeschrieben, ideal war ein aktueller Aufhänger, irgendeine lustige Story, von der aus man elegant hinübergleiten würde zum »Fokus des Monats«, der ein Thema wie »Gewaltlosigkeit-Ahimsa«, »Schweigen« oder »Trataka« (eine Reinigungsübung aus den Hatha-Yoga-Pradipika, bei der man ohne zu blinzeln in eine Kerze schauen muss) beinhaltete.

2.33. *Vitarka Badhane Pratipaksha Bhavanam*
Wenn verstörende Gedanken dich verstören, denk einfach an das Gegenteil. (Durga)

Durga reduzierte so ziemlich jeden Talk nach einem allgemeinen Blabla, in dem es von Chakren und indischen Göttern wimmelte, letztendlich auf die schwierige Beziehung zu ihrem jeweiligen Boyfriend. Ein Unterfangen, mit dem, auch wenn wir das gerne anders darstellen würden, in Wahrheit der Großteil der Schüler immer noch am meisten anfangen konnte. Was ist schon schlimm daran, sich an einem Samstagmorgen von der ebenfalls leicht übernächtigten Yogalehrerin die Klage anzuhören, dass es keinen Sinn hat, auf die Liebe zu warten, wenn man sich nicht selbst als Erstes akzeptiert oder Krishna oder so ähnlich. Zum Abschluss ein aufmunterndes »Was soll's«, eine saftige Stunde, eine ordentliche Nackenmassage und man war gerüstet für den nächsten endlosen Abend in der Weinbar mit den Freunden.

Was hatte ich da beizutragen? Was ich in meinem Leben angesammelt hatte? Aber dabei ging es doch nur um mich und noch ein paar andere und war nur für uns von Interesse. In fünf Minuten dein Leben ausschlachten je nach »Fokus des Monats«, deine Leiden und Freuden entsprechend reduzieren, dabei den Unterrichtsgegenstand nicht aus den Augen verlieren und dann zügig zu den Atemübungen übergehen, und das alles nur, um eine Reaktion aus dem Publikum zu pressen, damit du nicht vergisst, dass du existierst.

Manchmal fragte ich mich, wie andere das machten. Mark Whitwell zum Beispiel, ein wunderbarer Lehrer aus Neuseeland, sicher längst über sechzig, unterrichtet nicht nur seit Jahren mehr oder weniger identisch das »Yoga des Krishnamacharya«, sanfte, fließende Bewegungen, ungeheuer angenehm, er drischt auch offensichtlich unberührt von irgendwelchen Zweifeln dieselben Sprüche.

Und spürt jetzt, wie ihr total und komplett geliebt werdet, getragen werdet von Mutter Erde, alles abgeben dürft in die Erde. Spürt diese bedingungslose Liebe und wisst, genau so, wie ihr seid, seid ihr vollkommen!

Es ist komisch, jedes Mal, wenn ich diese Worte hörte, gefielen sie mir in ihrer Naivität, vielleicht musste man sie auch im schleppenden Dialekt Neuseelands hören. Gleichzeitig fühlte ich mich so, als durfte ich am Buffet nicht selbst aussuchen. Wahrscheinlich will ich nicht, dass mir jemand mitteilt, ich sei vollkommen. Er mag es nicht wissen, aber ich weiß ganz sicher, dass es Unsinn ist. Ich will es ja nicht mal sein. Ich schaue mich dann um, sehe diese hart arbeitenden Leute, die in ihrer freien Zeit in einem kleinen Raum sitzen, damit jemand Fremdes, an den sie dreißig Pfund bezahlt haben, ihnen sagt, sie seien ok.

Yoga ist keine Erfahrung, die sich sprachlich erschließen lässt, und doch bleibt genau das die große Herausforderung, die richtigen Worte zu finden, vor und während und möglichst nicht nach der Stunde, um die Schüler zu ermutigen, die Gedanken hinter sich zu lassen. Das ist noch so eine Floskel, die Gedanken hinter sich lassen, wo denn? Ich habe es wirklich versucht, es ist praktisch nicht zu schaffen, doch wenn ich mich ausschließlich auf die Atmung konzentriere, höre ich auf zu denken. Einfacher dagegen ist es, die Gedanken zumindest so zu bündeln, dass sich nicht die üblichen Knäuel und Fallstricke bilden. Das mag für Außenstehende nach einem Kinderspiel klingen. Wie anstrengend es ist, Samyana (Konzentration) ausschließlich auf den Atem und die technischen Details herzustellen, verrät am besten die Welle der Erleichterung, wenn ein guter Lehrer nach zwei Dritteln der Stunde einen leichten Witz macht und die Konzentration für einen Moment Pause hat.

Einmal meditierte ich einen ganzen Tag lang auf die Kehle, um meine Sprache zu reinigen.

Viele Lehrer nehmen durch eine persönliche Beichte zu Beginn der Stunde ihre Schüler geradezu als Geiseln. Uns wurde das verboten und doch hält sich fast keiner daran. Im Gegenteil, die Erfolgreichsten unter uns verstehen es gerade, Anekdoten abzuspulen, mit dem mimischen Repertoire eines Sportmoderators. Diese Redewut der Lehrer führt dazu, dass während dreistündiger Workshops oft bis zu einer Stunde geredet wird, vordergründig, um das Eis zu brechen, aber in Wahrheit, um Zeit zu killen und oft auch aus Faulheit.

Lehrer sind anderen Lehrern gegenüber sehr kritisch, da unterscheiden sie sich nicht von Taxifahrern, Ärzten oder Fliesenlegern.

»Oh, klar kenne ich Lara!«, sagte eine Lehrerin, die in meiner Stunde war, und zog sich ihr winziges T-Shirt an.

»Privatstunden bei Lara ...«, sie machte eine Pause, die lange genug dauerte, um den Neid zu erahnen, die Missgunst der Älteren, die Eifersucht auf die Geschenke, die sich in ihrer Phantasie in Laras schlichter Kammer türmten, »... sind ja seeeeeeeeeeehr beliebt.«

Die Hausbesuche, der enge Körperkontakt, die Stundentarife, die Barbezahlung, der Mythos vom zufriedenen Kunden, der Vergleich zu Prostituierten ist naheliegend, und doch trennt uns ein wesentliches Detail von der Welt unserer Schwestern, die ebenfalls in der Erlösungsindustrie arbeiten: Wir können unseren Beruf auch noch mit achtzig ausüben. Und überhaupt, Gandhi war auch sexsüchtig.

Wer als Lehrer nur ein wenig Verstand besitzt, wird sich in der Stunde eines anderen Lehrers bewusst im Hintergrund aufhalten. Er will dem anderen das Gefühl ersparen, unter Beobachtung zu stehen. Er hält sich strikt an die Anweisungen des Lehrers, auch wenn sie, wie es oft der Fall ist, dumm und fahrlässig sind. Denn am Ende überwiegt das Mitgefühl, weil die arme Sau da vorne, die mit der Musikanlage kämpft und der Raumtemperatur, seit Jahren vor sich hin wurschtelt und doch nur das Beste will, man ebenso gut selber sein könnte.

Natürlich gibt es auch solche, die sich in die erste Reihe legen, laut mitsingen, sich, sollte es sie mal wieder überkommen, schnell in den Handstand heben und eine halbe Stunde früher, nicht ohne sich laut und wiederholt zu bedanken, verabschieden. Zurück bleibt ein flaues Gefühl beim Lehrer und den anderen Schülern, und der Verdacht, es nicht weit gebracht zu haben trotz Jahreskarte und neuer Öko-Matte. Und dann gibt es noch Madonna. Als sie in den Neunzigern in New York zu Jivamukti ging, kam sie regelmäßig zwanzig Minuten zu spät und übte ihr eigenes Asthanga-Yoga. Heute geht sie nicht mehr in Studios, was aber sicher nicht Sharons Schuld ist, die damals, ganz aus dem Häuschen, dem Gast zu Ehren immer Lieder von Madonna in der Klasse spielte. Während Madonna da war.

2.30. Ahimsa satya asteya brahmacarya aparigrahah yama.
Yama umfassen Gewaltlosigkeit, Wahrhaftigkeit, Nicht-Stehlen, Handeln im Bewusstsein des Brahma und Anspruchslosigkeit. (Sriram)

2.38. Brahmacarya pratishayam viryalabhah.
Derjenige, der im Bewusstsein des Brahma handelt, gewinnt große Energie.

Es gibt schlimmere Vergehen, als sich in der Klasse aufzuspielen: zum Beispiel Lehrer, die das Gebot der Enthaltsamkeit, Brahmacharya, gegenüber den Schülern brechen. Brahmacharya, von Sharon Gannon, kokett als »Guter Sex« erklärt, ist mit Enthaltsamkeit nicht hinreichend übersetzt. Als das vierte der Yamas, der von Patanjali formulierten sozialen Grundsätze nach 1. Gewaltlosigkeit, 2. Wahrheit und 3. Nicht-Stehlen, bedeutet Brahmacharya nicht, den Sexualtrieb zu unterdrücken, sondern dafür zu sorgen, dass er nicht das Bewusstsein in Beschlag nimmt und in Ketten legt. Deshalb beinhaltet die Ernährung der Yogis auch mehr Kohlehydrate als Proteine oder Fett, da besonders durch Vollwertgetreide die Produktion von Serotonin im Gehirn angeregt werden soll, ein Hormon, das wiederum sexuelle Erregung im Zaum hält und stattdessen Traumzustände und visionäre Erfahrungen anregt.

Ein Lehrer geht trotz Getreide in Deutschland sehr systematisch vor. Er gibt den Schülerinnen, die ihm ins Auge fallen, in Savasana eine ausgiebige Fußmassage und geht mit ihnen hinterher etwas trinken und im Anschluss in hundert Prozent der Fälle auch direkt ins Bett. Ein anderer, ebenfalls deutscher Lehrer wurde wegen seiner ungeklärten Verhältnisse, die er mit mehreren Frauen unterhielt, gerügt und ausdrücklich auf seine sogenannte Sexsucht angesprochen. Baron Baptiste ruinierte seine Ehe für eine Schülerin. Rodnee Yee verließ seine Frau für Colleen Saidmann, ebenfalls eine Schülerin, und führt mit ihr seither eine glamouröse Ehe, eine echte Zugewinngemeinschaft, von einer Yogagemeinde auf Händen getragen, die endlich nicht mehr das angestaubte Liebespaar Rama und Sita anhimmeln muss, sondern seinen handfesten Skandal hier auf Erden, in Sag Habor auf Long Island hat. Genau hier unterrichtet die schöne blonde Colleen ihre berühmten Stunden am Sonntagmorgen, für die die Schüler noch Freitagnachmittag vom Heliport in Midtown Manhattan reservieren.

Gewöhnlich kam Russell Simmons auf den letzten Drücker. Doch an diesem Sonntag Anfang Juni 2007 hat er auf die Tube gedrückt. Auf der Rückbank, die kräftigen mokkabraunen Beine müde über die Vorderlehne hängend, lag im weißen Bademantel seine Freundin und war sich nicht sicher, ob sich eine Szene lohnte. Russell sprang aus dem Cabrio, hinter ihm quälte sich sein Bruder Joey, damals noch nicht bekannt als Reverend Run oder Badewannenpriester aus der TV-Serie »Run's House«.

»Los, Joey, beeil dich.«

Gut möglich, dass er vergessen hat, dass wir hier verabredet waren, aber was soll's. Er zeigte auf sein Cabrio und fragte mich:

»Und, was sagst du?«

»Ja, schön weiß! Äh, ich habe nicht reserviert.«

»Ich mach das schon.«

Eine Sekunde später hatte Russell am Check-in alles geregelt, hurtig drei Matten in der ersten Reihe ausgerollt und eine in der letzten.

»Für Joey, der schläft eh immer ein.«

Russell Simmons war einer der großzügigsten finanziellen Unterstützer von Jivamukti New York, deswegen fiel es auch nicht weiter ins Gewicht, als er am Front Desk einmal darum bat, den Pelzmantel seiner Freundin zur Sicherheit ins Büro hängen zu dürfen. Direkt unter das PETA-Plakat.

Colleen Saidmann und Rodnee Yee ließen sich kürzlich fotografieren, wie sie Händchen haltend aus der atlantischen Gischt auf Long Island an Land stürmen, Ursula Andress und ihr kleiner, ehemals dicklicher hawaiianischer Fisch. Auch wenn Rodnee Yee ein phantastischer Lehrer ist: sexy ist er nicht.

Was finden Frauen an Yogalehrern? Umgekehrt gehört nicht viel Phantasie dazu, um sich auszumalen, wie bei einem straffen Tagesablauf – und getrunken wird auch nicht mehr am Abend – die Yogastunden für Lehrer die einzige Möglichkeit sind, Kontakt aufzunehmen, außer, sagen wir, sie mögen ihre Zahnärztin.

Es gehört eine gewisse Abgebrühtheit dazu, Schülerinnen derart abzuschleppen, andererseits: Ist die Aufregung wirklich angebracht?

Am Ende will doch jeder nur eins: Geliebt werden.

Sharon Gannon behauptet immer: »Sieh deinen Partner an, als wäre er ein Engel, dann wird er irgendwann ein Engel werden!«

Mir war nicht klar, was für ein gutes Partythema Sharons These war, bis ich einmal mit dem Chauffeur von Russell Simmons in London eine Auseinandersetzung zu diesem Thema hatte, während sich Russell draußen in seinen neuen Freizeit-Ghetto-Klamotten auf der Portobello Road fotografieren ließ. Ich hatte Sharons These einfach mal in den Raum gestellt, um uns die Zeit zu vertreiben. Der Chauffeur widersprach heftig. Er steckte gerade in einer scheußlichen Trennung und schien auch nicht mehr viel von seiner Frau zu halten.

Eine wunderbare Ausgangsposition für mich und ich sagte mit besonnener Stimme: »Es geht darum, wenn wir einen Menschen nur lange genug gut behandeln, wird er gut.«

Jeder wird zugeben, dass das Konzept einfach genial ist. Der Chauffeur schüttelte zweifelnd den Kopf.

»Aber was, wenn der andere es nicht wert ist? Meine Frau zum Beispiel hat sich immer nur bedienen lassen. Nicht *einmal*, nicht ein einziges Mal in sieben Jahren hat sie mir einen Tee ans Bett gebracht. Selbst bei schweren Erkältungen nicht.«

»Das tut mir leid. Aber ...«

»Woher weiß ich, ob der andere es wert ist? Gesetzt den Fall, ich mache das Ding mit dem Engel, aber es klappt nicht, dann habe ich die ganze Zeit verschwendet.«

»Aber der Witz ist doch, davon auszugehen, dass *alle* Menschen im Prinzip gute Menschen sind. Vielleicht haben Sie es nur nicht lange genug versucht?« Oje. Sharon wäre nicht zufrieden mit mir.

»Ich habe es viel zu lange versucht. Sie war eine verdammte Lügnerin.«

»Ich glaube, wir müssen umparken. Hier kriegen wir einen fetten Strafzettel.«

»Den zahlt Russell.«

Wir konnten uns nicht einigen und auch Russell, der zwischendurch in die Limousine stieg, um sich umzuziehen, war keine Hilfe. Er sagte, er habe keine Probleme, die Menschen wie Engel zu behandeln, selbst seine Exfrau, die total durchgedreht sei und MTV ihre Kleiderschränke filmen lässt, versuche er eisern wie einen Engel zu betrachten, aber einfacher sei es natürlich, »wenn sie Anfang zwanzig sind«.

Ein paar hundert Meter über Heathrow, Donnerstagnachmittag am 16. Oktober 2008: Der Dow Jones war zum siebten Mal in Folge abgesackt.

Im Fernsehen sah man, wie etliche Hedge-Fonds-Manager, ein Wort, das seit einiger Zeit jedem erstaunlich leicht über die Lippen kam, mit Pappkartons unterm Arm in die Kameras lächelten und auf der Rolltreppe im Londoner Untergrund verschwanden. Dieses Lächeln! Es war weder unsicher, enttäuscht noch beschämt. Ich wurde nicht schlau draus. Jetzt weiß ich: Sie fühlten keine Reue, sie planten bereits ihr Comeback.

Bei Jivamukti wurde der Börsencrash kaum erwähnt, dabei arbeitete sicher ein Drittel der Schüler in der City oder hatte zumindest irgendetwas mit Geld zu tun, wenn nicht sogar Geld verloren. Außer Durga, die in ihrem Talk sagte:

»Hey, Leute. Dieses Wort ›Krise‹ hört man ganz schön oft zurzeit, findet ihr nicht? Wozu brauchen wir eine Krise? Weil dadurch etwas Neues entstehen kann, richtig! Es ist nur ziemlich hart, das zu erkennen, wenn man mittendrin steckt, oder? Ich hatte heute Morgen einen Streit mit meinem Boyfriend, und zwar denselben, den wir schon ...«

Während also in London die ersten Bauprojekte verschoben wurden und die Luxusboutiquen ihren Kundinnen unauffällige Plastiksäcke anboten, da niemand mehr mit einer teuren Einkaufstüte gesehen werden wollte, blätterten die Reisenden der British-Midlands-Maschine von London nach Moskau ungerührt im »Hello Magazine«.

Seit ich beschlossen hatte, nach Moskau zur ersten russischen Yogakonferenz zu fahren, musste ich immer an diesen Satz von Krishnamacharya denken: »Yoga ist das Feuer, das die Dunkelheit vertreibt.«

Nach dem Ende der Entspannungspolitik Yoga zu machen auf einem der härtesten Pflaster der Welt, in einer Stadt, in der Yogabücher, 1978 in einer Samisdat-Ausgabe gedruckt, heimlich gelesen wurden wie Solschenizyn, das musste interessant werden. Im Westen war das Politische längst privat geworden, dort auch?

Theoretisch besteht bei jedem Flug die Gefahr, dass das Flugzeug abstürzt, also relativieren sich jedenfalls bei mir die Ansprüche ans Glück: Ich besinne mich aufs Wesentliche.

Ich spekuliere darauf, dass meine Bescheidenheit, klaglos den Mittelplatz einzunehmen, keine Extrawünsche an die Stewardess zu richten, diese Dinge eben, irgendwo zur Kenntnis genommen und durch eine sichere Landung belohnt wird.

»Noch eine Cola?«

»Nein danke.«

So anspruchslos zu sein fühlte sich gut an, bis ich im »Hello Magazine« auf die Bescheidenheit von Angelina Jolie stieß, die gestand: »I am fortunate enough to live with my favourite people in the world.« Weil alle andere Passagiere ebenfalls »Hello Magazine« lasen, würden sie sich in spätestens einer Minute mit mir die Frage stellen müssen – denn so funktioniert »Hello Magazine« ob sie ebenfalls das Schwein hatten, mit ihrer Lieblingsgesellschaft das Leben zu teilen.

Denn man könnte ja auch getrennt leben, sagen wir, wenn einer einen Job in einer anderen Stadt hat, zum Militär eingezogen wird oder ins Gefängnis muss. Oder aber, was wahrscheinlicher war, man lebte mit Menschen zusammen, die einem vielleicht nur die Zweitliebsten auf der Welt waren. Meiner Meinung nach versuchte Angelina Jolie, sich anzubiedern. Mit wem sonst sollte sie wohl leben? Dachte sie, wir sind so dumm zu vergessen, dass sie es sich aussuchen kann, mit wem sie leben will? Denn wer würde nicht gerne mit Angelina Jolie leben? Jeder außer mir. Mir wäre es zu turbulent.

Die Bescheidenheit haben sich die Prominenten alle, weil sie ebenso geliebt werden wollen, vom Dalai Lama abgeschaut. Der nicht das Glück hat, mit seinen Landsleuten zusammenleben zu können (was noch besser ankommt in der Öffentlichkeit). Weshalb Angelina Jolie oft in Krisengebiete fährt, damit wir sehen, jetzt ist die Arme schon wieder weit weg von zu Hause, freiwillig im Elend und zieht sich Babys auf den Schoß. Als ob nicht jeder wüsste, dass die Mystik der Armut so funktioniert, dass die Armen denjenigen beschenken, der ihnen hilft, und nicht umgekehrt.

In Moskau auf dem Weg zum Hotel, ich ging vom Bahnhof aus Richtung Zentrum zu Fuß, bemerkte ich die vielen Straßenkehrer, die ihre Gerätschaften abgestellt hatten, um sich ein Bier an einem Kiosk zu gönnen und den Mädchen in ihren hohen Stiefeln nachzuschauen.

Wer anfängt Yoga zu üben, kann gar nicht anders, als

sich Gedanken über Bodenbeläge zu machen. Es fällt einem auf, wenn Leute in ihren Wohnungen nur Teppichböden haben. Oft läuft in diesen Wohnungen auch die ganze Zeit das Radio, im Bad ein anderer Sender als in der Küche. Leute mit Marmorböden wiederum haben oft Schwierigkeiten mit der Balance. Ich denke, das ist so, weil ihnen kalt ist und sie deswegen nie barfuß laufen, was aber helfen würde für Balance-Übungen wie Vrksasana, den Baum.

Die Yogamatten, so wie wir sie heute kennen, hat nach eigener Aussage B. K. S. Iyengar erfunden. Christoph Biermann fragte ihn, in bereits erwähntem Gespräch, was er von einer Yogamatte von Gucci hielt, die 655 Dollar kostete. Er antwortete:

»Ich war 1966 in München, um eine Vorstellung zu geben. Dazu brauchte ich einen Teppich, weil es auf der Bühne rutschig war ... in einem Laden sah ich eine Gummimatte auf dem Boden liegen. Es war eine Unterlage für Teppiche, und sie ist zur Yogamatte geworden. Es ist also ein Import vom Westen zum Osten, aber mit östlichem Verstand.«

Auf welchem Fundament standen die Leute hier? In der Zeitung war im Zusammenhang mit Russland immer von einer »dramatischen Schieflage« die Rede, was hieß das für die russischen Yogis? Rutschten sie? Immerhin haben wir es mit einem Land zu tun, das gerade erst, vor etwas mehr als fünfzig Jahren, unter aberwitzigen Bedingungen zur Weltmacht geworden war. Die damalige, für uns nicht nachvollziehbare Not des Alltags, das dauernde Anstehen, der umfassende Mangel, die ständig überfüllten Gemeinschaftswohnungen in den explosionsartig wuchernden Städten, das Leben in Erdhöhlen, das alles musste doch Spuren hinterlassen haben in diesem Volk, dessen aktuelle Sorgen wir so wenig kannten wie ihre Freuden – die hohen Stiefel ausgenommen.

Auf der Konferenz am nächsten Tag traf ich David und Sharon in der Kantine. Sharon wickelte ihr Holzbesteck aus einem hübschen kleinen Tuch aus. Sie benutzte kein Plastik, wenn sie es vermeiden konnte, und hatte uns bei unserer Ausbildung beigebracht, nicht jedes Mal die Klospülung zu ziehen, um Wasser zu sparen. »Not, if you do your pipi!«

Wir tranken schwarzen Beuteltee, sprachen über das Puschkin-Museum und darüber, dass Alpro Soyamilch die beste Soyamilch herstellte. »Aber teuer«, sagte ich und verdrehte albern die Augen.

»Nicht auf lange Sicht gerechnet«, antwortete David freundlich, und ich dachte, verdammt, er hat schon wieder recht. Er redete nicht weiter. Es war nicht nötig. Alle am Tisch waren mehr oder weniger Veganer und kannten die Zusammenhänge zwischen Massentierhaltung, Tierquälerei und Klimawandel auswendig.

»Wusstet ihr, dass man im Internet auch Erde kaufen kann?« David grinste. Wir grinsten ebenfalls. Er hätte alles sagen können.

Logischerweise gingen wir nach dem Mittagessen zu Sharon und Davids Workshop, obwohl wir alles schon hundertmal gehört hatten.

»Krankheiten sind die Folgen von vergangenen Handlungen.«

Es ging um Karma und das Interesse der russischen

Konferenzbesucher war groß, wenn auch nicht gleich alle ihr Handy auszuschalten bereit waren.

Ich musste bei Karma immer an alte Handtücher denken und die Aufforderung des Hotelmanagers, sie auf den Boden zu werfen, wenn man frische haben wollte. Als sollte man sie *wütend* auf den Boden werfen.

»Ihr habt eine Menge richtig gemacht in all den Leben, die ihr schon gelebt habt. Sonst wärt ihr nicht hier.«

In der ersten Reihe lagerte eine eindrucksvolle Gruppe russischer Lesben mit Bo-Derek-Frisur.

»Baddha Konasana. Öffnet die Fußsohlen, dann öffnet ihr das Becken.« Zum Abschluss zeigten sie einen kurzen Film von PETA. Nur widerwillig öffnete sich das Unbewusste.

Am Ende des Tages spürten wir die Rückstände all der Beziehungen, die wir durch Angst zerstört hatten, in den Hüften, gelegentlich auch im Knie.

Abends gingen wir in ein russisches Badehaus, Männer und Frauen getrennt. Sharon hatte den Körper eines jungen Mädchens. Den Körper, den junge Mädchen haben sollten. Mein Annamaya Kosha, der physische Körper, war am Ende. Mein Astralkörper (Pranamaya Kosha), der aus Energie besteht, lächelte. Trotzdem wird es mir einmal schwerfallen, den Annamaya Kosha zu verlassen. Ich hänge wie die meisten von uns an dem Körper, der aus Essen gemacht ist. Jetzt, wo er alt wird, haben wir ein besonders herzliches Verhältnis zueinander. Ich versuche, ihm nichts durchgehen zu lassen, und nehme ihn immer noch hart ran. Er hat keinen Funken Humor, aber er sitzt am längeren Hebel.

Sharons Essenskörper war kaum vorhanden, dafür hatte

sie einen beeindruckenden Astralkörper, mit dem sie schon voraus zur Dusche flog. Man erzählte sich, dass sie nicht mochte, dass David zu viel aß, weil der Verdauungsprozess den Körper schneller altern ließ. Das war rührend, denn auch David besaß einen schicken Astralkörper, während sein Essenskörper niemals vermuten ließ, dass er minutenlang im Handstand stehen konnte, sogar problemlos einen Lotus im Handstand hinbekam. Sharon machte sich trotzdem Sorgen, ganz zu Recht, denn David, wenn man mit ihm allein essen ging, bestellte sich immer eine besonders große Portion.

Auf der Konferenz hatte ein kleiner Teil der Besucher so ausgesehen, wie man Yogis früher in Illustrierten dargestellt hatte: ausgemergelte Typen mit Haaren, die wie hastig zusammengerafftes Schilf aussahen, und einem Blick, der nach innen gekehrt war und dem Betrachter den Eindruck verschaffte, es gäbe da etwas schlicht Unglaubliches zu sehen.

Indien ist viel näher an Russland als an der Schweiz, und doch gibt es einen Yogalehrer, der leider nicht auf der Konferenz war, obwohl er die Russen in den letzten Jahren sehr beeindruckt hatte: den Schweizer Reinhard Gammenthaler.

Geboren 1953, zeigt er seinen vom Scheitel bis zur Sohle tätowierten Körper in unzähligen Videos im Internet. Man kann ihn und seine vom Berner Kassenarzt eingefüllte Amalgam-Plomben bei der Demonstration von Khecari Mudra sehen, einer Art Energieblockade, bei der die Zunge an den oberen Gaumen gepresst wird. Ebenso gibt es Aufnahmen von ihm in einer rosa Unterhose, wo er sehr eindrucksvoll Nauli demonstriert, eine der sechs empfohlenen Reinigungsübungen, bei der in der Atempause der Magen hin- und hergeschleudert wird wie in der Trommel einer Waschmaschine.

Ich habe ihn leider noch nicht kennengelernt, aber ich stelle mir eine Begegnung großartig vor. Die Erklärungen, die er im getragenen Schweizer Singsang zu den einzelnen Übungen gibt, entbehren jeder Dramatik, sind jedoch von einer sorgsamen Glaubwürdigkeit, dass man ihn mitsamt der rosa Unterwäsche, in der er wie ein Juergen-Teller-Model aussieht, ins Herz schließen muss. Die Interviews, in denen er von seiner Zeit in Kaschmir, seinem Guru Dhirendra Brahmachari und seiner Definition von »Kundalini« spricht und vor der Kommerzialisierung von Yoga warnt, sind sympathisch, sogar bescheiden, aber nicht überraschend. In all der Extravaganz, die er körperlich vorführt, strahlt er warme Biederkeit aus und zu gerne wüsste man mehr über sein spätes Glück, das auf den Namen »Vanessa« hört. In seinen Worten: »Nur wenn das Leben schwarz wie eine Wandtafel wird, kann Gott etwas Neues draufschreiben.«

Moskau, vielleicht kam daher meine Begeisterung, war ein Lehrbeispiel wie aus dem Bilderbuch: Der unablässige Zigarettenkonsum, die lauten Gebärden der um ihre Macht fürchtenden Männer, der ungezügelte Spaß am Sex und am Geld, die Wucht, mit der ununterbrochen Aufmerksamkeit zerstört wurde, all das war die ideale Folie, vor der sich die heilsame Wirkung von Yoga zeigen konnte. Auch im Wendtland ist Yoga heilsam, aber in Moskau lässt es sich besser beobachten. Dennoch war die Frage: Konnte Yoga diese erhitzten Geister beruhigen oder im Gegenteil mehr aufwiegeln? Versprach Yoga die Entspannung, die dem atemlosen Land eine Pause verschaffen würde?

Jedes Land braucht ab und zu eine Pause. Alle rettenden Sitzungen während der Finanzkrise fanden am Wochenende statt, alle entscheidenden Deals wurden zwischen dem Schluss der New Yorker und der Eröffnung der Tokioter Börse gemacht. Die Welt braucht Pausen. Vielleicht sind es am Ende die Leerstellen, die die Menschen an verschiedenen Orten am meisten miteinander verbinden? Denn egal, wie unterschiedlich das Yoga in Moskau von dem in München oder dem in San Francisco ist, in der Sehnsucht nach der Pause sind wir alle gleich.

Die russischen Schüler, die in London zu mir kamen, mochte ich gerne. Vielleicht wegen ihrer schönen Sprache, vielleicht weil sie so schlecht lügen konnten. Ein Schüler hatte es mir besonders angetan, Ron. Ron stellte sich immer in die erste Reihe, er hatte schöne Beine, aber wie die meisten Männer jämmerlich kurze Oberschenkelmuskulatur. Er ignorierte alle meine Empfehlungen, er sprang, wenn er einen Schritt machen sollte, er kickte die Beine hoch in den Kopfstand, aus dem er fluchend umfiel, anstatt sich langsam mit Kontrolle nach oben zu heben. Er unterhielt die Klasse, flirtete mit den Damen, winkte mich heftig zu sich herüber, um etwas Lavendelcreme auf seinen Nacken reiben zu lassen. Er ließ sich völlig gehen. Und in Savasana wurde sein Körper schwer und sein Gesicht verwandelte sich in das eines Babys. Irgendwann erzählte er mir, er sei aus Tel Aviv. Trotzdem war er der perfekte Russe, den ich kannte.

Wirklich seltsam an unserem Beruf ist etwas, worauf mich Kelly einmal aufmerksam machte. Als Lehrer schauen wir eine Menge der Zeit auf die Pofalten von fremden Menschen. Aus was für Gründen auch immer rutschen die Hosen in manchen Haltungen, ohne dass es die Schüler merken. Ich kann mit Bestimmtheit sagen, dass wir nicht eine Minute darüber nachdenken. Aber man sieht eine Menge heimlicher Tattoos auf diese Weise. Ich war viel unterwegs, längst nicht so viel wie andere Lehrer, aber doch genug, um mir gelegentlich die Frage zu stellen, was das alles sollte.

Die Vorstellung, als Lehrer die Welt erklären zu können, kam mir immer absurder vor.

Ich machte noch eine Erfahrung in London, ohne sie einordnen zu können. Die Tatsache, dass alle eigentlich ständig verletzt waren, führte ich darauf zurück, dass wir zu viel unterrichteten. Ich wusste nicht, dass Yogalehrer genau wie Pflegepersonal mit zu der Gruppe gehören, die am stärksten gefährdet ist, einen sogenannten Burn-out zu erleiden.

Einmal, im Spätherbst 2008, flog ich nach New York zu einem Thanksgiving-Retreat unseres Lehrers Sri Brahamanda Saraswati im Ananda Ashram. Dort nahm ich Sanskrit-Unterricht bei Bharati aus dem Ruhrpott. Ich schätzte sie auf Mitte sechzig, aber sie wollte ihr Alter nicht verraten. Bharati trug die Haare noch immer wie früher, in der Mitte gescheitelt, hüftlang. Früher waren sie blond. Sie durfte im ehemaligen Haus des Guru wohnen, eine Ehre, die ihr gelegentlich Missgunst einbrachte. Seit seinem Tod hatte sie nichts angefasst in seinem Schlafzimmer und dem winzigen Meditationszimmer nebenan. Sie rollte jede Nacht zwischen mannshohen Bücherstapeln eine Isomatte aus auf dem Holzboden im ersten Stock des winzigen Cottage. Bharati mochte aus Deutschland kommen, doch ihr Deutsch klang nach einer anderen Zeit.

Am letzten Morgen standen zwei Rehe im Frühnebel auf der Wiese. Sie nahmen uns kurz unter die Lupe. Was sie wohl sahen? Ungeduschte, schweigende Frauen mit Löchern in den Schuhen und dicken Kunstfellmützen, die über die gefrorenen Erdfurchen stolperten, zum Cosmic Temple auf der Suche nach Glück.

Glück konnte man synthetisch herstellen, mit Hilfe des präfrontalen Cortex, des Erfahrungssimulators, so viel wusste ich als Yogi. Das interessierte auch die Neurobiologie, deren Superstar Dr. Wolf Singer ich in London getroffen hatte. Noch schienen sich die Naturwissenschaften und Yoga argwöhnisch zu beobachten, dabei ging es in den psychologischen Fachzeitschriften, die ich auf einmal wie wild in der British Library zu lesen versuchte, immer mehr um Themen wie Glück und wie es zu erreichen war. Was bedeutete das für mich als Lehrerin? Ein Zweitstudium? Einen Einbruch ins Max-Planck-Institut?

In New York war ich zu Genny Kapulers berühmten Iyengar-Klassen in der Mercer Street gegangen und zu Sharon Salzbergs Meditationsabenden im Tibet House. Es wurde Zeit, alles zusammenzubringen. Ich wollte endlich wissen, warum wir alle nicht aufhörten, das Kinn zum Knie zu beugen. Deswegen beschloss ich, als ich an den Rehen vorbeiging, eine letzte Reise zu machen. Es war der Tag, als in Bombay durch einen Anschlag islamischer Terroristen 173 Menschen ermordet wurden. Sechs Wochen später würde ich nach Indien aufbrechen.

6. A.M. MEET THE GURU

Vielleicht ist es mit Indien wie mit dem ersten Kuss. Erst kann man es nicht erwarten. Dann ist es vor allem anders, als man dachte. Und danach möchte man trotz Infektionsgefahr, dem Risiko, etwas falsch zu machen, und den befremdlichen, gut gemeinten Kommentaren der Umgebung vor allem eins: eine zweite Chance.

Nach meiner ersten Reise war für mich jedenfalls klar, dass ich eine zweite Chance brauchen würde, um Indien kennenzulernen. Indien wiederum war es wahrscheinlich egal, was ein weiterer, auf der Stelle tretender Westler aus seinem Zimmer mit Air-Condition über den jüngsten Wirtschaftsaufschwung des Landes, die geheimnisvollen Deals in den winzigen Seitenstraßen, die überwältigenden Gerüche nach Jasmin und Kot und das viele Gold an den Armen seiner Bewohner dachte. Wenn es doch hauptsächlich auf die Erkenntnis hinauslief: dass in vom Lonely Planet empfohlenen Hotels immer nur Lonely-Planet-Rucksacktouristen herumlungerten.

Vielleicht ist es ein Irrtum anzunehmen, es genügt, um ein Land zu verstehen, dass man nur mit möglichst viel Begeisterung anreist. Denn schneller als man »hübscher Kaschmirschal« sagen kann, dreht es sich nur noch darum, die Begeisterung zu retten, egal, was mit dem Land ist. Es geht dem Indienreisenden mehr noch als dem gewöhnlichen Reisenden um ihn selbst und sein heißes Bedürfnis danach, überwältigt zu werden (natürlich nur emotional) in einem Land, das aus der Zeit herauszufallen scheint.

In der Vergangenheit war es die als Souvenir dieser Überwältigung dienende Sprachlosigkeit, in die sich Indienreisende nach ihrer Rückkehr flüchteten, das wissende Kopfnicken unter Eingeweihten, die Diskussionen über Malaria-Prophylaxe in den Yogaumkleiden, die Art, wie sie »Indien« aussprachen, »IN-Di-A«, im melodischen Singsang der Inder, kurz die insgesamt zur Schau getragene Verzückung, die mich darin bestätigte, dieses Land in keinem Fall zu besuchen.

Indienreisende sind also unter den Reisenden ein Spezialfall. (Und Goa-Touristen fallen noch mal in eine Unterkategorie.)

Niemand kommt aus Indien zurück wie beispielsweise aus Grönland und sagt: »Hammernatur, aber das Essen ...«, oder von einer Fahrradtour durch Polen: »Hammernatur, aber das Essen ...«, oder aus New York: »Wahnsinnsshopping, aber diese Preise ...«. Für Indienreisende gibt es kein »aber«. Dabei wäre die natürliche Reaktion: »Hammernatur, Hammeressen, Wahnsinnsshopping, aber diese Armut!«

Tatsächlich waren es die Recherchen zu diesem Buch, die Zweifel, die immer lauter wurden und mich letztendlich kapitulieren ließen: Wenn du ein Buch über Yoga schreibst, dann musst du über den Ursprung und die Geschichte von Yoga schreiben, das heißt, du musst nach Indien fahren. Ob an der alten Leier von der Quelle und dem Licht der Wahrheit tatsächlich etwas dran sein würde oder sich der Indientrip als weitere ebenso durchwachsene Angelegenheit herausstellen würde wie ein guter Teil der letzten zehn Jahre, würde ich vielleicht nie herausfinden. Was aber nicht heißt, dass ich mir die Reise sparen konnte.

Natürlich wurden alle Indienreisenden, sobald ich mich entschlossen hatte zu fahren, sofort meine besten Freunde, und die wertvollsten Ratschläge nicht nur zum Thema Malaria habe ich all meinen Yogafreunden aus der Umkleide zu verdanken, und ich wünschte, ich hätte noch besser hingehört, damals im Herbst 2008.

Ich würde über Weihnachten und Silvester fahren, die einzige Zeit, in der mein Mann auf die Kinder aufpassen konnte. Allerdings, und meine Freunde aus der Umkleide lachten mich schallend aus, hatte ich nur zweieinhalb Wochen Zeit. Zweieinhalb Wochen, in denen ich nach Norden wollte und nach Süden, nach Mysore und nach Chennai. Chennai musste ich streichen, weil das Krishnamacharya Yoga Mandiram über Weihnachten geschlossen hatte.

Es blieb immer noch eine idiotische Idee, die nicht nur aus organisatorischen Gründen zustande gekommen war, wenn auch hauptsächlich, sondern auch ein bisschen aus Trotz. Irgendwie wollte ich es all denen, die für Monate verschwanden, um hinterher sprachlos zurückzukehren, zeigen.

Meine Freundin Sabina aus New York, die in den siebziger Jahren eine Art Hochzeitsreise nach Indien machte und noch nie etwas mit Yoga am Hut hatte, warnte mich. Als blonde, große Frau sei Indien ein Alptraum. Ich solle es möglichst vermeiden, spazieren zu gehen, mich ausschließlich in den schönsten und teuersten Hotels aufhalten und jede Menge Gin trinken. Auf diese Weise würde ich nicht krank und müsste mir das Elend auf den Straßen nicht anschauen. Klar gäbe es eine Menge Tempel und Paläste zu besichtigen, aber rückblickend müsse sie feststellen: Das Beste an Indien seien die Drinks im Hotel und dass man, falls man es überlebt, herrlich an Gewicht verlieren würde. Was man macht, wenn einen mitten in Bombay der Reisegefährte verlässt, sagte sie nicht. Sprüche wie: »Du bekommst, was du brauchst, nicht, was du dir wünschst«, wie sie in Yogakreisen gerne zitiert werden, kennt sie nicht. Sie findet wie Bret Easton Ellis: »Man kann nie zu reich und zu dünn sein.«

Auf der Straße vor meinem Hotel in Bombay, das heute Mumbai heißt, köchelten schwach die Autoabgase an diesem feuchten Dezembermorgen im Jahr 2008. Ich wartete auf einen Fahrer, der mich zum Flughafen bringen sollte. Gestern Nacht war der Freund, mit dem ich unterwegs war, nach Europa abgereist, bereits nach einer Woche, anders als geplant. Das, was zu Hause wie eine unerschütterliche Kameradschaft ausgesehen hatte – die Sorte, von der wahrscheinlich beide mit gutem Gewissen behauptet hätten, man verstünde sich blind –, war nach einer Woche Indien auseinandergebrochen. Selbst etliche Gin and Tonics, die wir gestern Abend noch im menschenleeren Taj Mahal getrunken hatten, um die Sache irgendwie mit Anstand zu

Ende zu bringen, hatten nicht geholfen, die Tatsache zu verschleiern, dass wir beide verschiedene Erwartungen an die Reise hatten, die trotz wochenlanger gemeinsamer Planung, das war das Verrückte, nicht unterschiedlicher sein konnten.

Vielleicht hätte das auch auf Sizilien oder der schottischen Hochebene passieren können, denn es war nicht unsere erste Reise, aber es passierte in Indien, in einer Stadt, in der wir drei Stunden zuvor gelandet waren, einer Stadt, die während des Amerikanischen Bürgerkriegs durch Baumwollproduktion reich geworden war, in der heute über 16 Millionen Menschen wohnten, davon über die Hälfte in Slums. Wo fast genau vor einem Monat bei einem Terroranschlag 173 Menschen ums Leben gekommen waren: im Leopold Café, im Hauptbahnhof Chhatrapati Shivaji Terminus, einer Frauenklinik, einer jüdischen Einrichtung und im angeblich besten Hotel der Welt, dem Taj Mahal, das zur Zeit unseres Besuches sicher verhandlungsbereit gewesen wäre, was die Zimmerpreise betraf.

An die Fahrt im Taxi vom Flughafen ins Zentrum, wo unser vergleichsweise schlichtes Hotel recht schmucklos an einer dicken Verkehrsader lag, habe ich keine zusammenhängende Erinnerung.

Die Alarmanlage schnurrte, die Stimmung war abgeschlagen und reizbar, draußen zogen kilometerlang die Dhavari-Slums vorbei, aneinandergeklebte Wellblechdächer, die in der Sonne einen fast festlichen Glanz erhielten.

Der Lonely Planet empfahl eine Tour durch die Slums, vom Erlös wurden Schulen finanziert. Mein Impuls, diesen Kosmos, den Elend und Armut einnahmen, spontan durch Zahlen und Fakten begreifen zu wollen, war albern. Ich legte den Führer wieder zur Seite. Diesmal war es nicht so sehr die Armut, die mich erstarren ließ – der erste Schock war ein verkrüppeltes kleines Mädchen in Delhi gewesen –, diesmal war es schlicht die Dimension, ein Begriff, der erst hier seine wahre Bestimmung erfuhr. Wenn in Europa der Komparativ herrschte, dann herrschte hier der Superlativ. Wobei ich mir nicht sicher bin, an welcher Stelle die Slums von Mumbai nach den angeblich größten Slums der Welt in Nairobi kamen, vielleicht an zweiter oder erst dritter Stelle, und was man mit diesem Wissen anfangen sollte.

Sobald wir die Autobahn verließen, tauchten mitten im Verkehr kleine Kinder neben unserem Auto auf, die den Bestseller »The White Tiger« ans Fenster hielten und Bücher von Paulo Coelho. Die Luftverschmutzung war gigantisch. Wie schon in Delhi trugen die Mopedfahrer Sonnenbrillen und schwarze Tücher vor Mund und Nase.

Vor dem Taj Mahal standen Panzerwagen und Polizisten. Eine uniformierte Wachtruppe ließ uns ungehindert passieren, während Hunderte von indischen Schaulustigen versuchten, von Bretterzäunen auf Abstand gehalten, einen Blick auf die Balkone zu werfen, von denen sich während des Anschlags islamistischer Terroristen Gäste in den Tod gestürzt hatten. Es musste dieser sechzig Stunden andauernde Kampf um das Taj Mahal gewesen sein, der die Inder traumatisierte und aus dem Datum 26/11 ein indisches 9/11 machte.

In der Lobby standen eine Menge Bedienstete sprungbereit, hin- und hergerissen in dem Bemühen, unseren nächsten Schritt vorauszusehen, und uns dennoch nicht zu belästigen. Sie hatten sicher Angst um ihren Job. Man tut einem Hotelangestellten eben keinen Gefallen, wenn man eine Tür allein öffnet oder seinen Koffer krampfhaft selbst trägt.

Außer uns saß ein junges Paar still und ernst im Innenhof des »Grill Rooms«. Sie sahen aus, als hätte die ganze Verwandtschaft zusammengelegt, um ihnen die Honeymoon-Suite zu spendieren, und sie versuchten, der Ehre gerecht zu werden. Obwohl der Nachmittag langsam zu Ende ging, konnte der Schatten von den Marmorwänden, die den Hof einrahmten, die Luft kaum abkühlen. Ich dachte an einen Berliner Galeristen, der ungern reist und sich nur schwer dazu durchringen konnte, am 26. November nach Mumbai zu fliegen. Er versteckte sich über Stunden unter einem Tisch, während im Nebenzimmer Leute erschossen wurden.

Meine Neugier wurde mir auf einmal widerlich. Niemals wäre ich hierhergekommen, wäre nicht vor mir ein Terrorkommando hier gewesen. Dass es unbestritten journalistische Neugier war, machte es nicht besser, und ich war erleichtert, als wir gingen. Das Taj Mahal blieb meine einzige klassische Sehenswürdigkeit auf der Reise, nicht mal das gleichnamige berühmte Grabmal in Agra hatte es auf die Liste geschafft.

Draußen, im Geschrei und Gedränge der staubigen Straßen, hob sich sofort meine Stimmung. Endlich kam ein leichter Wind vom Hafen her auf. Nur in den Seitengassen stand noch immer die Hitze vom Tag. Unbeeindruckt ließen wir den Triumphbogen, das Gateway of India, mitsamt den vielen Eisverkäufern hinter uns, schlenderten an einem Kricketfeld, dem Oval Maiden, vorbei, der Universität vom Mumbai, durch eine kleine Straße mit dem hübschen Namen Amrit Path, vorbei am Chhatrapati Shivaji Terminus, besser bekannt als Victoria Terminus, den täglich 2,5 Millionen Menschen benutzten.

Wenn überhaupt, ist mir ein Bild von diesem Amrit Path geblieben, eine ruhige, dunkle Gasse, durchaus in einer besseren Gegend. In meiner armseligen Erinnerung wird sie immer mehr zu einer bestimmten kleinen Gasse im jüdischen Ghetto in Rom und damit zum Inbegriff der düsteren kleinen Gasse: verdächtig still, an den Türen unleserliche Namensschilder, Katzen, die in dämmrigen Kellerschächten verschwinden, ein dürres Bäumchen, in dessen mageren Wurzeln Zeitungsfetzen hängen, alles in allem die beruhigende Szenerie eines längst verloren gegangenen Kampfes gegen die Vergänglichkeit.

Das Leben hält sich zurück an diesen Orten, und gerade weil es so schwer zu finden ist, gewinnen die wenigen Anzeichen über die Maßen an Bedeutung. Jalousien werden heruntergezogen, ein paar Männer stehen auf der Straße und rauchen, vielleicht klappern Absätze, ein Moped springt an. Auch ich fühlte plötzlich so etwas wie Lebensfreude aufkeimen. Wie zum Beweis entstand sogar die Möglichkeit zum Blickkontakt und tatsächlich klappte es einige Male. Ich sah Indern in die Augen und sie sahen mich, eine niedergeschlagene europäische Frau mittleren Alters, die sich selbst leidtat und nicht wusste, wohin mit sich.

Wäre es Rom gewesen, wäre ich noch an diesem Abend nach Hause gefahren, so enttäuscht war ich, dass mein Reisegefährte nicht hielt, was er versprochen hatte. Als hätte er versprochen, dass es ihm gefallen würde, dass es ihn interessieren würde, dass er bereit war, das Tempo, egal wie anstrengend es war, zu halten.

Aber es war nicht Rom, es war Indien. Ich hatte schon Weihnachten nicht mit meiner Familie verbracht, ich konnte ebenso gut weiterfahren, alleine. Ich traf diese Entscheidung ohne jedes Pathos, das man vielleicht erwarten könnte. Indem ich vielmehr nichts entschied, folgte ich dem Ablauf, von einem Münchner Reiseveranstalter, dessen Namen meine Reisemappe zierte, nach meinen blinden Vorgaben zusammengestellt.

Theoretisch hatte auf dem Weg vom Taj Mahal ins Hotel die Möglichkeit bestanden, rechts abzutauchen in die schwarzen Gassen, zu den streunenden Hunden und den Männern, und die Reiseroute an diesem Abend zu ändern, sogar das ganze Leben, wie ich es kannte, zu verlassen, nur hatte ich gerade in diesem Moment die Nase gründlich voll von Überraschungen und wollte nichts mehr als zurück in das hässliche Hotelzimmer und mir weiter leidtun.

Schließlich kam der Fahrer. Er hieß Ignatius und trug ein dickes Kreuz aus Gold um den Hals. Gegen Ende der Fahrt lieh ich mir von Ignatius einen Kugelschreiber und schrieb mir seine E-Mail-Adresse auf, für den Fall, dass ich ihn später zu seinem Leben als Christ etwas fragen wollte. Im Moment konnte ich ihn nichts fragen, mein Kopf war noch immer dumpf. Halt, eine Frage war möglich:

»Auf dem Kugelschreiber steht ja Taj Mahal?«

»Wir hatten da ein Business-Meeting.«

»Gefällt Ihnen das Hotel?«

»Es ist das schönste Hotel der Welt. Ich möchte gerne Ferien da machen.«

»Haben Sie Ihren Sohn auch schon taufen lassen?«

»Ja, Gott will das.«

»Was gefällt Ihnen an Gott?«

»Seine Liebe.«

»Und die Slums?«

»Der Herr liebt all seine Schafe.«

Ignatius sprach nicht nur ein ausgezeichnetes Englisch dank seiner Ausbildung auf einer katholischen Schule. Er sorgte auch dafür, indem er mit einem Mitarbeiter von Jet-Airways für ein paar Minuten verschwand, dass ich, nachdem mein Flug ersatzlos gestrichen wurde, auf die nächste, dreimal überbuchte Maschine gesetzt wurde nach Trivandrum oder Thiruvananthapuram, wie es eigentlich hieß (als sei Trivandrum nicht schon kompliziert genug), und zwar First Class. Wir Katholiken halten eben zusammen. Ich gab ihm zum Abschied ein Päckchen Streichhölzer aus dem Taj Mahal und ein unprotestantisches Trinkgeld. Ich gab überhaupt für den Rest der Reise unverhältnismäßig hohe Trinkgelder, was ich rückblickend auf die Tatsache, dass ich mich etwas einsam fühlte, zurückführen würde. Was »unverhältnismäßig« in Indien bedeutete, begriff ich schließlich an den Reaktionen des Empfängers und daran, dass im Anschluss Freunde und Verwandte des Empfängers kamen und ebenfalls ihre Dienste anboten.

In »The White Tiger« hatte ich von einem Magazin gelesen, das »Murder Weekly« hieß, an jedem Zeitschriftenstand im Land verkauft wurde und »Murder. Rape. Revenge« versprach. Ich hatte »The White Tiger« zu Hause in London gelassen, nicht mal zu Ende gelesen. Ich wollte als leere Tasse reisen und hatte lediglich die Ausgabe von »Geo Saison – Verzaubert von Indien«, die der Freund zurückgelassen hatte, dabei. Na gut, ich hatte auch F. Scott Fitzgeralds »Zärtlich ist die Nacht« eingepackt und »Der cartesische Taucher« von Durs Grünbein und Graham Greene »Travels with my Aunt«. »Zärtlich ist die Nacht« teilte ich mir ein. Nicht mehr als fünfzehn Seiten am Tag.

Als ich die gelesen hatte, stand ich auf, um »Murder Weekly« zu kaufen. Die anderen Reisenden in der »Business Class Lounge«, in der ich dank Ignatius umsonst Cola trinken konnte, lasen alle »The White Tiger«, Bücher von Coelho oder indische Tageszeitungen.

»Murder Weekly« war ausverkauft, also kaufte ich »The Times of India«. Ich las, dass am Flughafen, der gefährlich nah an den Slums lag, in Kürze damit begonnen würde, ein Warnsystem aus speziellen CCTV-Kameras, Infrarot-Sichtgeräten und Bewegungsmeldern zu installieren, um die vielen Eindringlinge aus Dhavari, zu denen auch streunende Tiere gezählt wurden, besser erwischen zu können.

Die Finanzkrise habe, so hieß es in einem weiteren Artikel, den Preis für Hundefutter derartig in die Höhe getrieben, dass viele Besitzer ihre Hunde aussetzten. Während diese Hunde nun auf die Flugbahn liefen und den Flugbetrieb störten, sorgten sie gleichzeitig dafür, dass die Geschäfte wieder liefen, zumindest für die Verkäufer von

CCTV-Kameras. Außerdem las ich, warum mein Flug immer wieder verschoben wurde und auch alle anderen Flüge verspätet starteten oder gar ganz ausfielen: Einem ungewöhnlich dichten Nebel über Delhi zufolge hatte der Flughafen dort bereits gestern Abend geschlossen werden müssen, ein nationales Chaos auf allen übrigen Flughäfen folgte.

In Delhi war ich vor neun Tagen gelandet. Hier hatte unsere Reise begonnen: mit einer sechsstündigen Zugfahrt nach Rishikesh in den »magischen Norden«, wie der Reiseprospekt versprach. Neun Tage, in denen ich kaum meditierte, so gut wie nie Asanas übte, mich auf der Suche nach der Geschichte von Yoga im Heimatland des Yoga fremder mit meinem Yoga fühlte als in Wasserburg am Inn.

Das verkrüppelte kleine Mädchen wurde am Bahnhof von einem Mann, wahrscheinlich ihrem Vater, behutsam und wendig durch die Menge getragen. Obwohl es noch nicht mal sechs Uhr morgens war, waren die Bahnsteige und Treppen bereits überfüllt. Der Mann trug Sandalen, das Mädchen war barfuß, ihre Kleidung war sauber und einfach. Es war der erste von vielen Fällen von Kinderlähmung, den ich sah, wenn auch immer weniger Kinder dabei waren. »Schluckimpfung ist süß, Kinderlähmung ist grausam.« Schluckimpfung ist vor allem teuer, und während Europa, Amerika und Australien längst frei von Polio-Viren sind, flammt die Krankheit in armen Ländern eben immer wieder auf.

An dem Mann mit seiner Tochter schoben sich ebenso geschickt die Diener eines wohlhabenden Mannes vorbei, der einen feinen Anzug trug. Sie schielten unter den schweren Koffern, die sie fast zu Boden drückten, hervor und bahnten sich zügig ihren Weg zu einem silbernen Jaguar, vor dessen Türen ein pockennarbiger Chauffeur die ersten Strahlen der Morgensonne genoss.

Das Mädchen, ihr Vater, die Diener, selbst die Bettler, die am Boden kauerten, hatten alle etwas gemeinsam, was ich nicht gleich verstand, worin ich mich auch absolut täuschen kann: Es lag nichts Erniedrigendes in ihrem Tun, keine Beschwerde, aber auch keine Ergebenheit. Sie waren geschäftig. Sie waren wach. Sie waren einfach nur da.

Endlich fanden wir den Bahnsteig, von dem aus um kurz nach sechs der Eilzug Richtung Haridvar gehen sollte. Hier unten auf den Bahnsteigen schliefen Familien auf Wolldecken am Boden sitzend und liegend, dicht aneinandergedrängt. Die Kühle der Nacht war noch zu spüren. An winzigen Bretterbuden wurde Tee mit Milch ausgeschenkt. Alle paar Minuten schepperten Durchsagen auf Hindi und dem nach Zusammenbruch des Kolonialreiches nach Kasperltheater klingenden Kolonialbritisch aus den Lautsprechern und verkündeten Verspätungen bis zu sechs Stunden (oder waren es Tage?) an, ohne dass unter den Wartenden Unmut aufzukommen schien.

Ein bisschen albern kam man sich jetzt vor, dem armen Fahrer gerade noch so eingeheizt zu haben, der an Straßensperrungen scheiternd ziellos durch die dunkle Millionenstadt kurvte, von einem Kreisverkehr zum nächsten irrend, kreuz und quer auf Straßen, die nach undurchsichtigem Prinzip mal geteert waren und mal nicht.

Ich wusste noch nicht, dass die Gestalten, die im spärlichen gelben Licht am Straßenrand auftauchten, sich zu Grüppchen zusammentaten und wieder verschwanden, zu den Tausenden von Obdachlosen gehörten, die da lebten, wo sie höchstens aus Versehen ein Scheinwerfer trifft: jenseits der Highways, im Straßengraben, in der Finsternis.

Nach einer Stunde Verspätung kündigte ein zigarettenkippenartiges Aufleuchten am Horizont unseren Zug an, der sich kurz danach unter die schmutzige Stahlkuppel schob. Im Nachhinein bilde ich mir ein, dass der für Komfort und Verpflegung berühmte Shatabdi-Express sogar noch Waggons aus Holz mit sich führte, aber ich kann mich gut täuschen. Erst setzten wir uns versehentlich mit einem nervös um sich blickenden, nicht mehr jungen weißen Paar – die vom kalten Schweiß verbogenen Enden seines Brustbeutels stachen aus dem Hemd hervor – in die Erste Klasse, die nach Zweiter Klasse aussah, wurden dann aber freundlich vertrieben und verließen das Abteil.

Die Offenbarung der eigenen Grenzen –, darum geht es doch bei einer Pilgerfahrt – war schnell erreicht mit jedem Mal, wenn die Abteiltür mit einem Rasseln aufging und es ausgesprochen streng aus dem Flur herein roch. Gut vorbereitet zog ich antibakterielle Tüchlein aus der Tasche und hielt sie mir unauffällig vor die Nase.

Bald nach der Abfahrt breitete sich unter den Fahrgästen eine schläfrige Erleichterung aus. Genüsslich den Süßigkeiten und dem Tee hingegeben, die ein hübscher junger Inder mit Turban und Pumphose wie auf einem Kindergeburtstag servierte, saßen die Reisenden dicht an dicht, ohne sich daran zu stören. Schräg gegenüber saß ein etwa zehnjähriger Junge mit einem Rätselbuch, ab und zu half ihm der Vater, dann lächelten beide.

Später brachte der Kindergeburtstagsinder ein richtiges Frühstück mit Reis und heißen Kartoffelfladen, eingewickelter Schokolade und zwei Bonbons. Gut gelaunte Soldaten schlenderten durch den Zug. Ach ja, wir fuhren durch einen Atomstaat.

Durch die verschmierten Fenster fiel der Blick auf vorbeiziehende Dörfer und Felder, Männer, die zur Arbeit radelten, Mädchen in Schuluniformen, Menschen, die sich neben die Gleise hockten und entleerten, schwere Pflugscharen, die wie im 18. Jahrhundert aus der Erde ragten, immer wieder Reste von Müll, ein Wink der Gegenwart, neben den Gleisen unkommentiert aufgehäuft. Und unkommentiert blieben, denn gegen die Flüchtigkeit der Eindrücke, die der Zugreisende, noch dazu nach einem langen Flug, spürt, kann sich gedanklich, jedenfalls bei mir, kaum etwas durchsetzen.

Worin dagegen kein Zweifel bestand, war die Tatsache, dass ich nun seit über zwanzig Stunden auf den Beinen war, vielmehr sitzen musste, was zunehmend zum Problem wurde, das Sitzen, im Flugzeug, im Taxi, im Zug, überall dort, wo man die Beine nicht unterschlagen konnte und auch sonst keine Bewegung möglich war.

Möglicherweise geht es allen Menschen so, aber ich habe stark den Eindruck, je länger ich Yoga übe, je mehr ich mich bewege, desto schwieriger wird es für mich, lange Zeit in westlicher Haltung zu sitzen. Eine Ungeduld entsteht, schlechte Laune, die sich aus der Hüfte ungehindert ausbreiten kann. Im Schneidersitz, selbst im Halben Lotus, halte ich es dagegen stundenlang aus und bin viel leichter zu ertragen.

Langsam fiel der Morgennebel und gab den Blick frei auf eine ländliche Gegend, durch deren feuchte Wiesen sich der Zug pfeifend Richtung Norden Richtung Himalaya schraubte. Noch waren die schneebedeckten Gebirgszüge nicht zu sehen, aber die Ahnung ihrer Nähe verlieh der Ebene mehr Würde, als es die Wiesen allein getan hätten.

Denn weit vor uns, auf 3500 Meter Höhe, bricht der Ganges, auch Mutter Ganges genannt, aus dem Eis, eine Wasser gewordene Göttin, die Verkörperung von Reinheit, die viele Inder wörtlich nehmen und sich, ihre Wäsche und Haustiere täglich am Ufer waschen. Zweieinhalbtausend Kilometer ergießt sich Indiens heiliger Fluss vom Himalaya aus bis zum Delta am Indischen Ozean, seine Selbstreinigungskräfte sind trotz massiver Verschmutzung angeblich besonders hoch. Rishikesh, am Fuße des Himalaya gelegen, da wo der Ganges in die Ebene eintritt, ist durch die Nähe zur Quelle für Yogis, was die Wall Street für Banker ist: heiliger Boden.

Hin- und hergerissen zwischen Vorfreude und der Sorge, enttäuscht zu werden und mit ansehen zu müssen, wie wieder mal ein Mythos zu Bruch geht, war ich am Ende einfach nur froh, da zu sein, endlich wieder die Beine zu bewegen und in der schwülen Betriebsamkeit vor dem kleinen Bahnhof in Haridvar einem der eifrigen Fahrer den Zuschlag zu geben. Wieder vergaß ich, unter dem Kofferraum des Taxis nach Bomben zu suchen. Als könnte ich ein fein verschnürtes Bombenpaket von einem weniger tödlichen Verteiler, oder was auch immer da unten hängt, unterscheiden.

Spirituell war auf der Fahrt durch den dichten Verkehr des Städtchens Haridvar höchstens der Jasmingeruch des Fahrers, der durch die träge Masse von Autoabgasen, die sich durch das offene Fenster hereinstahlen, zu uns auf die Rückbank drang. Die Warnungen am Straßenrand, als die Fahrt endlich bergauf in schattige Wälder führte, »after whiskey driving risky«, weckten falsche Hoffnungen. In Rishikesh und Umgebung, wie ich gelesen hatte, gab es keinen Alkohol. Und auch kein Fleisch, was mich nicht störte. Noch ein paar Serpentinen, und vor uns lag ein Palast, prächtig und strahlend weiß, unsere erste Anlaufstelle, nicht unbedingt heiliger, aber jedenfalls lächerlich teurer Boden: Ananda in The Himalayas, ein Luxushotel für Ayurveda, der Lanzerhof von Nordindien, hoch oben zwischen Himmel und einer feinen Wolkenschicht, die die Armen im Tal im Dunst verschwinden ließ. Ringsum nur grüne Hügel, die sich nach Norden hin auftürmten zu ernst zu nehmenden Gebirgen, selbst Schneeflecken waren zu sehen. Ein unschlagbarer Platz, kein Zweifel.

Unschlagbar langweilig selbstverständlich auch.

Das fing mit der Stille an. Kein Hupen, kein Geschrei, nicht mal menschliche Stimmen in normaler Lautstärke waren auf den Wegen zwischen den einzelnen Häusern der Anlage zu hören, nur ein einschläferndes Plätschern vom Springbrunnen und das sanfte Surren der kleinen

Elektrowagen, die die Gäste über die Hügel von Haus zu Haus fuhren.

Mein Reisegefährte war schlecht gelaunt. Er blieb in seinem Zimmer. »Ich hasse diese Ayurveda-Scheiße«, sagte er.

»Super«, antwortete ich und dachte, wäre ich nur alleine gefahren.

Man sei kein Hospital, betonte der Manager im Interview, denn mein Besuch war gewissermaßen geschäftlich, eine Refinanzierungsmaßnahme für den gesamten Trip nach Indien.

Die Sehnsucht nach Genesung war den Gästen dennoch anzusehen. Nach genereller Genesung, denn nicht immer war sofort klar wovon, wie bei den dicken Inderfamilien aus Delhi, die mit weichen Gesichtern und schlappen Gesten auf der Panoramaterrasse nachdenklich vor ihrem »Kapha-Mittagessen« saßen und von einem Leben als nicht fette Person träumten. Kaum anzunehmen, dass sie deshalb, vielleicht nur wegen der schmalen Silhouette einer Fernsehansagerin, die auf einem indischen Magazin für Zahnseide warb, die Gesetze des Kastenwesens in Zweifel zogen, überhaupt den Zusammenhang zwischen Körper, Arbeit, Ausbeutung, Gesundheit und Glück zu analysieren bereit waren.

Zwischen den vielen Programmpunkten, die jedes bessere Spa-Hotel seinen Gästen aufhalst, damit nicht aus Versehen die Frage entsteht, warum das alles, begegnete ich immer wieder einer schönen indischen Frau, die mich freundlich anlächelte. Am Pool schließlich bot sich die Gelegenheit, ein herrenloser Bademantel, ihrer? meiner?, sich kennenzulernen, und innerhalb eines Nachmittags wurden wir so vertraut, wie man es nur sein kann, wenn man keine Vorgeschichte und ziemlich wahrscheinlich auch keine gemeinsame Zukunft hat. Gut möglich, dass es Kontakte dieser Art sind, die Reisende meinen, wenn im Zusammenhang mit Reisen Wörter wie »unbeschwert«, »frei« oder »abenteuerlustig« fallen. Für mich, gewöhnt an Familienferien oder Ferien mit Freunden, immer inmitten eines Trosses, dessen Mitglieder sich auch nach Ende der Ferien wieder gegenübertreten mussten, war dieser erste Kontakt (und weitere würden folgen) etwas, das ich Indien zuschrieb. So gewann das Land langsam an Kontur, durch die Zufälle, die ich ihm abpresste.

Geeta, so hieß die vierzigjährige Frau, war Managerin aus London und dabei, eine unschöne Trennung zu überwinden. Ihr Freund hatte, neben ihr im Bett liegend, Verabredungen mit seiner Geliebten per SMS getroffen. Am Schluss kam alles durch einen dunkelblauen Baumwollpullover heraus, den die Geliebte, ihrerseits im Glauben, die Einzige zu sein, aus der Wohnung des Freundes holen wollte, während der mit der offiziellen Freundin im Internet Adressen für den gemeinsamen Honeymoon suchte. Eine Geschichte, so alltäglich und plump, dass ich mich partout nicht aufregen konnte und mich schließlich doch das Mitleid packte, so hemmungslos war das Elend dieser Frau, die in Oxford studiert hatte, so groß die Verbitterung über den Betrug.

»Komm mit, ich gehe jetzt zu dieser Yogastunde. Schlimmer kann es nicht werden«, bot ich an und meinte es auch so.

Aber Geeta hatte eine Massage gebucht. So war es immer in diesen Hotels. Totaler Stress mit den Terminen.

Ich ging also allein und wurde von einer Inderin begrüßt, die perfektes Westcoast-Amerikanisch sprach. Sie fand sich bemerkenswert und in gewisser Weise waren es ihre schwarzen Locken und das Rad, in das sie ihren weichen Körper ohne Vorankündigung bog, auch. Ich schloss die Augen und hoffte auf einen Augenblick der Leere, den lang ersehnten, festlichen Moment, an dem mich der kühle Hauch der Geschichte streifen würde und ich ihn endlich spürte, den Ursprung des Yoga, dieses jahrtausendealten Wissens, das mein und das Leben vieler Freunde so umgekrempelt hatte. Aber nichts.

Die Stunde war ein sinnloses Durcheinander von Vor- und Rückbeugen, von verordneten Entspannungspausen, gerade, wenn der Körper warm zu werden versprach, von viel zu schwierigen Haltungen, auf die leichte folgten. Eine perfekte Demonstration von Yoga, das ohne die wachsame Kontrolle eines Lehrers zusammengeworfen wurde aus vereinzelten Workshops, DVDs und als Routine getarnter Faulheit. Hotel-Yoga, wie ich es schon hundertmal erlebt hatte, von freundlichen Lehrerinnen im besten Wissen und Gewissen angeboten, im schlimmsten Falle lebensgefährlich, im besten einfach nur überflüssig. Doch jetzt kam die Überraschung. Obwohl die anderen Teilnehmer, ein älterer Inder und ein jüngeres Paar aus England, hoffnungslos überfordert gewesen waren, bedankten sie sich nach der Stunde beseelt und gingen fröhlich zum Frühstück, unbelastet von der Erkenntnis, welche Möglichkeit hier gerade in den Sand gesetzt worden war. Mir blieb daraufhin gar nichts anderes übrig, als mich zu fragen, ob es überhaupt wichtig war zu wissen, wo eine Sache, die man mit großem Ernst betreibt, herkommt. Dies war jedenfalls der falsche Ort, um nach der Quelle zu suchen.

Höchstwahrscheinlich werden Asanas, und die Art, wie sie geübt werden sollen, viel zu ernst von uns Lehrern genommen, und wenn nicht gerade die Gefahr besteht, sich das Genick zu brechen, spielt es am Ende keine Rolle, was wohin und wie gebogen wird. Wenn es so entscheidend wäre, dann säßen die Anhänger von Sivananda-Yoga schon lange im Rollstuhl, denn da folgen meiner Erfahrung nach auf Vorbeugen direkt Rückbeugen: ein anatomischer Wahnsinn, der dann doch niemandem weh tut. Heute ziehe ich diesen Standpunkt zumindest in Erwägung, aber damals war ich irritiert und verärgert und beruhigte mich dann doch in den türkis schillernden Marmorkabinen, in denen ich massiert wurde, zu den Klängen derselben nichts sagenden Harfenmusik, wie sie überall in der Entspannungsindustrie gespielt wurde. Die Masseurinnen waren katholisch, kamen aus Südindien und sangen, bevor es losging, den »Guru«-Chant in einer so bezaubernden, altertümlichen Melodie, dass mein diffuses Unwohlsein im Nu verschwand: Ich verstand, dass Yoga tief eingebettet war in ein religiöses und spirituelles Wissen, das mir immer fremd bleiben würde, und trotzdem mein Yoga ohne dieses Wissen geboren worden war. Würde alles Wissen über Yoga mit uns untergehen, dann würde es Yoga trotzdem wieder geben. Die Leute würden es einfach neu erfinden, und Jahrhunderte später würde sich wieder jemand fragen, woher die fremdartigen Gebete stammten, und dabei ein bisschen traurig werden.

Für einen Moment streifte mich tiefe Ergriffenheit, dann machten sich die Frauen an die Arbeit und die Möglichkeit, mehr über dieses Wissen zu erfahren, rückte wieder in weite Ferne.

In einem seltsamen Rhythmus trommelten und strichen die Hände über meinen Körper und innerhalb von Minuten beanspruchte dieser Rhythmus meine Gedanken derart, dass jede weitere Denkaufgabe in den Hintergrund rückte, weit hinter den Himalaya. Verträumt schlenderte ich danach in meinem weißen Bademantel auf den säuberlich geharkten Wegen Richtung Restaurant und ließ mir gerne die Tür aufhalten.

Es ist wohl nicht so außergewöhnlich, aber jenseits all des Unbehagens und Spottes wohnte eine (weiße) Frau in mir, die sich recht schnell damit abfand, von einem Heer von (dunkelhäutigen) Untergebenen gegrüßt, bedient und verhätschelt zu werden. Als gäbe es etwas gutzumachen. Einen Vorfall in der Vergangenheit, der es legitimierte, dass mich vier Hände rhythmisch auf einer nach Rosen duftenden Liege massierten, mir Konfekt aufs Kopfkissen legten, meinen Verhau im Badezimmer aufräumten. Schnell verstummte der Protest aus den Tiefen der Kollegstufe – nein eigentlich waren es meine Eltern, die mir beigebracht haben, dass alle Menschen gleich sind –, und ich konnte mich langsam mit dem Gedanken anfreunden, die ganze Sache einfach zu genießen. Nur mit Yoga hatte es nicht das Geringste zu tun.

Beim Vortrag »Begehren oder Glück« stellte der hauseigene Philosoph Ron die Frage: »Wie verhalte ich mich, wenn mein Investment keinen Gewinn abwirft?« Er benutzte routiniert das Vokabular einer globalisierten Erfolgsschicht, die Sprache der Chefs, um es ihnen leichter zu machen, möglicherweise vorhandene Gefühle von Leere und Depression zum Ausdruck zu bringen. Vielleicht waren es seine Lehrer, vielleicht zwang ihn das uneingestandene eigene Bewusstsein von Minderwertigkeit dazu, aber seine Sprache war so durchschaubar, dass ich mich kaum auf das, was er eigentlich sagen wollte, konzentrieren konnte. Er hatte Zeit in Puna verbracht, dass er »Oxford des Ostens« nannte. Er schlug vor, »mit deiner Persönlichkeit aggressiv zu dealen«. Er wollte in seinem weißen Kittel auf keinen Fall für einen Waschlappen gehalten werden. Vielleicht litt er unter seiner Körpergröße. Mehrmals betonte er: »Ohne starke intellektuelle Überzeugung wird das nichts.«

Ich bat das Fenster aufmachen zu dürfen. Da ich der einzige Zuhörer war, willigte Ron ein, erfreut, dass eine Frage gestellt worden war. Dann war er wieder an der Reihe und forderte mich auf, zu fragen:

»Wer bin ich?«

Ron war ein kleiner, kahl rasierter Ire mit einem Kindergesicht, der mich an den Sänger von »Frankie Goes To Hollywood« erinnerte.

Hier konnte ich nun routiniert antworten mit dem gerne und falsch zitierten Witz von Sokrates: »Ich weiß, dass ich nicht weiß« (wenn das keine Defintion von Avidya ist, was dann?), woraus sich eine Diskussion hätte entwickeln können über die Zusammenhänge zwischen Platon und Patanjali, die meines Wissens noch nie jemand untersucht hat. Dabei war ich schwer beeindruckt, dass Patanjali mehr oder weniger zeitgleich mit Platon der viel modernere Denker war und erkannte, dass wir uns unsere Wirklichkeit durch unseren Geist erschaffen. Sehr viel mehr konnte ich aber schon nicht mehr beitragen, deswegen verließen wir mein Lieblingsthema schnell wieder. Moment, es gab dann später doch noch eine Parallele zwischen der Bhagavad Gita, in der das Kastenwesen verteidigt wird, und Platons »Republik«, in der der perfekte Staat ebenfalls das perfekte Kastenwesen voraussetzt.

Wobei Ron, der sich hier ja nur an die Reichsten der Reichen wendete, sowieso viel lieber über »spirituelle Slums und spirituelle Verarmung« sprach, logisch, denn spirituelles Glück war ja genau die Ware, die er hier gut verhökern konnte. Oder hätte verhökern können.

Denn die meisten Gäste hatten vor allem eins im Auge: ihr Gewichtsmanagement, als das die Volkskrankheit Nummer eins so schön die Verfettung des Westens umschreibt. In Bademänteln schlappten sie über die Anlage, zum Yoga und zum Lunch, zur verordneten Diät – jeder Schritt, jeder Bissen beobachtet von den Affen, die sich hier unter Lebensgefahr ihr Futter suchen.

Als ein großer Affe vom Dach auf einen der Tische sprang, sich ein Brot schnappte und abhaute in die hohen Bäume, brach Begeisterung unter den Anwesenden aus wie auf einem meuterten Schiff. Nur Brot! Kein Gemüse. So ein Rebell!

Einer von Rons Lieblingsausdrücken hieß »unprostituierte Persönlichkeit«, und ich sah kleine Männchen mit dicken roten Köpfen, die wütend ihre Nuttenstiefel auszogen und in die Ecke warfen. Mittags sah man ihn nie im Restaurant, vielleicht gestand man ihm nur eine Mahlzeit am Tag dort zu. Zu seiner Rhetorik gehörte es, seine Freundschaft mit der Königsfamilie von Dubai herauszustellen, die er in Fragen geistiger Kontrolle beriet, sicher wegen seiner provokanten Devise: »Ihr seid nicht auf die Welt gekommen, um einen Job zu haben.«

Er tat mir leid. Seine Arbeit bestand darin, den Gästen zu erklären, wie sinnlos und kurzsichtig ihre Bedürfnisse nach Schönheit, Status und Glück waren, während gleichzeitig eine Armee von Sklaven nichts anderes machte, als diese Bedürfnisse zu befriedigen.

»Warum nehmen wir immer noch die niedrigere Straße, wenn wir doch wissen, es ist der falsche Weg?«

»Weil wir den Blick dafür verloren haben, wer wir wirklich sind.«

Er zitierte einen Dialog aus den Upanischaden:

»Wo ist Gott?
Gott ist das Bewusstsein, dass dafür verantwortlich ist, dass du denkst.
Was soll ich denken? Was muss ich verstehen?
Dass du Gott bist.«

Er kicherte. Wenn man ihm glaubte, war er bereits seit vier Uhr früh wach und studierte die Veden und ihre diversen Interpretationen.

»Darf ich an Emerson erinnern, der sagte: Jeder Mensch ist Gott, der den Dummkopf spielt.«

Zum Abschied gab er mir einen Prospekt der Vedanta Cultural Foundation, auf dem ein älterer Mann mit einem verhaltenen Lächeln auf eine campusartige Anlage mit verschiedenen Pavillons, korrekt geschnittenen Rasenflächen und einem Basketballplatz sieht. Man hat ihn mit Absicht in eine Außenseiter- oder Zuschauerrolle positioniert, so dass er nicht ganz von dieser Welt, erst recht nicht in seinem weißen Kittel zu sein scheint und das Ganze nicht aus Versehen mit einer Werbebroschüre für einen Gated Community verwechselt werden kann. Darunter steht:

»A potent intellect,
A pure mind,
A peerless action ...
Is Vedanta.«

Der Mann wird in der Broschüre als Swami Parthasarathy vorgestellt, Autor von mehreren Bestsellern, vermeintlich weltbester Experte in Vedanta-Philosophie. Wir erfuhren, dass Swamiji, obwohl bereits achtzig Jahre alt, täglich joggte und Yoga übte, eine Taille von achtzig Zentimenter, ein Gewicht von 74 Kilo sowie ideale Blutzucker- und Blutdruckwerte hatte.

Auf den Fotos, die weiß angezogene Studenten in Mehrzweckhallen beim Meditieren zeigten, waren zwar auch Frauen (deren Taillen weder vermessen noch in den sackartigen Hängern zu erahnen waren), trotzdem konnte ich den Gedanken nicht unterdrücken, nicht besonders originell zugegebenermaßen, dass es sich bei dieser Gesellschaft um einen todschicken Schwulenclub handeln musste, der sich für Disziplin, Federball und eben Philosophie interessierte. »A potent mind ...«

In einem Pavillon aus weißem Marmor wurde anlässlich Weihnachten für eine Abendzeremonie festlich eingedeckt. Bis auf ein paar Lichtinstallationen, die von weitem wie Rudolph, »the red-nosed reindeer« aussahen, verzichtete man auf christliche Insignien, ohne Zweifel aus Rücksicht auf die größtenteils hinduistisch, muslimisch, globalialisiert atheistischen Gäste. Warum auch sollte hier ausgerechnet die Geburt des kleinen Jesus gefeiert werden, wenn doch im Hinduismus 3306, oder waren es 330 600?, Götter darauf warteten, Blumensträuße vor die Füße gelegt zu bekommen. Das Angebot der Hotelleitung, dem Christmas-Cocktail beizuwohnen, ließ uns kalt. Wir bestellten einen Wagen. Es wurde höchste Zeit, das Lager zu verlassen und ins Tal hinunterzufahren.

Unten in der Ebene, wo das schlammig gelbe Wasser des Ganges mit ordentlichem Druck durch Rishikesh trieb, hatten Bettelmönche in den Böschungen am Flussufer winzige Verschläge aus Plastikfolie gebaut, mit nichts als einer Feuerstelle und einer verschlissenen Decke für die Nacht. Für Touristen gab es unzählige kleine Hotels, die sich ineinander verkeilt ans Steilufer quetschten, oder Ashrams, kleine schlichte Unterkünfte in Flussnähe, manchmal nur ein Garten mit zellenartigen Verschlägen, vor deren Türen junge Leute in Hängematten dösten und Handtücher trockneten. Eine friedliche, durchaus einladende Atmosphäre, aus CD-Playern dudelten die diesjährigen Yoga-Shanti-Hits, zu dem Geruch nach Kuhscheiße kam der nach Waschpulver, Rosenöl und Haschisch. Der verhangene Blick der abgemagerten Hippies, die mit langen Zottelhaaren den Afrolook der einheimischen Heiligen Männer kopierten, täuschte. Erstaunlich geschickt wichen sie den Kühen aus, die hier überall mit großer Selbstverständlichkeit das Terrain sondierten, auch an den bettelnden Kindern, die Neulinge wie uns in Verlegenheit brachten, rauschten sie vorbei, ohne mit der Wimper zu zucken. Die Kinder ihrerseits hatten wohl schlechte Erfahrungen mit den Hippies gemacht und behelligten sie nicht, meiner Meinung nach bestätigte das die Theorie, dass wer Bettlern Geld gibt, die Armut damit unterstützt, doch auch in diesem Punkt war mein Reisegefährte anderer Meinung und gab, in meinen Augen in lächerlicher Naivität, mit vollen Händen Münzen aus, so dass uns bald ein ganzes Rudel Kinder folgte. Erschöpft standen wir mit Säcken voll Krümel, das sie uns als Fischfutter verkauften, auf einer der beiden lustigen Hängebrücken, Ran und Laxman Jhula, die dem Ort insgesamt das schaukelnde Gefühl, in einer Hängematte zu liegen, verliehen, streuten die Krümel ins Wasser und schauten so lange in die gelben Strudel tief unter uns, bis die ganze Welt anfing zu schwingen. Was auch immer Rishikesh für Yoga heute noch bedeuten mochte, Stadt der Heiligen, der »Rishis«, der Seher – für Kiffer war es definitiv eine gute Adresse: »Come to India and discover yourself.«

Aber nicht nur Rucksacktouristen schlenderten durch die winzige Stadt, machten morgens Yoga, lernten abends, wie man Sitar und Tabla spielt, auch indische Pilger kamen nach Rishikesh, um von hier Wallfahrten nach Badrinath, Kedarnath, Gangotri und Yamunotri zu unternehmen. Ohne rechten Plan spazierten wir die steilen Gassen bergauf und bergab, ließen die meisten Tempel links liegen, bis auf den von Lakshmi, der Göttin des Wohlstandes. Vor einer Art Schaukasten, in der eine bunt bemalte Statue hinter Gittern stand, murmelten Gläubige immer wieder dieselben Worte, schließlich ging man in einem dunklen Gang einmal im Kreis durch den Tempel. Das Ganze blieb rätselhaft, obwohl ein junges Mädchen, das mich scharf beobachtet hatte, sich plötzlich aus seiner Familie löste, zu mir trat und in erstaunlich gutem Englisch erklärte, dass es sich hier um Lakshmi handelte, die ich auch in den Geschäften sehen würde, weil sie dafür verantwortlich sei, dass Geld in die Kassen käme.

Mir fiel das Bild eines Skeletts ein, das ich in einem Buch über den Gott Shiva gesehen hatte. Das Skelett sitzt im Lotussitz, der Fund ist mehr als fünftausend Jahre alt. Auch Shiva selbst, vergleichbar in Funktion und Bedeutung mit dem griechischen Gott Dionysos, findet man oft in Tempeln, in Padmasana sitzend, versunken in Meditation.

Immer wieder begegneten wir Männern in orangefarbenen Gewändern, die am Straßenrand saßen oder im Gebüsch verschwanden, hagere Männer unbestimmten Alters, Wandermönche, Sannyasins (von sannyasa: kompletter Verzicht auf Besitz), die mit den Sannyasins, die in deutschen Fußgängerzonen vor dem Kaufhof herumhingen, nur die Vorliebe für Orange teilten. Ein Wandermönch erlernt durch die Hilfe von Yoga die Sprache der Tiere, die ihn nicht fürchten, sondern ihm gehorchen und sogar seinen Lehren folgen. Oft sind diese Mönche ganz nackt, leben zurückgezogen in Wäldern oder Berghöhlen und werden Sadhus genannt. Sie ernähren sich von Pflanzen und Wurzeln, manchmal stellen ihre Jünger Essen für sie hin, in gehörigem Abstand, um ihre Konzentration nicht zu stören.

Etwas hatten die Sannyasins an sich, das mich packte, aber erst nach einer Weile fiel es mir auf: Diese Männer mit den verfilzten Haaren und dicken Fußsohlen, die in all ihrer Magerkeit erstaunlich muskulös, also keineswegs schwach schienen, sahen mir direkt in die Augen und mehr noch, sie hielten den Blickkontakt länger, als es normalerweise üblich ist, ohne dass es in irgendeiner Weise anzüglich war. Sie verbreiteten, selbst jetzt noch, wo ich das aufschreibe, wirklich gute Laune. Ich begann langsam, den Ort zu mögen. Natürlich, mir steht kein Orange, ich leide unter Heuschnupfen und trage Kontaktlinsen, aber sonst ist die Vorstellung, die Sprache der Tiere zu beherrschen, nicht völlig ausgeschlossen und auch nicht viel absurder, als einen Job zu machen, den man nicht liebt, mit einem Mann verheiratet zu sein, der einem gleichgültig ist, und an einem Ort zu leben, den man gerade so erträgt.

Während sich die Nachmittagssonne im milchigen Dunst über das Tal senkte, wanderten wir flussabwärts auf kleinen Wegen. Junge Leute lungerten auf den Sanddünen des Ganges, nahmen sich selbst mit Videokameras auf, wie sie tauchten und Gitarre spielten. Auf einem Mauervorsprung saß ein junges Mädchen mit schwarzen Locken mit Kopfhörern im Ohr. Vor ihr stand ein heftig gestikulierender

Typ, der eine Dose Brotaufstrich in der Hand hielt. Als wir vorbeigingen, sagte er gerade etwas über »core energy meditation«. Das Mädchen schloss die Augen. Wahrscheinlich hatte der Typ ihr seinen iPod mit seiner Lieblingsmeditation geliehen und sie waren nun beide gespannt, wie es laufen würde.

Bald hatten wir die träge Geschäftigkeit des Städtchens hinter uns gelassen. Wir sahen zugewachsene Gärten, kleine Bungalows, deren Fenster verrammelt waren, schließlich hinter einem verrosteten Zaun das Ziel des Spaziergangs, die Mauerreste einer steil in die Böschung gebauten Villa: der Ashram des Maharishi Mahesh Yogi, dem selbsternannten Erfinder der Transzendentalen Meditation.

1968 kamen seine berühmtesten Schüler, die Beatles, noch auf Eseln zu ihm, auf der Suche nach dem Mann, der bereits selbst als Popstar verehrt wurde.

Ob John Lennon in »Sexy Sadie« tatsächlich mit den Frauengeschichten des legendär charismatischen Maharishi abrechnen wollte, ist umstritten. Das völlig verwilderte Grundstück am äußersten Rand von Rishikesh war mit einer schweren Eisenkette verriegelt, Insekten surrten über das mannshohe Gras. Kein Schild gab den Ort als Erinnerungsstätte preis, nur der Blick auf den Fluss verriet, was George Harrison vor Augen gehabt haben musste, als er dem Fotografen Paul Saltzman, der die Band besuchte, gestand: »Wir sind immerhin die Beatles. Wir haben so viel Geld, wie man es sich nur erträumen kann ... Aber da ist keine Liebe ... kein innerer Frieden. Oder?«

Schneidersitz, Blumenketten und Dauerlächeln mochten seitdem als Hauptmotive von Sinnsuche überlebt haben, doch das leise Summen von Käfern und Fliegen, das hier zwischen den verwitterten Steinen, Dornen und mit dichtem Efeu bewachsenen Bäumen zu hören war, erzählte eine andere Geschichte: Am Ende bleibt nichts übrig von uns, es gibt keinen Sinn und jede Suche danach ist vergeblich. Das heißt ja nicht, dass nicht trotzdem in der Vergangenheit Gutes daraus entstanden ist und bis heute entsteht.

Einer der späten Jünger des Maharishi Mahesh Yogi, David Lynch, zum Beispiel möchte die Transzendentale Meditation in Außenbezirken an Schulen einführen, um Gewalt in französischen Vorstädten einzudämmen. Als er im Frühjahr 2010 in Lille sein Projekt vorstellte, wonach an zehn Schulen für Schüler, Lehrer und Eltern TM angeboten werden sollte, schlug ihm heftiger Widerstand von Kinderschutzbünden gegen seine »Sekte« entgegen. Lynch antwortete darauf: »Ich bin kein Guru.«

Für einen Hindu ist es egal, ob der Guru eines Ashrams noch lebt oder nicht. Manchmal wird die Anwesenheit des Gurus sogar als ablenkend empfunden, da der Wirbel um seine Person vom eigentlichen Ziel wegführt. Um aber einen Ashram erst mal ins Gespräch zu bringen, braucht man einen Guru oder einen Guru-Darsteller. Zwischen Erdnussverkäufern, Straßenmusikanten, Keksverkäufern, Kindern, die kleine Körbchen mit Jasmin verkauften, hetzten wir zurück zum Parmath Niketan. In diesem Ashram veranstaltet Swami Saraswatiji jeden Abend ein Spektakel am Fluss. Swami hatte fast zu schöne Augen, um als echter Guru durchzugehen. Wenn einer zu schöne Augen hat, denken immer alle, er sieht vielleicht mehr und am Ende hinüber ins Jenseits, aber das ist natürlich Unsinn. Die Gurus der Moderne haben sich gerade nicht durch willentliche Weltabgewandtheit ausgezeichnet und auch nicht durch Abstinenz. Schwer zu sagen, ob Swami Saraswatiji Zeit hatte für Frauengeschichten. Als Organisator des angeblich größten Yogafestivals der Welt, das jedes Frühjahr hier stattfindet, Präsident des großen Parmath Niketan Ashrams, der teils als Waisenhaus fungiert, teils Unterkunft, Yoga- und Philosophieunterricht für Yogis bietet, schien er nie allein zu sein. Stets folgte ihm ein Tross Sekretäre, die Augen ohne Unterbrechung auf den Meister gerichtet. Wir kamen gerade noch rechtzeitig.

Die riesige Betonplattform, die in den Ganges hineingebaut war, leuchtete knallgelb in der Abendsonne. Dicht aneinandergedrängt saßen die Waisenjungen, in helle Tücher gewickelt, kichernd und fröhlich. Dahinter knieten in strahlend blauen und grünen Saris Inderinnen mit ihren Kindern, Touristen in Polohemden, in höflicher Zurückhaltung, wir mittendrin, alle in Erwartung der großen Show, der Aarti-Zeremonie, die reibungslos wie jeden Abend mit viel Singen, brennenden Kerzen, die in kleinen Schiffchen im Fluss treiben, und noch mehr schmerzenden Hüften über die Bühne ging.

Hinterher verteilte sich die Menge rasch, auch wenn sich viele der Pilger dem Swami anzuschließen versuchten, der jedoch von seiner Truppe zügig über die Straße zurück in den Ashram geleitet wurde, so dass die Zurückbleibenden immerhin noch gute Kunden für die Popcornverkäufer waren.

Mir dagegen war es gelungen, im Sog der Waisenknaben

ins Innere des Ashrams zu geraten. Auf einmal stand ich in einem von einer Glühbirne beleuchteten Zimmer, das den Charme einer Arztpraxis hatte und voller Menschen war. Ich zog die Schuhe aus und stellte mich in die Schlange, englische Gewohnheit, man weiß ja nie. Tatsächlich kam nach kurzer Zeit ein Inder auf mich zu, zog mich aus der Schlange zur Seite und bat mich um eine Geldspende für die Waisen. Es war erst mein zweiter Tag in Indien. Man kann nicht sagen, dass ich auch nur oberflächlich verstand, was eigentlich passierte, und so fragte ich ihn schlicht, wie viel angemessen sei.

Statt einer Antwort fing er an, mit dem Kopf zu wackeln wie eine Puppe, was irgendwie einen treuherzigen und sympathisch-verlegenen Eindruck machte, aber auch da konnte ich mich täuschen. Denn als ich ihm zwanzig Dollar (zehn waren bereits in Fischfutter investiert) gab, stellte er das Wackeln ein und schaute enttäuscht. Dann nahm er mich trotzdem am Arm und führte mich durch einen Garten in den hinteren Teil des Ashrams. Gelbes Licht fiel aus Fenstern und zeichnete kleine Quadrate auf den dunklen Rasen. Wir passierten eine Wäscherei, weiß verputzte Gänge, eine schief in den Angeln hängende grün angestrichene Tür. Plötzlich standen wir am Rande eines kleinen Pavillons, in dessen hinterstem Eck Gemurmel zu hören war. Auf einem dicken Teppich saßen der Swami und um ihn herum in respektvollem Abstand ein paar reiche Familien, unten denen sich auch Gäste aus dem Ananda-Spa befanden. Das Gespräch verstummte, als ich dazutrat. Ich sah mich um, doch der junge Inder war verschwunden. Kurz entschlossen setzte ich mich, ein Rückzug schien unmöglich, mitten in die Runde und schloss zur Sicherheit die Augen – immer ein guter Trick –, bis das Gemurmel weiterging. Allmählich verstand ich, worum es ging.

Offensichtlich empfing Swami, der aus der Nähe wie ein dicker Gartenzwerg aussah, ein paar reiche Familien zur Privataudienz im Anschluss an die öffentliche allabendliche Feuerzeremonie am Fluss. Leise trugen sie ihm ihre Sorgen vor, die Erfolge der Kinder, die Todesfälle des letzten Jahres. Rechts und links vom Swami saßen andere wichtige Männer in weißen Gewändern. Einer, mindestens siebzig, stand dauernd auf und telefonierte mit einem Handy, das die Größe eines Babyarms hatte. Dann wurde geflüstert, der Swami verfiel in ein nachdenkliches Schweigen, das Ganze dauerte ewig. Es sah aus wie eine Fernsehszene, in der die Verbrecher illegale Waffenimporte organisieren.

»And you?«

Er sah mich an und auf einmal verstand ich, warum diese Familien aus London kamen, ihm ihr Geld und ihre Sorgen brachten. Er war ein weiser Gartenzwerg. Seine Augen sagten, während hinter ihm seine Berater tuschelten und auf die Uhr schauten: »Kein Grund, nervös zu werden. Ich habe Zeit. Alle Zeit der Welt für dich. Solange du nur die Wahrheit sagst.«

Und während ich es, je länger die Pause dauerte, immer unmöglicher fand, mein Anliegen, meine vielen Anliegen und Kümmernisse und Fragen auf den Punkt zu bringen, verschwanden sie auf einmal und zurück blieb eine stotternd herausgewürgte Frage, die mir fast die Tränen in die Augen trieb:

»Wird es Krieg geben?«

Obwohl sich die »Hindustan Times« bemühte, keine Kriegshysterie zu schüren, waren aus Pakistan Nachrichten zu hören über Truppenaufmärsche in Kaschmir. Sofort baute sich in meinem Kopf das unschöne Bild auf, in den Bergen zwischen zwei Atom-Supermächten eingeklemmt zu sein, das einen ganz simplen Hintergrund hatte: Wie käme ich rechtzeitig zum Schulanfang wieder nach Hause? Darüber hinaus war ich auf einmal, vielleicht eine Folge des langen Sitzens, ehrlich erschüttert über die menschliche Natur, die in diesen Tagen nur mehr aus Hass und Terror zu bestehen schien.

»Ich weiß es nicht«, antwortete der dicke Gartenzwerg ernst und sah mich weiter unverwandt an. »Was meinst du?«

»Vielleicht ist es zu viel verlangt, seine Feinde zu lieben. Die meisten Menschen wollen dasselbe: ein friedliches und sicheres Auskommen, irgendeine Perspektive, keinen Krieg. Vielleicht genügt es, daran zu erinnern.«

»Das sehe ich auch so ... aber?«

Ein paar Tage vorher hatte ich ein Interview mit Ingrid Betancourt und Alan Johnston in der BBC gesehen. Die kolumbianische Präsidentschaftskandidatin war im Juli 2008 nach sechs Jahren Gefangenschaft im Dschungel von der Armee befreit worden, der BBC-Reporter Johnston, den die Gruppe »Armee des Islam« im Gazastreifen gekidnappt hatte, wurde nach weniger als vier Monaten befreit – sie sprachen über Schwäche, Angst, Gruppenzwang, die Sorge, den Verstand zu verlieren, und den Punkt, an dem sie lernten, sich an die schreckliche Situation zu gewöhnen. »Als ich verstand, dass ich womöglich für eine lange Zeit bleiben musste, begann ich, meine Umgebung mit anderen Augen zu sehen«, sagte Ingrid Betancourt. Das Gefangenenlager wurde ihre Welt, in der sie darum kämpfen musste, den Respekt vor sich selbst nicht zu verlieren. Doch während Johnston niemals betete und an keinen Gott glauben wollte, war es der Glaube, der Ingrid Betancourt half, zu überleben. Sie vergab ihren Wächtern, was manchmal einfach, manchmal sehr hart gewesen sei.

Diesen starken Willen beschreibt wie viele politische Gefangene auch der Yogi Sri Aurobindo. Sein Vater hatte ihn trotz bitterster Armut in London erst auf die St. Paul's School in West Kensington geschickt. Er studierte mit Hilfe eines Stipendiums am King's College in Cambridge, wurde zum aktiven Nationalisten und Kämpfer. Später im Gefängnis entwickelte er sich durch das Studium der Bhagavad Gita zum Hindu-Weisen, der in seiner Zelle einen solchen Frieden gefunden haben musste, dass er am Schluss gar nicht mehr freigelassen werden wollte.

Neben diesem Willen war es die gänzliche Abwesenheit von Bitterkeit und Zynismus bei Ingrid Betancourt, die mich nicht mehr losließ. Unter diesem Eindruck musste ich gestanden haben, als ich fragte, und in diesem Augenblick gab es keine wichtigere Frage auf der Welt:

»Woher kommt die Liebe?«

Als er die Stimme hob, wusste ich plötzlich, was er sagen würde. Er hatte keine neue Einsicht, es war die älteste Einsicht der Welt und dennoch war es entscheidend, dass er es noch einmal wiederholte:

»Weil wir alle eins sind. Wir gehören zusammen. Wir vergessen es nur meistens.«

Draußen im Dunkeln stolperte ich, schlug mir das Bein auf und verstauchte mir den Fuß.

Oben im Hotel, über den Wolken, versteckten sich die Affen vor den Gärtnern, die mit langen Stöcken ihre Runde drehten. Die zierlichen Masseusen sangen mit hoher Stimme »Guru Devo Maheshwara«, was so viel heißt wie: »Krankheit, Schwierigkeiten und Tod sind meine Lehrer.«

Am folgenden Morgen machten wir einen Ausflug zu einem Tempel ins Vorgebirge und fuhren am Tag darauf zurück nach Delhi. Auf dem Zugticket stand »Happy Journey«. Die »Hindustan Times« kündigte auf der ersten Seite einen Besuch von Carmen Electra in Indien an, berichtete vom Tode Harold Pinters, schrieb »Mumbai moves on«, während die »Times of India« über den geforderten verstärkten Einsatz des Sicherheitspersonals aufklärte. Dem Bericht zufolge durfte sich eine prominente Schutzperson auf 34 Cops verlassen, während sich von den Normalsterblichen 600 Menschen einen Polizisten teilen mussten. Und: Der Preis für Wasser in Plastikflaschen hatte den Ölpreis überholt. Es war überhaupt kein Problem, die Zeitung beiseitezulegen und alles sofort wieder zu vergessen. Dafür ist man ja Tourist, dass man es nicht so genau wissen möchte.

Am Tag darauf flogen wir nach Varanasi, das ehemalige Benares, Universitätsstadt und Seebad in einem, ein Platz, an dem der Tod regierte. Wir blieben drei Tage und vier Nächte.

Wieder war unser Quartier falsch. Eine Art Kongresshotel mit Fenstern, die man nicht öffnen konnte, großkotzige Architektur, wieder an einer Ausfallstraße gelegen, mit großem Pool und zugegeben großzügigem Garten, der fast den Charakter einer Gärtnerei annahm. Genau da am äußersten Rand rollten wir unsere Matten aus und übten eine Stunde Yoga, in der Nase den Zitrusgeruch des Mückenschutzmittels. Die Stunde musste sein, denn schon der Weg durch die eiskalte Lobby mit den Organisatoren verschiedener Reisegruppen, die müde ein Fähnchen in die Luft hielten, hatte gewaltig auf die Laune gedrückt. Angeblich die beste Adresse in der Stadt, war das Hotel genau der richtige Ort für den Schlag amerikanischer Touristen, die man schon für ausgestorben gehalten hatte, Vierergruppen, die begannen, sich am frühen Nachmittag im Halbschatten im »Schach-Pavillon« zu betrinken. Nach dem Yoga waren wir deutlich besserer Stimmung und ließen uns von den Amerikanern, die schon fast aggressiv das Gespräch suchten, in eine Unterhaltung verwickeln. Sie berichteten von Palästen und seien nur hier gelandet, um sich diese »Freak-Show mit den Toten« anzusehen. Tja, deswegen waren wir auch da. Sie hatten ihren Ausflug in die »Stadt« schon hinter sich, lang und ereignislos breitete sich der Nachmittag vor ihnen aus, kein Wunder, dass sie uns unbedingt eine Runde Drinks ausgeben wollten. Ich sagte, dass wir es hier wirklich beschissen fanden und ein neues Quartier suchen wollten, worauf wir uns erwartungsgemäß schnell abseilen konnten.

Nachdem wir eine kleine Sightseeing-Tour zu ein paar Tempeln hinter uns gebracht hatten (Hand aufs Herz, wie viele Tempel will man sehen und was sieht man außer buntem Stein, heiligem Basilikum, dem fransigen Hemdenrand des Typen, der die Postkarten verkauft), ging es endlich los mit der echten Tour, zu Fuß, hinunter zum Ganges, zum Schauplatz der Grusel-Oper, zum Manikarnika Ghat, wo rund um die Uhr die Hölle los war.

Denn wenn es etwas gab, was in dieser über zweitausend Jahre alten Stadt im Überfluss existierte, war es der Tod. Varanasi ist so alt wie Jerusalem, wie Peking oder Athen. Die amerikanische Indologin Diane L. Eck schreibt in ihrem Buch »Benares. Stadt des Lichts«, Varanasi sei ein lebendiger Text des Hinduismus. Die Stadt hatte weder kostbare Paläste noch Elefanten zu bieten, vielleicht noch hübsche Saris aus Seide, aber es war der Tod, dessen Nähe die Besucher der Stadt anzog. Hunderte von hinduistischen Pilgern drängten jeden Tag in die Stadt, fein gemacht wie Katholiken auf dem Markusplatz. Besonders bei den Frauen blitzte es unter ihren halbtransparenten Schleiern und Tüchern. Sie trugen Silber im Wert einer Klimaanlage im Ohr, in der Nase, an den Füßen und Handgelenken und steckten sich mit grüner Paste gefüllte Süßigkeiten in den Mund, während sie zum Fluss spazierten, um dort zu baden, das heilige Wasser zu trinken und in kleinen Messinggefäßen nach Hause zu tragen.

Hier unten, am teuersten und beliebtesten Ghat, wie die breiten Treppenstufen hießen, die sich aus der Altstadt zum schwarzen, matschigen Flussufer senkten, wurden ständig Leichen verbrannt. Manchmal, hieß es, stünden die Angehörigen sogar Schlange, bis sie mit ihrem Toten an der Reihe waren.

In unmittelbarer Nähe zum Geschehen brachte sich eine Amerikanerin in Stellung, die Schultern nicht bedeckt, obwohl es der Lonely Planet empfahl. Aus der Gruppe der Männer, die das teure Brennholz abwogen und zu den Scheiterhaufen trugen, löste sich ein junger Inder und bat sie, sich einen neuen Platz zu suchen. Hier sei für die Angehörigen reserviert. »Ich denke nicht daran«, protestierte die Frau, »ich bleibe hier. Ich habe jetzt lange genug gewartet!« – »Crazy Shit«, lachte eine Gruppe Kanadier neben uns verlegen, bevor sie im Anblick der Scheiterhaufen verstummten. Es war kein schönes Gefühl, unter den Schaulustigen zu stehen, und mein Reisegefährte hätte sich auch am liebsten gedrückt, aber ich zumindest war wegen des Spektakels gekommen, deshalb entschied ich, zu bleiben, und versuchte, trotz allen Unwohlseins ein genauer und ehrlicher Beobachter zu bleiben, ein Profi, was in diesem Fall so unangemessen wie tröstlich war.

Bald bahnte sich durch die engen Gassen, vorbei an Bergen von Zwiebeln, Kokosnüssen und Gemüse, eine neue Prozession aus Männern den Weg. Sie balancierten eine Bahre aus Bambus über ihren kahl geschorenen Köpfen. Die Leiche war in safrangelbe Seide gewickelt und über und über mit Girlanden aus Jasmin und Rosenblättern bedeckt. Der Moment, wo der starre Körper unsanft auf dem Boden abgesetzt wurde, verschwamm gnädig hinter den in der Mittagshitze zitternden schwarzen Rauchwolken, die schon seit Stunden von den drei benachbarten Scheiterhaufen hochstiegen. Das scheinbare Chaos am Ufer war, wie ich später lernte, in Wahrheit streng organisiert. Von den Holzverkäufern, den Priestern, den Jungen, die die

Verbrennungsstätten aufräumten, bis zu den mageren Hunden, die da, wo sich die Asche mit dem schwarzen Matsch mischte, hartnäckig auf der Suche waren – man möchte nicht wissen, wonach –, hatte jeder seinen Platz. Frauen waren unter den weiß gekleideten Trauergästen nicht zu sehen. Angeblich ist der Augenblick zu riskant, in dem Lord Shiva, der zuständige Gott für die Verwandlung, während des Rituals dem Toten das entscheidende Mantra ins Ohr flüsterte, das ihm auf dem letzten Trip ins Universum die Vereinigung mit Gott garantieren sollte, als dass ihn Hysterie und Tränen der Frauen gefährden dürften. Mitunter geriet die Transformation aber auch ohne heulende Weiber ins Stocken. Wenn die Helfer mit langen Holzstielen widerspenstige schwarze Körperteile zurück ins Feuer stießen, zuckte nicht nur die Amerikanerin zusammen. Ein süßlicher Geruch lag über der Szene. Ob der von den vielen Blumen kam, dem Mangoholz, dem Sandelholzpulver, dem Ghee, dem Menschenfleisch? Auf einmal schien die Luft knapper zu werden und die Angelegenheit – obwohl im Freien und für jeden sichtbar – in ihrer Dramatik unangenehm intim. Kein Wunder, denn wenn der Totenpriester die Rituale nicht richtig ausführte, drohte der Verstorbene den Hinterbliebenen als unruhiger Geist das Leben schwer zu machen.

Verglichen mit einer deutschen Beerdigung stand also deutlich mehr auf dem Spiel als die Anwesenheit des Bürgermeisters oder der Aufmarsch der Freiwilligen Feuerwehr. Es ging um die Seele des Verstorbenen, der verbrannt wurde, damit sie vom Rauch zum Himmel getragen und aus dem ewigen Kreislauf von Wiedergeburt befreit würde. Tod und Geburt gehörten, als Zeichen von ewigem Wechsel, eng zusammen, der Tod war nur der Wechsel von einer Daseinsform in die andere. Es schien fast so, als wäre der Tod für viele die einzige Chance, wenn man hörte, wie die Leute für eine solche Bestattung sparten. Denn wer es sich leisten konnte, am Flussufer des Ganges verbrannt zu werden, hatte die Chance, für immer erlöst zu sein: erlöst von der Armut, dem Dreck, dem Chaos, dem Verfall, dieser Stadt, in der es nach Jasmin, Masala-Tee, Kot, Abgasen und Rauch so atemberaubend roch, dass auch viele Einheimische ein Tuch über Mund und Nase trugen.

Gelänge die Befreiung nicht, würde die Seele wiederkommen und sich einen neuen Körper suchen. So starrten alle tapfer auf das Feuer, denn wie Michel de Montaigne schrieb, erst »wer sterben gelernt hat, ist kein Sklave mehr«. Mit einem unschönen Krach sackten die Reste der Leiche in sich zusammen. Das musste der Moment sein, an dem sich die Seele verabschieden würde. Ich sah mich nervös um. Die Amerikanerin war schon verschwunden. Zeit, sich ebenfalls aus dem Staub zu machen. Mal sehen, wie groß das Interesse noch ist, wenn man selber in der Situation steckt.

Seltsam ernüchtert, stumm und durstig wanderten wir den gelben Strom entlang vorbei an den Holzverkäufern, bis sich die Menschenmenge etwas verteilt hatte. Wir passierten einen seltsamen Klotz, der aussah wie eine monströse Techno-Disko: den Durga-Tempel, auch Affen-Tempel genannt, weil ihn mitunter ganze Affenhorden für sich in Beschlag nehmen.

In dem großartigen »Tibetischen Buch vom Leben und

vom Sterben« von Sogyal Rinpoche beschreibt der Autor, wie wir im Westen den Tod entweder verdrängen, ihn vollständig leugnen, in Angst vor ihm leben oder aber dem Tod mit einer »naiven, gedankenlosen Zuversicht« entgegensehen mit dem Gefühl »Was soll's, der Tod ereilt schließlich jeden ... eine nette Theorie – bis man dann stirbt.« Ich zählte eindeutig zur zweiten Gruppe. Ziemlich sicher, nicht im Ansatz verstanden zu haben, was ich gerade mit angesehen hatte, fand ich es aber auch schwierig, die Bilder wieder loszuwerden.

Ganz sicher muss man sehr viel mehr über Hinduismus wissen, viel mehr, als ich zumindest wusste, jedenfalls über die drei Grundbegriffe, Moksha, Dharma und Karma.

Moksha ist die Befreiung oder Erlösung aus dem Kreislauf der Wiedergeburten, bei der die Seele des Einzelnen, Atman, mit der großen Weltenseele ohne Eigenschaften, Brahman, verschmilzt.

Wenn Moksha, ein schönes Wort, das Lebensziel ist, dann ist Dharma der Weg, um dieses Ziel zu erreichen. Dharma bedeutet Pflicht, Moral, das rechte Handeln. In der Bhagavad Gita, die den bekanntesten Teil der Mahabharata einnimmt, dem bedeutendsten religionsphilosophischen Gedicht des Hinduismus, hadert der Held Arjuna kurz vor der Schlacht mit seinem Schicksal. Obwohl er einen »gerechten Krieg« führen soll, um Recht und Ordnung in der Gesellschaft wiederherzustellen, will er nicht auf die anderen losgehen, weil auf der Gegenseite viele Verwandte und Lehrer kämpfen. Im Gespräch mit seinem Wagenlenker Krishna, als Verkörperung des Gottes

Vishnu, erinnert der ihn daran, dass der Rückzug aus der Welt keine spirituell durchdachte Lösung ist, dass im Gegenteil es nur die selbstlose Tat ist, die zur Befreiung aus dem Leidenszyklus führt. Die Frage, wie soll ich richtig handeln, ohne mich vor den Konflikten der Welt zu verstecken, wird im komplexen Zusammenhang von Verantwortung, tiefer existentieller Selbstreflexion und Erkenntnis in metaphysische Daseinsbedingtheit diskutiert.

Tja, eine Menge Substantive, recht abstrakt, und wenn ich ehrlich war, bis auf den Teil mit der Pflicht und dem selbstlosen Handeln (was ein schöner Gedanke, wirklich erstrebenswert, greifbar und dadurch sympathischer war als das ganze Wiedergeburtsthema) zu abstrakt für mich an diesem Abend, an dem es auf einmal stockfinster wurde und wir uns auf einen endlosen Heimweg machten: auf holprigen, meist ungeteerten Straßen, die uns immer weiter aus dem Zentrum führten, vorbei an Geschäften, in denen Batterien, Fernseher, Nüsse, Nähmaschinen und bunte Stoffe verkauft wurden.

Buddha sagt, wir sollten unser Leben dazu nutzen, um uns auf den Tod vorzubereiten. Aber wie lernte man sterben? Als Yogis übten wir am Ende jeder Stunde Savasana, die Totenstellung (corps pose), aber den Augenblick, in dem sich die Seele vom Körper und Geist löste, abzupassen oder gar hervorzurufen, war eine fast unmögliche Aufgabe und mir bisher nur einmal und ohne mein Zutun, wie bereits beschrieben, gelungen.

Am nächsten Morgen räumten wir unser Hotel und als ich ein paar Stunden später meine wenigen Kleider in ein schlichtes, blau gefliestes Zimmer im Hotel Haifa ins Regal räumte, durch die Gitterstäbe vor meinem Fenster einen niedlichen, kleinen Tempel sah und das Geschrei aus der Küche hörte, spürte ich zum ersten Mal in Indien so etwas wie Zuversicht, vielleicht doch eine Erfahrung zu machen, die nicht zynisch und verdorben war.

Die ideale Voraussetzung, Vivek, einen befreundeten jungen Sanskrit-Gelehrten, zu besuchen, der im Lalibaba Ashram in der Altstadt wohnte, von unserem neuen Quartier am Assi Ghat nur noch eine Viertelstunde strammen Marsches entfernt, gerade die Strecke, die man schaffen konnte, wenn die Sonne wie in diesem Moment senkrecht stand.

In dem winzigen klosterähnlichen Gebäude stellte sich etwas Abstand ein zu einer Welt, die von hier oben wie ein vergilbtes Märchenbuch aussah: die Uferpromenade leergefegt, die kräftigen Farben der Shiva-Tempel blass im stechend weißen Licht. Schläfrig lagen die Kühe im schwarzen Matsch des Flusses und im Schatten der verfallenen Wassertürme döste ein nackter Sadhu mit einer breiten Silberuhr am Handgelenk.

Eine gute Entscheidung, hierherzukommen. Aus der Küche roch es vielversprechend. Satyanand Giri kochte gerade Mittagessen. Giri hatte gerne Gäste. Auf den ersten Blick war er ein ganz normaler Sadhu, jedenfalls kam einem nach dem Programm des Vorabends ein Sadhu ziemlich normal vor. Er war spindeldürr mit einem seltsam runden Bauch, lief bis auf einen sexy Lendenschutz nackt herum, hatte seinen Körper mit Asche eingerieben und führte, das war sein Job, morgens und abends Feuerzeremonien am Ganges durch. Einerseits, das sah man beim Anblick seiner

Kammer, die er uns nicht ohne Stolz zeigte, war er sehr bescheiden und besaß bis auf einen alten Computer und eine Stange Zigaretten nur eine schmale Lesebrille. Andererseits wollte er wie alle Sadhus nichts weniger als die Vereinigung mit Gott. Als Asket hatte er gute Karten, denn er hatte sich aus der diesseitigen Welt bereits zurückgezogen, war also rituell schon »gestorben«. Manche Sadhus, besonders die auf den Postkarten, standen auch jahrelang auf einem Bein, bis die Muskeln des anderen komplett verkümmert waren. Ein Großteil aber zog von Ashram zu Ashram, saß stundenlang am Feuer und rauchte lächelnd einen Joint nach dem anderen. Giri nahm keine Drogen, er hatte ein anderes »Problem«, wie Vivek, der uns eingeladen hatte, flüsterte, während Giri in der Küche, einem kleinen, praktischen Kabuff, in dem alle Arbeiten auf dem Boden ausgeführt wurden, hantierte. Aber erst mal gab es Essen. Kokosnuss-Chutney, gegartes Gemüse, Spinat mit Frischkäse, selbst gebackene Linsenfladen, alles frisch und sensationell gut, aber wehe, jemand nahm die Gabel aus der linken in die rechte Hand. In der Tür stehend wachte Giri darüber, dass die Gesetze der Reinheit eingehalten wurden. Es ging dabei nicht um Tischmanieren, sondern um viel mehr, denn auf der Unterscheidung von Reinheit und Unreinheit beruhte das gesamte Kastenwesen. Die mit dem Tod oder körperlichen Substanzen zu tun haben, gehörten den unteren, »unreinen« Kasten an, und da Giri die Gäste gerade erst kennengelernt hatte und nichts über ihre Umstände wusste, passte er vermutlich einfach auf, dass niemand der Küche oder Gebetsecke zu nahe kam.

Das Essen war »sattvisch«, erklärte Vivek, der so etwas wie das intellektuelle Oberhaupt des Ashrams war, »also ausgeglichen« nach Aryuveda-Terminologie: keine Zwiebeln, kein Knoblauch, Fleisch sowieso nicht. »So unterdrücken wir Sexualität und können uns ganz der geistigen Arbeit widmen.« Und hier nun lag Giris Problem. »Giri ist ein guter Mensch, er hat etwas Rührendes an sich, wie ein Kind, aber er hat ein Facebook-Problem«, sagte Vivek mit leisem Vorwurf. »Er chattet dauernd mit Mädchen, manchmal lädt er wildfremde Touristinnen zu uns ein.«

Obwohl ein Ashram eigentlich jedem offen stehen sollte, der auf spiritueller Suche ist, sah Vivek, der einmal Skateboardmeister von Stuttgart war, seinen geliebten Platz in Gefahr, zur exotischen Jugendherberge zu verkommen. Heute waren außer den jungen indischen Priestern, die wie Bodybuilder aussahen, Freunde da aus Chennai, München und Holland, alle in einer Reihe auf dem Boden sitzend. Die Tischunterhaltung war fast zu anspruchsvoll, wenn man dabei zum ersten Mal versucht, appetitlich mit der Hand zu essen. Thema: das Bedürfnis nach Opfern im Hinduismus, wozu ich in Wahrheit nichts Wesentliches beizutragen hatte. Umso mehr die anderen. Wenn ich es richtig verstand, ging es bei den Opfern nicht nur um Askese und Entsagung. Besonders die intellektuelle Oberschicht verstand ihre Religion als Dharma, richtiges Handeln wie bereits erwähnt, zu dem Rituale wie Selbstkontrolle und Ordnung gehören. »Dahinter steht ein Prozess: Ständig wird etwas zurückgelassen. Das führt dann zum Beispiel dazu, zu versprechen: Ich esse fünf Jahre keine Bananen«, amüsierte sich Sriram, ein Gelehrter, der in Deutschland und Indien lebte.

Eine indische Familie winkte an der Tür und der alte Mann, der nicht mitgegessen hatte, weil er kaum noch aß, doch anschließend beim Abwasch geholfen hatte, erhob sich. »Seine Familie«, erklärte Vivek. Damit die Männer sich in Ruhe auf den Tod vorbereiten können, ziehen sie gerne von zu Hause aus und in einen Ashram. Sie ziehen sich allmählich zurück und sehen ihre Familie dann nur noch am Wochenende. »Er macht sich älter, als er ist«, flüsterte Vivek, »ich glaube, er ist erst sechzig.« Und die Frauen? Ziehen die sich auch zurück?

Wir wurden unterbrochen, wieder Besuch, noch ein Deutscher. Stefan aus Buchholz, nur leicht bekifft, der uns ein paar Zeichnungen zeigte, die man gegen eine Spende kaufen konnte. So wie er sprach, hätte er die letzten Jahre auch am Schwabinger Monopteros verbracht haben können. Bereits mit sechzehn hatte er sich selbst als depressiven Typen eingeschätzt, die Schule geschmissen und ein paar Jahre in Amerika, Thailand und Bolivien (»ich hab da eine Geschäftsbeziehung«) verbracht. Finanziert sei alles durch eine »kleine Erbschaft« gewesen. Nun sei er eigentlich pleite, und seine Eltern, die er nach Jahren in Bangkok getroffen habe, hätten ihm zum ersten Mal Geld gegeben. Müsst ihr nicht, habe er gesagt, aber genommen hat er es dann doch. Er war sympathisch, genau der Typ, mit dem man gerne einen viel zu heißen Nachmittag Erdnüsse kauend im Schatten verbringt und der einem zum Abschied noch die unvermeidliche Nackenmassage gibt. »Zieh nach Berlin, wenn du die Nase voll hast«, sagte ich, und warum nicht.

Langsam nahm die Hitze ab und die Touristen kamen zurück. »Schau dir das an«, sagte Vivek und zeigte von seinem wunderschönen Schattenplatz hinunter zum Fluss, wo aus den Lautsprechern leiernde Gesänge krächzten und Touristen die Wäsche fotografierten, die am Ufer trocknete. Es gab vieles, was dem 27-Jährigen, der täglich bis zu sechs Stunden jahrtausendealte Mantren frei zitierte, nicht gefiel. »Irgendwann werde ich diesen Platz verlassen müssen. Früher kamen die Leute aus drei Gründen hierher: um zu studieren, den Göttern nahe zu sein und zu sterben. Und heute? Gibt es den Tagesbedarf an Heroin für ein paar Rupien.« Dann brach er auf, zu einem Sanskrit-Lehrer, als wüsste er nicht schon genug. Auf dem Weg trug er schnell ein paar kleine Kinder durch die schmale, nach Kot stinkende Gasse, die ein Büffel blockierte.

Die Nähe zum Tod gab dem Leben unten am Fluss einen besonders schönen Schubs. Ein leichter Wind hob an. Kleine Jungen liefen barfuß die breiten Steinstufen am Wasser entlang. Sie ließen selbst gebastelte Drachen steigen und versuchten, die Schnüre der Konkurrenz mit den durch Glassplitter messerscharf geschliffenen eigenen Schnüren zu kappen. Ihre Schwestern verkauften währenddessen hartnäckig den Touristen kleine Schälchen mit Rosenblüten, als Opfergabe für den Fluss. Mittendrin lagen Ziegen und Büffel, die den jungen Männern zuschauten, wie sie mit schiefen Stöcken Kricket spielten. Bis zum Bauch standen ein paar Russinnen im Ganges, um den Hals orangefarbene Ketten aus Ringelblumen gelegt, und hatten die Hände über den Kopf zum Gebet erhoben.

Dann wurde es dunkel, und entlang des Ufers gingen

an wackligen Masten befestigte Laternen an, die ein gelbes Krankenhauslicht auf den dunklen Stein warfen. Gleich begannen die Feuerzeremonien und auf der Uferpromenade ging es auf einmal zu wie auf Coney Island. Raschelnd setzten sich die Inder auf die Stufen, ihre Kinder und Verwandten um sich geschart. Das Abendprogramm begann wie auch in Rishikesh und überall um die Zeit am Ganges mit Aarti, religiösen Feuerzeremonien, während derer Kräuter und Blüten verbrannt und alte vedische Mantren gesungen wurden. Danach schlurften die Hippies zurück ins Internetcafé, ein Pärchen stand verloren am Pier, die Amerikaner suchten nach einem witzigen Restaurant. Schnell musste es gehen, denn in der Finsternis, riet der Reiseführer, sollte sich niemand mehr auf die Straße wagen.

Am nächsten Morgen, noch vor Sonnenaufgang, während die Glocken schrill und endlos in den Tempeln klingelten, begann das Leben, wie überall auf der Welt, mit der Morgentoilette. Aus der Stadt ließen sich die ersten Einheimischen von einer Riksha so nah wie möglich zum Fluss bringen. Denn wer noch nicht so weit war, seine Asche mit dem heiligen Wasser des Ganges zu vermischen, badete zumindest im Fluss, um sich von seinen Sünden reinzuwaschen. Viele trugen eine Plastiktüte mit einem Tuch, Zahnbürste, Kamm, und was sonst noch auf dem Programm stand, bei sich. Vom Boot aus sahen die Waschrituale nur auf den ersten Blick so aus wie in einem deutschen Hallenbad. Immer wieder schütteten Männer und Frauen aus der hohlen Hand Wasser über den Kopf. Irgendwie verdächtig, so einfach seine Sünden loszuwerden. Etwas

weiter entfernt stand eine Gruppe respektabler Geschäfts-
männer halbnackt aufgereiht und lachte. Regelmäßig er-
tönten ihre lauten und falschen Lachsalven – eine Reinigungsübung, um den aufgestauten Ärger vom Vortag in
Luft aufzulösen. Das wiederum hatte sich, zumindest
in der westlichen Fernsehunterhaltung, bereits bei uns
durchgesetzt.

Wir hatten für diesen Morgen eingewilligt, eine Boots-
fahrt zu machen, Pflichtprogramm aller Touristen, und
mit Recht. Froh, so früh aufgestanden zu sein, ließen wir
uns über den Fluss rudern. Langsam bahnten sich die
Strahlen der aufgehenden Sonne ihren Weg durch den
Morgennebel, der über dem Wasser lag, und zeigten, wie
eigentümlich Varanasi, oder auch Kashi, »Stadt des Lichts«,
gebaut war. Während auf der einen Uferseite die über- und
ineinandergeschachtelten, zerfallenden Häuser und alten
Paläste in der Morgensonne golden und prächtig glitzerten, lag am gegenüberliegenden Ufer des träge dahinflie-
ßenden, graubraunen Wassers ein einziges, weites Nichts.
Keine Häuser, keine Bäume, kein Lärm, keine Menschen-
seele. Nur halbverbrannte Körper, die aus Kostengründen
nicht zu Asche verbrannt werden konnten, wurden hier
angeblich manchmal angeschwemmt. Oder solche, deren
Namen niemand kannte, für die die Polizei die Verbren-
nungsprämie von den Behörden einkassiert hatte, die Körper dann aber einfach so in den Fluss warf, um das Geld in
die eigene Tasche zu stecken. Diese Leichen stießen auch
gerne gegen die Ausflugsboote. Solche Schauermärchen
erzählte einem hier jedenfalls jeder. Als genügte nicht
schon die Nachricht, dass der Ganges, das Symbol der

geistlichen Reinheit, zehntausend Mal mehr fäkale Bakterien enthält, als der WHO-Standard für sicheres Baden festgelegt hat. Diese Zahlen verursachten nur kein so schönes Schaudern wie die Leichenverbrennungen am Fluss oder die Erotikszenen in den Tempeln.

Vielleicht war die Idee der Wiedergeburt die einzige Hoffnung, die der Fluss Ganges hatte, um zu überleben. Damit irgendjemand, dessen Seele es beim Zerschlagen des Schädels, dem rituell maßgeblichen Todeszeitpunkt, nicht ganz bis ins Universum geschafft hatte, zurückkam und sich um ordentliche Kläranlagen kümmerte.

Den Rest des Sonntags verbrachten wir bei Mark, Viveks Tantra-Lehrer, den gemeinsam mit uns zu besuchen Vivek ein großes Anliegen zu sein schien. Dr. Mark Dyzcowksi, Engländer, halb polnischer, halb italienischer Abstammung, ein Oxford-Wissenschaftler, wenn auch nicht klar war, in welcher Beziehung zu Oxford er genau stand, war ein beeindruckender Mann, wahrscheinlich um die sechzig, ein dicker Mann mit einem weißen Bart und schwarzbraunen Augen, die von all den Mädchen, die hier vor vielen Jahren verträumt auf den Ganges geschaut haben und so gerne klug wären, erzählten. Die Villa direkt am Fluss, blutrot gestrichen, ein Baumhaus, auf Stelzen getragen wie die Häuser in Malibu, hatte keine Klingel. Vivek rief und nach einer langen Zeit machte uns ein Mann in Socken, ungebügeltem Karohemd und Schlafanzughose von undefinierbarer Farbe die Tür auf, ein Gelehrter wie aus einem *Harry Potter*-Film, der ein Leben führte, auf das ich sofort mit einer Wucht neidisch wurde, die mich die nächsten Stunden wach hielt. Was gut war, denn Thema der Zusammenkunft war der Trika Kashmiri Shaivism, weibliche Tempelarchitektur, der Exotismus des Schauderns (Mitgiftmord, Witwenverbrennung), Erkenntnistheorie, Sexualität in Tempeldarstellungen, die Upanishaden. Die Tatsache, dass Sriram mit seiner charmanten, schwäbischen Frau Angelika da war, lockerte die Unterhaltung deutlich auf. Denn es lief, auch wenn wir immer wieder mit einbezogen wurden, letztendlich auf einen Dialog zwischen Sriram, von dem, frisch gebadet, es hatte im Ashram gerade warmes Wasser gegeben, ein feiner Geruch nach Rasierwasser ausging, und dem Gelehrten Mark hinaus, ein fesselnder Dialog, den ich mitschrieb, so gut es ging. Wenn ich heute auf meine Notizen blicke, knapp eineinhalb Jahre später, ergeben sie mal weniger, mal mehr Sinn. Mark fand, dass das Yoga von heute nur mehr Gymnastik war.

»Die Geschichte Indiens ist eine des Aufräumens.«

»Die Hatha Yoga Pradipika, die höchstens neun Asanas kannten im Vergleich zu den 1500 Asanas von heute, hatten die Botschaft: Reinige dich. Keiner weiß, woher die Asanas kamen, vermutlich aus der Welt der physischen Übungen. Ein Yogi, der einen Zustand jenseits des Geistes erreichen wollte, musste körperlich gesund sein.«

»Heute gehen die Leute in Gyms.«

»Denkt an den Übungsraum von Krishnamacharya in Mysore im Palast. Krishnamacharya hat da Ringen geübt.«

»Wenn wir Patanjalis Sutra ›Stiram Sukham Asanam‹ übersetzen mit: Lass Energie in die Art und Weise fließen, in der du sitzt, ist das nicht schon ein Hinweis auf Gymnastik?«

»Bikram sieht wie ein Clown aus. Iyengar und Pattabhi

Jois, was können sie anbieten? Eine Massenbewegung! Früher gab es im Yoga dich und deinen Guru und Schluss.«

»Aber es ist das Interesse der Leute, das Yoga geändert hat!«

»Ja, als die Iyengar-Bombe explodierte!«

»Es ist der Pizza-Effekt! Yoga kommt zurück nach Indien, groß und fett wie eine Pizza, die aufgeblasen und überladen von New York zurück nach Neapel kommt.«

Meine Laune steigt beim Lesen dieser alten Notizen, so wie sie damals stieg, denn dieses war die Unterhaltung, auf die ich gewartet hatte, mit dem Mann, nach dem ich gesucht hatte.

So unsicher ich durch dieses alte, neue, irritierend vertraute und für immer fremde Land reiste, so sicher war ich in der Gegenwart dieses Mannes, dass es einen Faden aus dem Jetzt hin zu der Zeit gab, in der Menschen in die Wälder gingen, um die Sprache der Tiere zu lernen, um von Wurzeln und Beeren zu leben, um niemandem zu schaden, um die Unerklärlichkeit zu feiern, die Unerklärlichkeit unseres Daseins, die Widersprüchlichkeit unseres Geists, die ewigen Fragen. Denn es sind immer nur die Fragen, das wurde an diesem Nachmittag, in dessen Verlauf sich der Ganges rot färbte von der untergehenden Sonne, klar, die interessant sind, nie die Antworten.

Heute erinnere ich mich an diesen Mann, zu dessen Füßen nur wenige Schüler saßen, eine kleine Handvoll, und denke, dass sein unendliches Wissen mit ihm begraben werden wird, wenn man mal von den ehrgeizigen, elektronisch übermittelten Vorlesungen absieht, die er in der Hoffnung auf ein breiteres Publikum ins Netz stellte.

»Du unterrichtest also Yoga nach Patanjali?«, fragte er mich und ich nickte etwas beklommen in plötzlicher Panik, er könnte mehr fragen. Denn was wusste ich schon? Unterrichtete ich die Yamas, die Niyamas, unterrichtete ich anständig Pranayama? Kannte ich jemanden, der das konnte? Wir unterrichteten Asanas wie Jazzdance. »Wir unterrichten Asanas wie Jazzdance«, sagte ich und musste mich räuspern. Er lächelte und wechselte lässig die Füße mit ihrer meterdicken Hornhaut im Lotussitz. Ich nahm mir vor, zu Hause ebenfalls meinen Schreibtisch auf Ziegelsteine auf den Boden zu stellen und im Lotus davor zu sitzen, und machte es auch.

Ich sehe den kniehohen Diener, der uns an diesem Nachmittag gebutterten Toast und Tee brachte und sich danach in die Türöffnung setzte, den Blick unverwandt auf Mark gerichtet.

Unveröffentlichte Tantra-Texte in Sanskrit zu übersetzen, das spielte in unserer Welt eine geringere Rolle als die Entwicklung einer neuen Generation von Zahnseide. Es bewegte niemanden, interessierte niemanden. Niemand würde dafür ein Flugzeug nach Varanasi besteigen bis eben auf ein paar Verrückte wie Mark und Vivek und ein wenig auch Sriram. Und immer wieder ein paar schwule Studentengruppen, die von Mark wissen wollten, wie sie Sex in ihren eigenen Erkenntnisprozess integrieren konnten. Es ist nicht wahrscheinlich, aber auch nicht unmöglich, dass ich Dr. Mark Dyzcowksi noch mal wiedersehe in meinem Leben, aber wenn, dann würde ich diese zweite Chance sehr begrüßen und besser vorbereitet antreten. Ehrlich gesagt auch deswegen, weil ich gerne herausbekommen möchte, ob dieser Tantra-Sex nicht doch der größte Eso-terikschwindel aller Zeiten ist. Die Tempeldienerinnen mögen sehr gebildete Frauen gewesen sein, die ihren Job an Plätzen verrichteten, an denen die Babas mit Toten-schädeln spielten. Die hinduistische Gesellschaft stand un-ter starken Restriktionen. Um Sexualität zu erleben, musste sie in einen sakralen Kontext gestellt werden. Romantik, hatte Srirams Frau Angelika mit einem wissenden Lächeln gesagt, killt die sexuell-spirituelle Praxis. »Stimmt«, sagte Mark, »selbst wenn du zu deiner Frau gehst, solltest du sie wie eine anonyme Frau ansehen«.

Viel zu schnell warfen sie sich damals die Worte zu, als dass ich die Anspielungen von Thesen und Gegenthesen von Spezialwissen und so weiter hätte unterscheiden kön-nen. Trotzdem, vielleicht ein mickriges Ergebnis, aber ich bleibe dabei: Die Frauen in den Tempeln waren immerhin Prostituierte und wer auch immer wann auch immer be-hauptet, sie täten ihre Dienste freiwillig, war vor allem eins: männlich.

Ich saß immer noch in der Lobby am Flughafen in Bombay und fragte mich heimlich die rhetorische Frage jedes Reisenden, ob sich der Trip nach Varanasi gelohnt hatte. Etwas hatte ich dort zumindest über uns Menschen verstanden: Es herrscht ein großes Bedürfnis nach Ritua-len, weil sie so etwas Handfestes an sich haben. Außerdem kann es jeder selber machen.

Irgendwann ging mein Flugzeug. Ich verließ Bombay und verbrachte die nächsten drei Tage in Südindien am Ara-bischen Meer in Gesellschaft einer klugen norwegischen Kunstkritikerin, die ein Motorrad besaß. Wie Geeta in

Rishikesh versuchte auch sie eine lästige Liebesgeschichte abzuschütteln und besaß dabei erstaunlich ansteckend gute Laune. Indien war voll von gekränkten Frauen. Ich unternahm lange Spaziergänge an einem endlosen Strand, an den sich morgens und abends indische Männer mit nacktem Gesäß ins knöcheltiefe Wasser hockten und sich ungerührt entleerten. Der erste Schock legte sich schnell. Ich freute mich fast über diese existentiell rohe Geste.

Ich lungerte unterm Sonnenschirm herum und belauschte deutsche Familien, deren jugendliche Kinder genau wie ich wenig mit dem aufwendigen Aryuveda-Programm des Hotels anfangen konnten, und wartete, bis Torunn, die in ihrem Tanga und Minibikini auf den empfohlenen Dresscode des Hotels pfiff, erschien, um mich abzuholen. Wir fuhren durch sumpfige Wälder und kleine Dörfer, besuchten Freunde von ihr, indische Kunsthändler aus Delhi und London, tranken mit ihnen eine Menge Kingfisher-Bier und führten die Sorte von Gesprächen, bei denen sich beide Seiten zu einer Offenherzigkeit ermuntern, die absolut nichts bedeutete.

Eines Abends gerieten wir in eine Strandparty von Einheimischen, die erst friedlich begann, bis uns Torunns hochgeschlitztes Minikleid in Bedrängnis brachte und wir auf einmal in einen überraschend schmalen Spalt zwischen dem schwarzen Wasser des Pazifiks und aufgeregt schreienden Männern gerieten, die anfingen, an unseren Kleidern zu ziehen, unsere Arme und Schultern zu berühren. Es war nur Torunns Geistesgegenwärtigkeit zu verdanken, die aus dem Nichts ihre Handtasche mit voller Wucht einem der Wortführer ins Gesicht schlug, so dass wir in der kurzen Pause, die sich einstellte, davonrannten, über die hügeligen Dünen zum Wald hin, die kleine Straße entlang, vorbei an Tee trinkenden Männern, und rannten und rannten zu dem von Gaslaternen beleuchteten Café, wo unser Moped stand und wir keuchend zusammenbrachen. Messerscharf schnitt die Luft in die Lungen, das Blut rauschte in den Ohren.

Wie dämlich konnte man sein, um in eine derart vorhersehbare Situation zu geraten? Wie hatten wir den Punkt übersehen können, an dem die Stimmung der Männer von der Freude über Abwechslung, zwei weiße, freundlich lächelnde Frauen in ihren Reihen zu haben, umschlug in Aggression? Ich fluchte auf Deutsch, doch als Torunn begann, mit erschreckten Augen zu lachen, musste ich auch lachen. Und wir lachten beide sehr laut, herrlich ignoriert vom Besitzer, der bereits die Stühle hochstellte und zusperren wollte.

»Warum zum Teufel ...«, auf einmal konnte ich gar nicht mehr aufhören zu fluchen, »kannst du dich nicht anständig anziehen?«

Ich brachte es nicht über mich, ihr zu sagen, dass sie zu alt war für weiße Ultraminiröcke, dass jeder zu alt ist, der älter als elf ist.

»Keine Ahnung. Vermutlich will ich es diesen ganzen Typen einfach nur zeigen. Die können mich alle mal.«

Ihr breites Grinsen konnte mich nicht überzeugen. Aber es tat gut, sich vorzustellen, den Männern eins auszuwischen, und was spricht gegen schlichte Maßnahmen, solange sie wirken? Ich sah auf ihre nackten, sommersprossigen Füße.

»Welche Schuhgröße hast du überhaupt?«

»43.«

»Wahnsinn.«

»Mach jetzt bloß keine Witze über meine Füße, ok?«

Wir kauften dem Besitzer ein paar indische Zigaretten ab und ich sah, wie Torunn eine Menge Dollarnoten in ihre Tasche steckte.

»Was ist los? Hast du das gestohlen? Ich denke, du hast kein Geld.«

»Ich habe vielleicht nicht genug Geld, damit wir hier heute irgendwo anständig übernachten können, aber genug, um Cohen zu bestechen. Los!«

Cohen war ein Yogi aus Boston, der vor einigen Jahren nach Kerala gekommen war, um verschiedene Massagetechniken zu studieren. Torunn kannte ihn von früher und irgendetwas in ihrer Stimme verriet mir, dass sie auch von ihm enttäuscht worden war. Wie so viele Aussteiger hatte er Geld geerbt und irgendwann festgestellt, in Indien besser davon leben zu können als in Amerika, und beschlossen, erst mal zu bleiben und seinen Charakter zu reinigen. Jetzt hatte er nicht mehr genug Geld, um zurückzugehen, und vermietete sein Wohnzimmer an durchreisende Yogis.

Voller Panik, die Typen vom Strand könnten uns auflauern, fuhren wir die sandige Straße ohne Licht in totaler Finsternis hinauf zur Hauptstraße bis zum nächsten Dorf, wo Cohen im Gartenhaus eines schwulen indischen Filmregisseurs wohnte. Ein großer Mann mit kantigem Gesicht, die Idealbesetzung für einen Bauingenieur mittleren Einkommens, machte die Tür auf und winkte gleich ab: In seinem Wohnzimmer schliefen bereits Neuseeländer. Wie üblich in diesen Kreisen halb gescheiterter Glückspragmatiker rollte er trotzdem erst mal einen Joint. Überall standen kleine Statuen von Ganesh, dem Elefantenkönig, herum und Bücher von Osho. Wir schliefen dann zu dritt in seiner Ralph-Lauren-Bettwäsche. Am Morgen trat ich auf Cohens Brille, und weil ich die Tasche mit meinem iPod und meinem Geld am Strand gelassen hatte, gab ihm Torunn zehn Dollar für den Optiker und zehn für die Nacht, die er mit einem Seitenblick auf mich ablehnte. Beeindruckt von sich selbst verzog sich sein Gesicht zu einem stolzen Lächeln, so ehrlich es eben ging. Um es nicht zu ruinieren, trat ich auf die Veranda und bewunderte ausgiebig die Wasserlilien, während er das Geld dann doch einsteckte. Im Hotel gab ich Torunn die zwanzig Dollar zurück.

Ich nahm eine Schlaftablette, die erste in meinem Leben, und verschlief das gesamte Silvester-Spektakel im Hotel samt Auftritt des traurigen Elefanten, der den ganzen Tag schon hinter der Küche angebunden war. Mitten in der Nacht klingelte das Telefon. Ich hörte durch eine Mauer aus Watte der vergnügten Stimme meines Mannes und den aufgekratzten Berichten der Kinder zu und bekam ein schlechtes Gewissen, weil ich hier am Arabischen Meer herumhing, und wenn nicht noch ein Wunder passierte, ohne wichtige Erkenntnisse nach Hause zurückkehren würde, anstatt bei ihnen zu sein. In der Gewissheit, dass ich zur Not ersetzbar war, sie aber niemals für mich, schlief ich wieder ein.

Am Trivandrum Airport stellte ich fest, dass ich meinen

Flug verpasst hatte, und musste mir einen neuen kaufen. Ich holte mir einen süßen Tee und machte es mir im Wartesaal auf einem schmuddeligen Plastikrasen bequem, der um einen ausgetrockneten Springbrunnen gelegt war. Rechts hing in abenteuerlicher Schieflage ein riesiger Flachbildschirm von der Decke, auf dem ich für die nächsten vier Stunden Gelegenheit hatte, die Erfolgsstory des indischen Fernsehens, genannt »Bollywood«, zu studieren.

Ich hatte hier in Kerala ein paar wesentliche Erfahrungen nicht gemacht, vielleicht, weil ich ein paar Tage einfach keine Erfahrungen machen wollte. Ich hatte den Sivananda Yoga Vedanta Dhanwantari Ashram in Trivandrum nicht besucht, weil er über die Weihnachtstage bereits hoffnungslos überbucht war. Es wäre auch nicht weit zu Ammas Ashram gewesen, in der Nähe von Kollam, in der seit über dreißig Jahren eine Frau, eine der wenigen weiblichen Heiligen Indiens, Menschen an sich drückte und küsste. Mata Amritanandamayi Devi, der »hugging saint«, in meiner Londoner Schule auch liebevoll »Amma-ji« genannt, residierte in einem perfekt durchorganisierten, in staubige Kokospalmwälder gebauten Ashram. Als Besucher wohnte man in einem der beiden fünfzehnstöckigen Hochhäuser aus rosa Beton, zahlte mit Visa- oder Mastercard und musste sich in einer 30 000 Quadratmeter großen Halle mehrere Stunden anstellen, um in den Arm genommen zu werden. Knapp dreitausend Menschen lebten in dem Ashram, Männer und Frauen getrennt. Rückblickend hätte ich mir das gerne angesehen, die abgemagerten, vom Leben in die Knie gezwungenen Westler, die die Nähe einer vollbusigen, höchst vergnügten Inderin suchen. Und was wollte man schon dagegen einwenden? Es gibt eine Menge schädlichere und sinnlosere Dinge, die mir auf Anhieb einfallen: Strafzettel, Thunfische jagen, der erhöhte Wasserverbrauch durch einen Vorwaschgang. Trotzdem war mir die Sache suspekt. Ich glaube, ich hatte Angst davor, meine Brüder und Schwestern dort mit Travellerchecks, Magenverstimmung und kaputter Seele zu treffen. Bislang war ich gesund geblieben und hatte bis auf ein paar Verluste und meinem Reisegefährten nicht viel eingebüßt. Zu oft war ich bereits bei solch halbesoterischen Key-Events auf Yogamessen und Workshops dem Zusammenbruch nahe gewesen und hatte körperliche Totalerschöpfung, geistige Entleerung, den bohrenden Refrain irgendeiner Gehirnwäsche mit einem wirklich ans Herz gehenden Erlebnis verwechselt. Anschließend hatte ich mich jedes Mal matt und flau gefühlt. Für meine Seele war es also sicher die richtige Entscheidung gewesen, um diesen spirituellen Vergnügungspark einen großen Bogen zu machen.

Vielleicht ist es voreilig, die Möglichkeit auszuschließen, dass Menschen Trost finden in einer Umarmung. Tatsächlich gibt es keine schönere Art, um sich trösten zu lassen, insofern war Ammas Masche genial. Nur warum dazu eine Flugreise buchen und nicht den eigenen Mann oder die eigene Frau jeden Tag in die Arme nehmen?

Ungestört machte ich in der Ecke der Flughafen-Lounge neben einem Werbeplakat für »White Perfect«, ein Bleichungsmittel für die Haut, einen Kopfstand. Danach fühlte ich mich wie erwartet besser und sah mir mit übertriebener Konzentration einige Filme an, in denen Frauen mit aufgetürmten Haaren Männern tränenverschleierte Blicke hinterherwarfen, alles vor Studiokulisse. Wenn ich mich nicht täuschte, gab es entweder reine Emotion oder Komik von der Sorte, bei der dauernd eine Torte durchs Bild fliegt. Was für eine Aussagekraft hatte diese Filmkunst über ein Volk, auf dessen Spiritualität wir mit Neid schauen? Keine Ahnung.

Ich hatte noch eine Station vor mir, und wenn ich einen Beweis dafür gesucht hätte, was für eine komische Pizza zurück nach Indien kam, hätte ich mir keinen besseren Platz dafür aussuchen können als Mysore, besser gesagt Pattabhi Jois' Yogashala, wo seit Jahren der Elitekader der Asthanga-Yogis geschmiedet wird.

Um einen der begehrten Plätze an Weihnachten und Silvester in der Shala zu ergattern, musste man, so vermutete ich, entweder größere Summen spenden, Stammgast sein oder aber bereits ein knappes Jahr vorher reservieren. So wie in allen guten Häusern an den Feiertagen.

»Do your practise and all is coming« war Pattabhi Jois' bekanntester Slogan, den man sich wunderbar aufs Kopfkissen sticken konnte, und ich kannte genug Asthanga-Yogis, um sagen zu können, dass viele von ihnen eine Schwäche für solche Rührseligkeiten hatten.

»Do your practise and injuries are coming«, höhnte meine Freundin Lara Baumann in London, als Pattabhi Jois starb und die gesamte Yogaszene für Tage mit versteinertem Gesicht herumlief. Lara hatte sich bereits in der Vergangenheit über Mysore, die Asthanga-Yogis und ihre Verbissenheit lustig gemacht, in einer Reisereportage, die sie mutig ins Netz stellte. Mutig deshalb, weil sich auf der ganzen Welt nur wenige finden würden, die offen gesagt hätten, dass Pattabhi Jois lieber Frauen in den Haltungen korrigierte, vorzugsweise an bestimmten Stellen und am liebsten, um Mula Bhanda zu zeigen, also zwischen Geschlecht und Anus griff. Während solche Beobachtungen sehr wohl geflüstert die Runde machten, verrieten sie, wie Lara schrieb, viel mehr über die Ankläger als den Angeklagten. Was sollte einem alten reichen indischen Brahmanen, der in seinem Leben Hunderte von verschwitzten Hintern vor Augen hatte, daran gefallen? Waren seine direkten Zugriffe nicht eher der Beweis dafür, dass er ein echter Yogi war ohne zweifelhafte Beweggründe? Dass seine Schüler auf den Gedanken kamen, enthüllte ihrer Meinung nach vor allem, dass sie im Angesicht des Gurus alles heillos durcheinanderbrachten: Yoga, Sexualität, den ganzen psychologischen Müll ihres bisherigen Lebens. Ich unternahm keine wirklichen Anstrengungen, meine Vorbehalte abzuschütteln. Nichts ist leichter und nichts gibt einem schneller das Gefühl von Sicherheit und Ruhe, als mit handfesten Vorurteilen einer verworrenen Situation zu begegnen. Dabei stellte sich auf der langen Fahrt von Bangalore nach Mysore auf dem Rücksitz eines runtergekühlten Hondas fast so etwas wie Abgestumpftheit ein, die Todsünde für Erleuchtungstouristen.

Am Pool des Regalis Hotels, bekannt geworden in der Szene als »Southern Star«, herrschte wie immer um diese Zeit, wenn die Temperatur in den Straßen der kleinen südindischen Stadt auf 30 Grad kletterte, Hochbetrieb. Ich war mittags angekommen, hatte bereits eine knappe Stadtführung hinter mir und konnte eine Pause gut vertragen.

Was von weitem wie eine Gruppe auf Schonkost gesetzter Bodybuilder und Tattoo-Amateure wirkte, mussten die Yogis sein, die morgens um vier in der Shala übten. Etwa zwanzig Frauen und Männer lagerten im Halbschatten des Gartens. Manche hörten iPod, andere hatten ein Buch aufgeschlagen neben sich liegen, eine gemischte Truppe, darunter Engländer, Spanier, Italiener und Deutsche. Die Männer waren, soweit ich es beurteilen konnte, vollständig rasiert und hatten die typische Physiognomie eines Asthanga-Yogis: extrem gut gebaute Oberkörper, kahle Schädel, tiefe Stirn. Die Frauen hatten brettharte Bäuche, starke Oberschenkel, tolle Figuren und eine ausgeprägte Kinnlinie. Es wurde viel Wasser getrunken, Laptops standen aufgeklappt im Gras, man spielte Schach oder unterhielt sich. Alle schienen sich zu kennen.

Kaum jemand sah auf, als ich mir eine Liege holte und mich in die Nähe legte. Ich gab mir einen Ruck und fragte den nächstliegenden brettharten Bauch, wie schwierig es sei, ohne Anmeldung bei Pattabhi Jois zu üben. Mir war natürlich klar, dass es eigentlich ausgeschlossen war, wenn man sich nicht lange vorher darum kümmert. Aber da war er wieder: mein Trotz. Ich sagte mit Absicht »Pattabhi Jois«, um mich als Fremde, die ich war, auszuweisen. Ich hatte offiziell durchaus das Recht, ebenfalls »Guru-ji« zu sagen, denn er ist immerhin einer der drei Lehrer meiner Lehrer und hat der Jivamukti-Methode ausdrücklich seinen Segen gegeben. Wir sind also, im yogischen Sinne, durchaus verwandt. Nur vor diesen Leuten mochte ich es nicht aussprechen.

»Schwierig? Es ist unmöglich«, sagte die Frau mit dem

Bauch und zog ihren Bikini zurecht. Allein aus der Kraft ihrer Bauchmuskeln hob sie ihren Oberkörper gut zwanzig Zentimeter nach oben, um sich nun auch die Haare zu richten. Ihr Bauch legte sich in kleine haselnussbraune Falten. Um sich noch etwas weiter aufzurichten, saugte sie den Nabel nach innen, so dass die Bauchmuskeln wie eine Röhre vertikal heraustraten. Bei einem korrekten Ujiana Bandha dürfte das nicht passieren, dachte ich. Dann legte sie sich in Zeitlupe wieder zurück. In den Augenwinkeln der anderen trat wieder Ruhe ein. Möglicherweise hatte ich hier die Anführerin erwischt.

»Aber man kann es doch mal versuchen?« Ich war nicht bereit, so schnell aufzugeben. »Deswegen bin ich schließlich da.«

Sie zuckte mit den Achseln, nicht mal eine Antwort hielt sie mehr für nötig, und wandte sich den anderen zu. Wer noch Lust hätte, mit schwimmen zu gehen?

Ich zog nun ebenfalls meinen Bikini zurecht und untersuchte die Gruppe erneut. Mir wurde klar, dass ich ohne Verbündete hier nicht weiterkam. Zu gerne wüsste ich, von welchem Leben zu Hause diese Leute geflohen waren. Sie machten sich keinerlei Mühe, ihre Selbstzufriedenheit zu verstecken, und wirkten dabei doch so aggressiv, als hätten sie Angst, ihr Glück jederzeit wieder verlieren zu können. Ihre elektronischen Spielzeuge waren teuer, ihrem Aufzug nach kamen sie aus Großstädten, doch in der Weise, in der sie eine Clique bildeten, waren sie provinziell. Kein Wunder, dass sie, glaubte man Lara, alle an Verstopfung litten.

Am Nachmittag fuhr ich mit einer Riksha nach Gokulam, wo nach langen Jahren in Laksmipuram seit 2003 die neue Yogashala war. Gokulam ist das Harvestehude, das Chelsea, die Upper Eastside von Mysore, eine reiche Gegend, weit genug weg von der hektischen Geschäftigkeit, die selbst eine so geruhsame Kleinstadt in ihrem Zentrum entwickelt. Die Häuser hatten Gärten, selbst Garagen, die Straßen waren kaum belebt. Eine schläfrige Ruhe lag über dem mehrstöckigen, prächtigen Einfamilienhaus, das sich dadurch verriet, dass eine Menge Schuhe auf der roten Treppe standen, eilig abgestreift, um einen guten Platz zu ergattern.

Um zu erklären, was Pattabhi Jois, Jahrgang 1915, aufgewachsen in einem kleinen Dorf in Karnataka, wirklich geleistet hat, kann man es am besten so sagen: Er hat mit Asthanga-Vinyasa-Yoga nicht nur eine Methode erfunden, er hat sich und seine Methode vor allem nie geändert. Nur deshalb konnte es gelingen, dass diese einzigartige schöne Sequenz aus insgesamt sechs Serien heute auf der ganzen Welt geübt wird.

Als Priestersohn gehörte Pattabhi Jois zur Oberschicht, zu den Brahmanen, wenn auch zur Oberschicht eines winzigen Kuhdorfes. Nichts zwang den 12-Jährigen, nach einer Yogademonstration von Sri T. Krishnamacharya an seiner Schule die nächsten beiden Jahre täglich zu üben, mit vierzehn Jahren das Haus zu verlassen, um in Mysore die Sanskrit-Universität zu besuchen und dort weiter unter der strengen Zucht von Krishnamacharya zu üben. Wäre der Maharaja von Mysore, Krishna Rajendra Wodeyar, bekannt für sein Interesse an alten Sanskrit-Texten, nicht krank geworden und hätte den wundersamen Heiler Krishnamacharya an seinen Palast geholt und ihm dort eine Yogashala gebaut, hätte es Asthanga-Yoga vielleicht nie gegeben. Im Grunde ist es der dicklichen königlichen Familie zu verdanken, die unbedingt abspecken wollte und daher diesen verrückten Yogi als Personal Trainer ins Haus holte.

Pattabhi Jois begann Yoga am Sanskrit-College zu unterrichten und lehrte dort von 1937 bis 1973. 1974 unternahm er die erste von unendlich vielen Reisen nach Amerika. Wie mochten wohl die Begegnungen mit T. K.V. Desikachar, Krishnamacharyas Sohn, und B. K. S. Iyengar, Krishnamacharyas Schwiegersohn, ausgesehen haben? Denn begegnet müssen sie sich sein. Gab es Eifersucht, Konkurrenz? Zumindest Iyengar und Pattabhi Jois, beide kleine, rundliche Männer, die im späteren Alter froschähnliche Züge annahmen, waren und sind für ihr Temperament und ihren Ehrgeiz berühmt.

Als Jungen mussten beide bei Krishnamacharyas Yogademonstrationen auftreten. Man kann sich vorstellen, wie sie morgens nervös in ihrer Kammer lagen und sich den Kopf darüber zerbrachen, welche Haltungen aufgerufen werden würden, wie sie ihre Sache besonders gut machen, das Publikum für sich einnehmen und vielleicht ein Lob des Meisters einheimsen konnten. Wie sie später an der Mädchenhalle vorbeihuschten in der Hoffnung, einen bewundernden Blick zu erhaschen. 1930 gab es in Indien vielleicht zehn Lehrer. Yogalehrer zu sein war nach fast vierhundert Jahren britischer Kolonialherrschaft so skurril, wie es heute Menschen sind, die ihre Tiere beim Namen nennen und selber schlachten.

Iyengar, der in seiner Jugend an den Folgen einer Tuberkuloseerkrankung litt, musste trotz seiner körperlichen Schwäche an Krishnamacharyas Yogashows teilnehmen. Er war damals, anders als heute, nicht besonders gut auf seinen Lehrer zu sprechen gewesen. Krishnamacharya sei in Mysore als furchteinflößende Persönlichkeit bekannt und nicht besonders beliebt gewesen. Einmal, als Iyengar für einen anderen, sehr viel besseren Schüler einspringen musste, schaffte er alle Asanas bis auf eine: Hanumanasana, den Spagat. Er ging zu Krishnamacharya und zeigte auf seine Shorts: »Meine Shorts sind zu eng für Hanumanasana.« Krishnamacharya nahm ihn zur Seite, riss die Seitennähte ein Stück auf und sagte: »Jetzt kannst du es machen.« Und doch habe er es nur ihm zu verdanken, dass er zu einer stabilen Gesundheit gefunden habe. Die wenigsten, die heute Yoga üben, wissen, dass die beiden einflussreichsten Lehrer des 20. Jahrhunderts aus demselben Stall stammen. Ihre Anhänger haben sich heute wenig zu sagen. Wer Iyengar übt, kann mit Asthanga in der Regel wenig anfangen und umgekehrt. Als sich beide, die sich zuletzt 1940 auf dem sandigen Innenhof in Mysore sahen, bevor Iyengar nach Puna geschickt wurde, um dort sein Quartier aufzuschlagen, 2005 auf Initiative der amerikanischen Yogazeitschrift »Namarupa« wiedertrafen, entsprach das in der Szene einer Sensation. Wurde über Methodik, Didaktik, Patanjali diskutiert? Nicht ganz. Die beiden alten Männer erinnerten sich unter großem Gelächter daran, wie sie Krishnamacharya über Stunden auf dem Hof in der brennenden Sonne warten ließ. »Wenn wir Fehler machten, forderte er uns auf, die Vinyasas zu wiederholen, so lange, bis wir sie korrekt machten.«

Pattabhi Jois, längst Millionär, erzählte, wie er bei der Yogademonstration vor der Königlichen Familie Unterwäsche und fünf Rupien geschenkt bekam, die er in einer Truhe versteckte und jeden Tag voll Stolz anschaute. Sie redeten über Kaffeesorten und dass Kaffee das Rauschmittel im gegenwärtigen »Kali Yuga«, Zeitalter der Dunkelheit war, und Iyengar mahnte zuletzt, dass im Yoga nicht nur der Körper schwitzen muss: »Der Verstand muss schwitzen, und zwar 100 Prozent.«

Aus den dynamischen Sequenzen, die Krishnamacharya den Kindern und Jugendlichen unterrichtete, in denen jede Bewegung an einen Atemzug gekoppelt war, entwickelte Pattabhi Jois die sechs Serien des Asthanga-Yoga. Die Frage, ob eine Serie, designed für einen zehnjährigen Inder, auch für einen steifhüftigen europäischen Mann mit Kontinental-Diät taugt, wird seit Jahren von Pattabhi Jois' Jüngern mit einem entschiedenen, lauten »Selbstverständlich« beantwortet.

Auf den Schwarz-Weiß-Fotos, die ihn als jungen Mann zeigten, wie er die schwierigsten Asanas meisterhaft beherrschte, machte er ein ernstes Gesicht. Auf späteren Abbildungen lächelte er wie ein friedfertiger Bademeister in die Kamera. Als junger wie alter Mann hatte er keine Scheu, im Gegenteil, von seinem Lehrer hatte er sich wie Iyengar die Notwendigkeit, sicher auch den Reiz abgeschaut, Yoga vor Publikum zu üben. Von T. K. V. Desikachar, dem Dritten im Bunde, kenne ich solche Bilder nicht.

Der Tag, als Pattabhi Jois starb, am 18. Mai 2009, war ein Tag, an dem man seine Freunde anrief, so wie beim

Tod von Malcom McLaren, Kurt Cobain, Audrey Hepburn, Walter Matthau, Jack Lemmon, Helmut Fischer, und wenn man es überlegt, hatte Pattabhi Jois von allen etwas: die Leidenschaft, den Humor, das große Herz, die Lust, auf die Bühne zu gehen, und das, darin unterscheidet er sich doch, sechs Tage die Woche um sechs Uhr morgens.

Mit diesen Gedanken im Kopf betrat ich die Shala, eine große Halle mit sauber gefliestem Boden, auf dem in respektvollem Abstand um eine Asiatin mehrere Schüler kauerten, die sich mit gedämpfter Stimme unterhielten. Immer wieder sahen sie zu der Frau hinüber, bis sie an der Reihe waren. Die Asiatin hatte einen wichtigen Job und ließ es jeden spüren. Sie hätte auch gut auf einem Set von Tom Cruise für Ordnung sorgen können, und wahrscheinlich hatte sie das in ihrem »früheren Leben« auch getan. Es war nicht schwer, sich vorzustellen, welchen üblen Rassismus sie an der Highschool von St. Louis, wohin ihre Eltern, Einwanderer der ersten Generation, der Miete wegen gezogen waren, auszuhalten hatte, erst recht die vielen Samstagabende, die sie allein auf dem Campus verbrachte, ohne Date, mit einem Internet-Schachpartner in hitzige Dispute verwickelt. Kein Wunder, dass sie es nun der Welt heimzahlte!

Gerade war sie im Gespräch mit einem hübschen schwedischen Paar, das mir bekannt vorkam. Das Paar nickte und lächelte und war glücklich, als habe es soeben den Schlüssel zu einer komfortablen Dreizimmerwohnung erhalten mit der einzigen Auflage, die Blumen regelmäßig zu gießen. Eine Aura von Pflichtbewusstsein ging von ihnen aus. Sehnsüchtig sah ich auf die gefalteten Decken in der Ecke und den Altar. Ich sah sie hereinkommen, morgens um Viertel vor fünf, ihre Matten ausrollen, mit steifen Gliedern, müde, im ersten Hund. Und wie sie dann zwei Stunden später, hinter den beschlagenen Scheiben den frischen blauen Morgen ahnend, ihre Matten wieder zusammenrollten, in das gleiche Café wie schon die letzten 28 Jahren zum Frühstück gingen und nichts mehr den Tag erschüttern konnte und auch nicht die restlichen Tage des Jahres zu Hause in Metzingen.

Ich vermisste mein Yoga körperlich mit einem Mal so stark, dass ich – ein Alkoholiker auf Entzug würde vielleicht ähnlich aggressiv bei einem Betriebsbesäufnis von Kollegen reagieren – nichts gegen eine ehrliche Auseinandersetzung, hier und jetzt, gehabt hätte, wenn sie mich nicht zulassen würden. Die Halle füllte sich zusehends. Alle hielten ihren Blick auf die Asiatin gerichtet. Ich erschrak, als sie mich schließlich ansprach.

»Ja?«

»O Mann, hier geht's echt zu. Du musst irre viel zu tun haben.«

»Ja, stimmt!« Sie lachte mit einem hübschen Seufzer auf und wurde sofort wieder ernst. Ein Ohr für Schleimer zu haben hieß noch lange nicht, die ein oder andere Schmeichelei nicht doch einzustecken.

Tja, leider sei die Shala hoffnungslos überbucht. Aber einen Platz auf der Warteliste ...

»Warteliste, das heißt ...«

»Du kannst auf die Warteliste!«, bot sie, diesmal ohne zu lächeln, an.

»Aber ich fahre in zwei Tagen schon wieder.«

»Du meldest dich an, und wenn Platz ist, kannst du mitmachen. Sieht aber für die nächsten Wochen nicht danach aus.« Sie konnte es nicht fassen, dass jemand derartig dumme Fragen stellte, und gab sich selbst hundert Punkte für ihre fortwährende Freundlichkeit. Ausrasten war wohl nicht üblich, jedenfalls im administrativen Bereich.

»Ich müsste jetzt 550 Dollar bezahlen, und wenn jemand krank wird, rutsche ich vielleicht rein?« Mein Ton gefiel ihr nicht und mir auch nicht. Aber was sollte ich machen? Es war schließlich eine Stange Geld für mich.

»Genau so. Aber ich kann dir keine Hoffnungen machen.« Sie warf einen entschuldigenden Blick zu den Wartenden hinüber und signalisierte mit einer besänftigenden Handbewegung, dass unser Gespräch so gut wie vorbei sei. Da war ich allerdings anderer Meinung.

»Stimmt es, dass ich, wenn ich hier üben will, nicht zu B. N. S. Iyengar oder Venkatesh gehen kann? Die würde ich auch gerne treffen.«

»Stimmt.« Sie sah jetzt richtig verärgert aus.

»Warum?«

»Ich habe sehr wenig Zeit. Warum bist du hier?«

»Ich dachte, es ist gut für die Karriere.«

Es gelang ihr problemlos, keine Regung auf meinen armseligen Witz zu zeigen. Schnell tippte sie eine SMS in ihren Blackberry. Ich nahm einen neuen Anlauf.

»Ich wüsste ja auch sehr gerne mehr von dir!« Und das war nicht gelogen.

Sie sah mich zum ersten Mal richtig an und ein Zucken lief wie ein Käfer über ihr Gesicht. Den Moment musste ich nutzen und redete schnell weiter: »Also, warum so jemand wie du das hier macht? Du wirst sicher nicht gut bezahlt.« Im Raum war es jetzt ganz still. »Und opferst doch deine gesamte Zeit und deine Kraft?«

Sie sah mich nachdenklich an. Und ich sah mich mit ihren Augen, eine leicht gereizte Frau in schmutzigen Röhrenjeans, einem lila Kittel, eine alte Helmut-Lang-Sonnenbrille mit einer Schnur um den Hals gebunden, eine sonderbare Kreatur auf dem Weg zur Yogaklasse, zum Waschsalon, zum Kirchentag? Sie hielt ihre Geschichte ebenfalls für erzählenswert, das verrieten ihre Augen, aber definitiv zu schade für mich, eine Frau, die hier aufgekreuzt war, um freche, dumme Fragen zu stellen. Jedenfalls fürs Erste. Und so schloss sie mit sich den Kompromiss, den wir alle als Mittel akzeptiert haben, um Konfrontationen aus dem Weg zu gehen.

Sie hielt mir ihre Karte hin: »Schick mir 'ne E-Mail!«

Möglich, dass es früher mal, so vor knapp fünfzig Jahren, ungezwungener im Hause Jois zugegangen ist, damals als die ersten Amerikaner nach Mysore kamen. Gerne stellt man sich Runden von verschwitzten Vietnam-Gegnern, Nixon-Feinden vor, die an Bananenbäumen lehnend einen fetten Joint rauchten. Wo auch immer sich dieser Spirit hin verflüchtigt hatte, hier oder am Pool des Hotels Regalis war wenig davon übrig geblieben. Ein Trainee-Programm eines Finanzunternehmens hätte nicht verbissener und humorloser ablaufen können. Yogis sind manchmal verdammt langweilige Menschen, besonders wenn dann noch die Hitze und ein Muskelkater dazu kommen.

Vor der Halle rannte ich in Sharat, den Enkelsohn von Pattabhi Jois. Ich kannte ihn aus London, so wie ihn vermutlich Hunderte auf der ganzen Welt von den Workshops kennen, auf die er zusammen mit Saraswhati, seiner Mutter, seinen Großvater begleitete und ihm assistierte.

Er zog mich in ein kleines Zimmer mit heruntergezogenen Jalousien und setzte sich an seinen Schreibtisch. Er bat mich, einen Augenblick zu warten, zählte Geld und tippte minutenlang in einen Taschenrechner, schnell und konzentriert.

Mir fiel ein, was Natarash, mein Stadtführer gesagt hatte, als ich ihm bei meiner Ankunft erzählte, ich sei nicht wegen dem Sommerpalast von Tipu Sultan da und seinen hübschen Wandmalereien, dem Jaganmohan-Palast und der Kunstgalerie oder dem Palast des Maharajas, sondern um zu sehen, wie hier Yoga unterrichtet wurde. »Pattabhi Jois geht es nur ums Geld«, sagte er, während wir in der Stadt herumfuhren. »Das kann ich nicht glauben.« – »Doch«, sagte er, enttäuscht, dass ich mir keine bemalten Reiskörner anschauen wollte, »er berechnet jede Minute. Und diese neue Protzvilla? Woher soll das Geld kommen?« Wir stiegen aus, liefen um den Sommerpalast herum und unterhielten uns, wie es Leute tun, die sich über die Höflichkeit hinaus ein bisschen mehr sympathisch sind.

»Was machen die Leute hier abends nach der Arbeit?«

»Sie gehen joggen oder setzen sich in den Park und plaudern.«

»Warum ist Yoga so populär geworden?«

»Wegen der Werbung. Weil man damit Geld verdienen kann. Und weil es verjüngend wirkt. Es tut gut. Und am wichtigsten: Es kontrolliert unser sexuelles Bedürfnis.«

Natarash war ein feiner Mann über sechzig. Er trug

hübsche Sandalen und einen Anzug. Mädchen mit Jasminblüten und Chrysanthemen im Haar schlenderten an uns vorbei und aßen Eis. Wir gingen langsam, Natarash spürte seine Hüfte, und ich hatte aus Rishikesh immer noch einen verstauchten Fuß.

»Warum versuchen Sie es nicht mit Yoga für Ihre Hüfte?«

»Ich habe Yoga geübt als junger Mann. Meine Tochter starb mit 17 Jahren. Danach habe ich aufgehört. Ich glaube, ich habe eine Depression.«

»Was ist mit Meditieren? Hier gibt es angeblich die besten Lehrer?«

»Ich glaube es nicht, wenn Leute sagen, sie meditieren.« Er nahm mich beiseite und sang leise das Gaitri-Mantra. »Das singe ich hundertacht Mal jeden Tag. Das muss genügen.«

Als Sharat seine Abrechnung beendet hatte, sagte er: »So.«

»Wie geht es Ihrem Großvater?« Niemand hatte Pattabhi Jois in den letzten Wochen zu Gesicht bekommen. Immer wieder war er krank gewesen im letzten Jahr, 2008, immer wieder hatte er sich aufgerappelt.

»Ganz gut. Er ist im Krankenhaus für Untersuchungen.« Ich verübelte Sharat sein Pressesprechergesicht nicht. Schon lange führte er die Geschäfte. Er besaß zweifelsohne die Autorität, den Laden zu schmeißen, und wusste, was für eine Aufregung ausbrechen würde, sollten Gerüchte über den ernsten Zustand seines Großvaters bekannt werden.

Ich hatte ihn danach fragen wollten, warum er Dollar

verlangte, nicht Rupien, wie viel in die Wohltätigkeitsorganisation, den Shri K. Pattabhi Jois Charity Trust floss, was er von der Hysterie der Schüler hielt, wie viel Unterwürfigkeit ein Mann wie er vertrug, und vor allem, wie sehr er sich selbst unterordnen musste in dieser Familie, die eine Dynastie darstellte, so wie in Deutschland vielleicht die Krupps. Keine ausgefallenen Fragen, Fragen, die ein erwachsener Mensch durchaus beantworten kann. Doch während ich ihm gegenübersaß, überholte mich auf einmal das Dilemma, das über dieser ganzen Aufgabe schwebte. Saß ich hier als Journalistin? Als Yogi? Ich entschied mich gegen beides und sagte gar nichts.

Er begann, von allein zu erzählen, wie es war, mit seinem Großvater unter einem Dach zu leben. Wie der jeden Morgen um 3.30 Uhr aufstand, wie er, Sharat, als Sechsjähriger begonnen hatte, mit ihm zu üben, und dann als Jugendlicher keine Lust mehr hatte auf Yoga und schließlich doch zurückkam. Heute stehe er um 1 Uhr nachts auf, übe zwei Stunden, nehme ein ausführliches Bad und fange an zu unterrichten von 4.45 bis 8 Uhr, um 12 Uhr dann Mittagessen, zwei Stunden Pause, von 15.30 bis 17.30 Uhr dann der Anfängerunterricht und zwischen 20.30 und 21.00 Bettruhe.

Und wann ging er zum Zahnarzt? Zeugte er seine Kinder? Kaufte eine neue Hose? Ging in den Tempel oder ins Kino? Keine Ahnung. Ich fragte ihn nicht. Es ging mich nichts an. Er lächelte freundlich und sah auf seine Uhr. Da fiel mir doch noch eine Frage ein: Was sagte er zu dem Konkurrenzdruck und der Feindseligkeit, die unter vielen seiner Studenten herrschte?

»Die Studenten aus dem Westen haben keine Geduld. Ihr Ego ist viel zu groß. Sie wollen alle Lehrer werden. Das ist falsch.«

Für diejenigen, die nach Mysore kamen, mochte das stimmen. Viele von ihnen waren Lehrer und scharf auf den offiziellen Segen von Pattabhi Jois. Ihnen ein großes Ego vorzuwerfen war verlogen. Die Shala lebte schließlich von ihnen. Sie mochten arrogant und feindselig auftreten, aber in Wirklichkeit war ihr sogenanntes Ego mickrig und alles andere als gesund.

In London auf Pattabhi Jois' Workshops war mir jedenfalls aufgefallen, in welchem korrupten Verhältnis die Unterwürfigkeit der Schüler zu der Nonchalance ihres Meisters, Kritiker könnten auch von Gleichgültigkeit sprechen, stand. Schon ein schlichter Witz, den alle schon hundertmal gehört haben – Pattabhi Jois verzählte sich gerne absichtlich beim Zählen der Atemzüge –, und ein keuchendes Auflachen ging durch den Saal.

Bei meiner Rückkehr an den Hotelpool machten die Männer noch immer den Eindruck von Angebern. Von den Frauen, besonders denen über dreißig, ging eine Härte und Traurigkeit aus in der Art, wie sie über ihre teuren Sonnenbrillen auf die jüngeren Frauen schielten, wie es vielleicht an jedem Pool der Welt üblich ist, nur von Yogis erwartete man eben etwas anderes.

Das Gefühl von Einsamkeit inmitten dieser Leute hätte nicht größer sein können, dabei hatte ich mich immer für jemanden gehalten, der gut allein sein kann, also tat ich, was alle vernünftigen Menschen in so einer Situation machen: Ich bestellte mir ein Bier. Schon der erste süße

Schluck machte den grauen Rasen und die hässliche Betonfassade des Hotels erträglicher, es lohnt sich wirklich, wenig zu trinken, die Wirkung ist einfach umwerfend.

Neben mir nahm ein weißhäutiger Spanier Platz, streichelte zärtlich seine Gitarre und spielte einen Song, so hemmungslos banal und schlecht, dass ich ihn sofort ins Herz schloss. »Yoga is life, life is yoga.« Wer sich nun ausgemalt hätte, dass die ganze Yogafamilie mit einstimmte, hatte sich geschnitten. David, so hieß der Spanier, sang unverdrossen weiter. Mit einem ehrlichen, kleinen Lachen drehte er sich schließlich zu mir und sagte: »Hey!«

Ich hatte ein paar Adressen, die ich zur Not abklappern konnte in der Hoffnung, irgendwo mitmachen zu dürfen. Gegen meinen Instinkt stieg ich auf offener Straße in eine Riksha ein, deren Fahrer mir gleich nicht der Hellste zu sein schien. Ich hielt ihm meinen Zettel mit den Adressen hin, natürlich waren sie ihm alle bekannt. Wunderbar, dann bitte zuerst zu Sheshadri in die Yogashala Mandala. Er hatte gelogen, kannte sich nicht aus. Dann bitte zur Vinay Kumar in die Prana Vashya Yogashala? What?

Nach einer Stunde Irrfahrt immerhin ließ er mich an der berühmten Atma Vikasa Yoga School heraus, wo um halb sieben ein Kirtan, gemeinsames Singen, und dann eine Klasse stattfinden sollten. Ich ging die Außentreppe hinauf zum ersten Stock. Außer mir warteten ein Neuseeländer und eine Deutsche, die mir gleich sagte:

»Vergiss es, der nimmt niemanden für einen Tag!«

Ein anderer Deutscher kam dazu, er hatte sich einen dicken roten Punkt zwischen die Augenbrauen gemalt. Als er hörte, worum es ging, schüttelte er mit Inbrunst den Kopf, als habe er sein ganzes Leben lang darauf gewartet.

»Der nimmt doch niemanden für EINEN Tag ...!

»Warum nimmt er niemanden für einen Tag?«

»Weil man, wie du wahrscheinlich nicht weißt«, langsam kam er in Fahrt, er war der Typ, der an der Supermarktkette bis zuletzt kalkuliert, an welcher Schlange es schneller geht, »so was wie Demut braucht und Disziplin und ...«

»Geduld?«, bot ich an. Er ignorierte meine Ergänzung. Es ging sowieso nicht um mich, er wollte dem deutschen imponieren. Das Mädchen kratzte hingebungsvoll an einem Mückenstich auf ihrem Oberschenkel. Der Mann, wahrscheinlich ein lieber Kerl, zwang sich wegzusehen und sprach jetzt schärfer:

»Dieser Yogatourismus ist gefährlich. Es sind genau Leute wie du, die die Kommerzialisierung von Yoga vorantreiben. Wenn jeder so wie du hier einfach aufkreuzen würde ...«

Endlich sah das Mädchen auf und blickte den Mann nachdenklich an.

»Du musst auch Opfer bringen, wenn du es ernst meinst, deinen Job an den Nagel hängen ...« (Ich sah ihn zu Hause bei Ulm zufrieden in seinem Ordner in der Riester-Rente blättern.) Etwas in meinen Augen irritierte ihn. Er lenkte ein und versuchte es nun auf die feinfühlige Tour, den Blick des Mädchens auf sich spürend:

»Ich würde mir an deiner Stelle einfach mal überlegen, was du hier eigentlich suchst.«

Dich, dachte ich, Leute wie dich. Euch entkommt man

nirgends auf der Welt. Ich war jetzt wütend und entschloss mich, dem Gefühl nachzugeben. Was die jahrelange Abstinenz von aufrichtig empfundener Wut und Zorn bei Yogis ausrichtete, konnte ich bei meinem Gegenüber gerade bestens studieren. Also sagte ich im Weggehen, ohne mich noch einmal umzudrehen:

»Dieser rote Fleck da auf deiner Stirn, da würde ich mal einen Arzt draufgucken lassen!«

Ich wusste nun, dass ich umsonst gekommen war. Weil ich es trotzdem lieber selber vom Meister der Rückbeugen hören wollte, strich ich wie ein Dieb um das Haus herum und stand tatsächlich auf einmal einem Mann mit kleinem Bäuchlein und dem Habitus eines Friseurs gegenüber, der mich empört fragte, was ich hier zu suchen hätte. Und ... nein, natürlich würde er niemanden akzeptieren, der einfach so dahergelaufen kam. Mindestens zehn Jahre oder so ähnlich musste man bleiben, ich kannte ja mittlerweile die Argumentationslinie. Dann eben nicht. Diese Lehrer waren nicht die cleveren, abgebrühten Halsabschneider. Sie hüteten ein wertvolles Erbe, aber sie waren auch Geschäftsleute, und als solche mussten sie Angebot und Nachfrage regeln. Ich hätte an ihrer Stelle auch keine durchgedrehte Nervensäge akzeptiert, die einfach so auftauchte. Immerhin lud mich Venkatesh ein, am abendlichen Kirtan teilzunehmen, und so saß ich eine halbe Stunde in sehr gemischter, durchweg sympathischer Runde und murmelte Chants und Mantras, die ich noch nie vorher gehört hatte. Danke.

Zehn Minuten später – diesmal hatte ich einen klugen Chauffeur – saß ich auf einem Sofa aus grünem Plastik und sah zu, wie ein vierjähriges kleines Mädchen auf einer

Decke in der Ecke lag und schlief. Neben mir saß Shakuntula, ihre Mutter, eine Frau mit leuchtenden Augen, die mir entgegengehumpelt kam. Ich hatte von ihr in New York gehört, von »Lady Ruth«, einer schon älteren Jivamukti-Lehrerin. Beide wollten ein Waisenhaus in Mysore aufbauen. Ich brachte Geld und Schokolade mit, wie man mir geraten hatte.

Hinterher stand ich auf der Straße, einer ruhigen, kleinen Seitenstraße, nicht weit vom Ramakrishna Ashram. Es war plötzlich stockfinster und vor Übermüdung fing ich an zu frieren. Automatisch ging ich bis zu einer Kreuzung vor und stellte mich in eine Art Imbissbude, in der ein paar Frauen mit ihren Kindern saßen (ein gutes Zeichen) und aßen und bestellte dasselbe. Sie rückten zur Seite. Zufrieden aß ich etwas, das heiß war und gut, und mehr wollte ich schon gar nicht wissen. Es gefiel mir, dass mich die Frauen in Ruhe ließen und keine Fragen stellten. Ich wollte nicht weniger als das, sitzen, in Ruhe gelassen werden und möglichst keine Eindrücke mehr sammeln.

Am nächsten Morgen verließ ich das Hotel, noch war es dunkel, nur die Wasserpumpen am Pool stöhnten auf. Das riesige, indisch-kontinentale Frühstücksbuffet, das in den Plastikprospekten im Zimmer ausführlich fotografiert war, würde ich mir später anschauen. Eine letzte Adresse blieb mir noch, und zwar im ersten Stock des Jagamohan Palace mitten in der Stadt. Die Metallgitter vor den Schmuckläden waren heruntergelassen, überhaupt zeigte sich kaum ein Mensch. Nur in der Nähe des großen Marktes sah ich ein paar Männer, Lieferanten wahrscheinlich oder Bauern vom Land, mit einem Glas Tee vor einem Kiosk stehen. Es war Viertel nach fünf, aber ich hätte es mir nicht verziehen, diese letzte Chance auf eine Stunde mit einem der alten Meister zu verschlafen.

Wie es wohl war, ständig erklären zu müssen, nicht der Iyengar zu sein, sondern der andere, der B. N. S Iyengar, nicht der B. K. S Iyengar, der Asthanga Iyengar, nicht der Iyengar Iyengar. Nach B. N. S Iyengar wurde keine Methode entwickelt. B. N. S Iyengar hatte nicht mal eine Webpage. Oder eine Managerin, eine Sekretärin oder jemanden, der ein anständiges Klingelschild an die Tür hängte. Dafür hatte er seine Patanjali Yogashala am schönsten Platz von Mysore, direkt am Jaganmohan Palace Circle, in einem Gebäude, das möglicherweise ein Palast war, jedenfalls kam es mir, die ich ohnehin zum Optimismus neigte, in diesem ersten zarten Morgenlicht so vor.

Ein Polizist immerhin, der in seinem Auto vor dem Gebäude lümmelte, zeigte mit dem Finger unbestimmt auf die Fensterreihe unterm Dach, also machte ich die Tür auf und stieg im Dunkeln eine breite Treppe hinauf, geleitet nur von dem wenigen Licht, das durch Mauerritzen ins Gebäude fiel. Mehrere Türen gingen von dem breiten Flur weg, gleich die erste, die ich, als niemand auf mein Klopfen reagierte, öffnete, war die richtige. Ich stand in einem riesigen finsteren Raum, ein paar Teppiche lagen aufgerollt an der Seite, ein paar alte Zeichnungen von Strichmännchen in Asanas hingen an der Wand. Ich atmete eine ordentliche Ladung Staub, Schweiß, Holz und noch etwas seltsam Scharfes ein. Es gefiel mir. Ich fand eine winzige Tür, die schief in den Angeln hing und hinausführte auf das Dach, wo in einem winzigen Verschlag ausnahmsweise ein nicht übel riechendes Klo untergebracht war, eine willkommene Gelegenheit, die ich schnell nutzte, wie immer vor einer Yogastunde.

Stapel von Ziegelsteinen bröselten vor sich hin. Vielleicht war mal an eine Renovierung gedacht worden oder einen Ausbau, bevor Pattabhi Jois die Schlacht um die Nachfrage für sich entschieden hatte. Von hier oben schaute man auf eine verträumte Kleinstadt, alte Paläste, fröhlich gestrichene Tempel, den Bahnhof, die Universität, sauber aufgeräumte Feuerstellen, Ochsenkarren, die darauf warteten, beladen zu werden.

Moderne Yogis halten sich gerne für Nomaden und auch ich fühle mich gerne als Teil einer Gruppe, die das, was uns Menschen normalerweise ans Leben bindet, wie Familie, Steuern, der Sportteil der Sonntagszeitung, auf die leichte Schulter nehmen. Doch die Wahrheit ist, die meisten großen Lehrer waren Familienmenschen, hatten Frau und Kinder und scheinen nicht nur eine Schule, an der sie ihre Methode entwickeln und Fortschritte beobachten konnten über lange Zeiträume, sondern auch ein familiäres Zentrum gebraucht zu haben. Dafür war Mysore, das wurde mir hier oben klar, ein guter Platz.

Die gleichmäßig auf dem Dach verteilte Vogelscheiße, von der der beißende Geruch ausging, glänzte silbern im ersten grauen Morgenlicht. Es musste kurz vor sechs sein. Schnell ging ich in die Halle und da war er, der große andere Iyengar, ein altes, rundes Männchen mit einem Schädel wie Lino Ventura und Augenbrauen, in denen Flussreiher nisten könnten.

Er machte eine Reihe von Handgriffen, zog hier einen Vorhang auf, räumte da einen Stuhl zur Seite, nichts, was er nicht schon seit sechzig Jahren genauso gemacht hätte. Dann winkte er mich in eine Kammer, sein Büro. Seine finstere Stirn bedeutete vielleicht nur, dass er mit seinen Gedanken tief im 14. Jahrhundert steckte oder in ein Gebet versunken war oder die Wärme seiner ebenso alten Frau vermisste, die sie wie getrocknete Kuhfladen zuverlässig jede Nacht ausstrahlte. Wer weiß das schon? Auf jeden Fall war etwas Bitteres um ihn, eine lebenslange Unzufriedenheit, die Einsicht, der ewig Zweite zu sein, hatte ihn hart gemacht und nicht weich. So war er menschlich, einer wie wir. Außerdem redete er gleich von Geld: 5000 Rupien oder fünf Dollar für eine Stunde. »Please cooperate!«

Er nahm die 5000 Rupien, ohne mich anzuschauen. Ich rollte meine Matte neben einem polnischen Pärchen aus, ein paar andere Schüler kamen, sicher waren wir nicht mehr als zehn, und schon ging es los. Mit Pranayama. Für die anderen, nicht für mich. Nach einem endlosen Murmeln und Anweisungen, die ich nicht verstand, der ersten langen Runde Kabbala Bhati und mir wurde schwindlig, ich hörte Sharons süße Stimme, »dann hast du es falsch gemacht«, aber viel wahrscheinlicher war, dass ich eben doch viel zu wenig geschlafen hatte. Meine Stirn war nass und kalt. Ich legte mich hinten in den Saal und versank in einen Dämmerzustand, immer wieder gequält von dem Verlangen, aufzustehen und mitzumachen, meine letzte Chance, und ausgerechnet jetzt eine Kreislaufschwäche.

Als ich aufwachte, war die Halle leer. Ich ging nach unten, durch einen Innenhof, und stand auf einmal in einem

Krishna-Tempel, vor Jahrhunderten tiefblau und golden gestrichen, der in eine Art Innenhof des Palasts gebaut worden war. Obwohl ich hier objektiv falsch war als Katholikin, und sicher nicht auch nur andeutungsweise eine ähnlich intime Erfahrung hinbekam wie die alte Frau, die kurz nach mir hereinschlurfte und nun weit vorn vor der Krishna-Statue murmelnd ihr Anliegen vorbrachte, konnte ich sehr wohl die Nähe zu einem Altar und die Bedeutung, einfach nur davorzusitzen, anerkennen. Wahrscheinlich würde ich eine gute Tempeldienerin abgeben, nicht in dem eindeutigen Sinne, wie sie die Geschichte nahelegt, sondern tatsächlich jemand mit einem Besen, der ein bisschen für Ruhe sorgt und die Verträumtheit dieser Stätte genießt.

Dieser Platz, eingequetscht zwischen Polizeistation, Mülltonnen und Küche, hatte es mir jedenfalls deutlich mehr angetan als die großen, prächtigen Mauern auf Hügeln mit Busparkplatz und Ansichtskarten. Ich zog meine alten goldenen Schuhe aus, setzte mich in eine Ecke und begann, was man eben so macht an diesen Plätzen, zu meditieren. Schlüssel klirrten, ungefederte Motorräder bogen um die Ecke, vereinzeltes Hupen, Vögel zwitscherten, auch Krähen wachten auf. Die Geräusche der Außenwelt, eines neuen Tages, der nichts Wesentliches zu befürchten ließ, vermischten sich mit dem Pochen meiner Arterien, das ich im Inneren meines Handgelenks spürte. Es war, stellte ich amüsiert fest, dasselbe mühselige Unternehmen wie überall auf der Welt. Gedanken kamen, die schattigen Serpentinen hinter St. Paul des Vince, die Einatmung der Weg hinauf in eine Kurve hinein, jetzt bin ich in den Alpen,

Ginsterbüsche kratzen an den Knien, die Ausatmung, ein Treppenhaus, ein Kleid, ein Spülbecken, Vögel zwitschern, die Isar, Turnschuhe, der Polstergeruch auf der Rückbank des Mercedes meines Großvaters, unmöglich, da bei der Wahrheit zu bleiben, zu viel bleibt auf der Strecke in dem Moment, wo man etwas im Einzelnen festhalten will.

Dieser letzte Tag in Indien wurde der schönste der ganzen Reise, und allein deswegen würde ich jederzeit wieder nach Mysore kommen. Zum ersten Mal war ich nicht getrieben von der Vorstellung, Yogameister zu treffen, die Szene zu studieren, erhellende oder überhaupt Erfahrungen zu machen, und prompt fielen sie mir in den Schoß.

Ich schlenderte hingerissen von den Farben und Gerüchen, ja, so ist es nun mal in Indien, über den Markt. Mittlerweile war ich schon ganz geschickt darin geworden, mir das Essen in den Mund zu werfen.

Ich besuchte die hübsche kleine Bibliothek im Mysore Palace und suchte nach den beiden Büchern von Krishnamacharya, denn mehr hat er nicht geschrieben, scheiterte allerdings sofort an meinem lausigen Sanskrit und dem Bibliothekar, der nur Kanaka sprach. Vielleicht war er auch nur ein Besucher.

Wo früher Krishnamacharyas Yogashala stand, war heute eine Schule untergebracht. Nonnen zeigten mir eine schmale Kammer, Krishnamacharyas Unterkunft. Warum die Schule irgendwann nach der Unabhängigkeit 1947 geschlossen wurde, warum er sie nicht an einem neuen Ort wieder aufgemacht hat, warum das Unterrichtsgeschäft in Mysore so schlecht lief, dass die Familie eine Zeitlang von den Früchten des Gartens leben musste, und warum zuletzt Krishnamacharya nach Chennai zog, um dort von vorne anzufangen – ich hatte keine Erklärung. Aber ich war nicht die Einzige, die sich dafür interessierte. Der Filmemacher Jan Schmidt-Garre zeigte mir gerade, während ich dieses Kapitel zu Ende schrieb im Frühsommer 2010, das Rohmaterial zu seinem Film über Yoga. Darin das Zimmer, in dem Krishnamacharya in Chennai damals lebte. Ein karger Raum im ersten Stock eines hässlichen Wohnhauses, angegliedert ohne Tür eine Art Nasszelle, in der Krishnamacharya auch kochte. Kochen musste, wahrscheinlich. In diesem Raum empfing er, der wichtigste Yogalehrer des letzten Jahrhunderts, wenn nicht aller Zeiten, seine Schüler. Vermutlich mussten sie einen Tisch beiseiteräumen und das Bett, von draußen dröhnte das neumodische Geknatter der Motorräder hinein, man hätte auch ins Kino gehen können.

Auf dem Weg zum Flughafen durch die schläfrigen Dörfer und gelben Felder wäre es ein Kinderspiel, ein bisschen wehmütig zu werden. Ich sah den wunderschönen Jagomohan Palace vor mir, in dem Krishnamacharya die Jahresvorstellung seiner Yogashala abhielt, die dicken buddhistischen Mönche beim Picknick in Sarnath, hörte das Klatschen, mit dem die Frauen in ihren pfirsichfarbenen Saris in Varanasi die nasse Wäsche auf die Steinplatten am Ganges schlugen, der Sound aus den verbeulten Lautsprechern, die Erdnusshändler in Rishikesh, der Sadhu mit dem fetten Silberschmuck um seinen Knöchel, die Hunde, die in Kerala um die Ruderboote am Strand schlichen, die Bauern, die sich ausruhten, bevor sie mit den leeren Milchkannen am Fahrrad wieder zurück in ihre Dörfer fuhren, die Bilder von Gandhis Salzmarsch in der Bibliothek in Mysore.

Jetzt, wo es vorbei war, stellte ich fest, dass es kaum eine anstrengendere Beschäftigung gab, als in einem Land zu reisen, von dem man nichts oder nur sehr wenig wusste. Indien blieb mir ein völliges Rätsel. All das Reden über Mutter Indien und das Nachhausekommen war eine Lüge. Die Zeitlosigkeit von Indien war eine Lüge und gehörte der Vergangenheit an. Doch die Menschen sehnten sich weiter nach dem Unerklärlichen und nicht nach der neuen Supermacht, ich bildete da keine Ausnahme. Sie sehnten sich nach Veränderung. Dahinter steckte die alte romantische Vorstellung von einem wahren Kern, zu dem man auf Teufel komm raus durchdringen muss.

Wenn der indische Subkontinent der Nabel der Welt ist, gemäß der Yogaanatomie Manipura Chakra, dann wollten Europäer hier ihr Ego unter Kontrolle bringen. Ihr Ego, ihre Phobien, Depressionen, Allergien und Ängste, um zu Hause wieder besser funktionieren zu können. Hinter dem Wunsch nach Veränderung mochte eine tiefe Unzufriedenheit stecken, doch eine Reise nach Indien konnte sich deshalb so gut als »Reise nach innen« qualifizieren, weil von ihr keine echte Gefahr ausging. Je schmuddeliger und unkomfortabler die Reiseumstände waren, desto schneller fand der Reisende zu Hause wieder zum Luxus der berühmten heißen Dusche und einer stabilen instrumentellen Vernunft. Oder hat sich je ein Indien-Rückkehrer das Klassensystem zu Hause vorgeknöpft, in Frage gestellt oder sich im Harz mal ein paar Jahre unter einen Baum gestellt? Oder aufgehört, T-Shirts aus Kinderarbeit zu kaufen?

Ein persönliches Erlebnis im Rahmen einer schönen Fernreise, mehr war in Wahrheit nicht gewollt. Am Ende stand man seinen dunklen Gefühlen gegenüber.

Über Yoga hatte ich einiges erfahren, aber weniger, als ich gedacht hatte. Mehr über Menschen aus dem Westen, die nach Indien fuhren. Je länger ich dabei über die Yogis in Pattabhi Jois' Shala nachdachte, wie sie ausgelaugt und zufrieden genau um diese Zeit jetzt ihre schweißnassen T-Shirts im Waschbecken einweichten, desto erleichterter war ich, ihnen nicht länger als Nervensäge auf die Pelle rücken zu müssen. Besonders die jüngeren, die unter 30-jährigen, hatten früh erwachsen werden müssen. Waren sie Yogalehrer, verdienten sie wenig und arbeiteten hart. Möglicherweise, nein, mit Sicherheit war dieser jährliche Trip der Höhepunkt ihres Lebens.

Ich hatte, und das war mein letzter Gedanke, während ich an den Reklametafeln von Siemens, Dell und General Electric und der Skyline von Bangalore vorbeifuhr, absolut nichts dagegen einzuwenden. Mit dem, was sich Indien vorgenommen hatte, würden die Leute hier früher oder später dringend so etwas wie eine »Work-Life-Balance« brauchen. Wie es im Song von Garbage heißt: »The trick is to keep breathing.«

GEWINNEN SIE EIN ASTRONAUTEN-TRAINING

An einem der ersten schönen Abende im Sommer 2010 saß ich mit einer Freundin an der Bar einer Terrasse, hoch über den Dächern Berlins. Wir sahen hinunter auf die breiten Straßen und unterhielten uns darüber, warum in den Menschen von jeher der Wunsch nach Veränderung existierte. Die Freundin übte seit ein paar Jahren Yoga. Erst einmal die Woche, heute jeden Tag. Sie plant ihre Tage rund um die Yogastunde, ihre Freunde können es schon nicht mehr hören. Denn verabreden kann man sich mit ihr nur, wenn es ihr Yogaplan erlaubt. Ein Schriftsteller kam dazu, wir redeten kurz über den Pool, an dem wir saßen (er ist Schwimmer), dann fragte ich ihn:

»Warum will der Mensch besser werden? Woher kommt diese Sehnsucht danach, ein anderer zu sein?«

Er überlegte nicht eine Sekunde. »Ich will nur, dass sich die anderen ändern.«

Die Freundin war dagegen. »Wer nicht länger unglücklich sein will und leiden, dem bleibt nichts anderes übrig: Er muss sich ändern.«

Der Schriftsteller blieb eisern. »Leiden? Ich hab eigentlich nur Angst, dass meine Jacke da gleich ins Wasser fällt.«

»Ja, Leiden. Wiederholung des Leidens. Sich wegen der falschen Dinge den Kopf zerbrechen«, sagte ich. Um uns herum standen Leute, die Pullover um die Schultern gelegt wie damals 1984 im P1. Ich verlor den Faden. Ich dachte an all das Vogelgezwitscher vom Band, das ich in meinem Leben schon in Yogastunden gehört habe, daran, dass Putin damit angab, den Kopfstand zu beherrschen, Bazon Brock Interviews im Kopfstand gab, dass mir unabhängig voneinander vier Erwachsene in der letzten Woche erklärt hatten, ihre Therapien an den Nagel gehängt zu haben, seit sie Yoga übten. Mir fiel auf, dass es mir anders als früher nicht peinlich war, den Faden verloren zu haben. Auf die Gefahr hin, den Schriftsteller, bekannt dafür, nicht zimperlich zu sein, wenn es ums Austeilen geht, zu verärgern, zählte ich schließlich locker auf, was Pantanjali gesagt hat: »Täuschung, Eigenliebe, Bevorzugung, Vorurteil und Angst sind die Ursachen für unser Leiden. Waren es schon vor zweitausend Jahren.«

»Oder noch schlimmer«, sagte der Schriftsteller, »wenn das Handy aus der Jacke rutscht und ins Wasser fällt.«

Wir waren zurück in Deutschland und fanden Berlin nach den Strapazen in London das Größte, auch wenn verglichen mit der Situation Anfang des neuen Jahrtausends Yoga neben Waxingstudios eine der wenigen durchschlagenden Erfolgsstorys war, die ich erkennen konnte.

Nach einem Rezept zu leben, das aus einem Land mit warmem, trockenem Sand kommt, war für eine Unmenge Menschen die richtige Entscheidung, um gesund zu sein und klar zu denken.

Über vier Millionen Menschen, schrieb der »Spiegel«, übten mittlerweile in Deutschland. Eine kleine Zahl verglichen mit der Zahl der Hundebesitzer, eine große Zahl, wenn man bedenkt, dass es Frauen vor hundert Jahren noch nicht mal erlaubt war, Yoga zu üben. Es gab mittlerweile alles: Besserwisser-Yoga, Jazzdance-Yoga, Soldaten-Yoga, Mami-Yoga, Kinder-Yoga, Schwitz-Yoga, Yoga im Freien, Yoga am Strand, Hormon-Yoga, Senioren-Yoga, Ideologen-Yoga, schlampiges Yoga, Partner-Yoga, Acro-Yoga, Sex-Yoga, Yoga für Surfer, Yoga für Dicke, Yoga für die Nationalmannschaft.

Die Gründe dafür lagen auf der Hand: Zu einem Yogastudio zu gehen hatte etwas zutiefst Urbanes. Die Unverbindlichkeit, der lockere Ton, das Englische, das dem Ganzen beiwohnte, machte vor allem der jüngeren Generation, die selbstverständlich mit Englisch aufgewachsen war, die lieber Emotionen sagte und »Life happens«, die Entscheidung leicht, sich mit etwas zu beschäftigen, was auf Deutsch nach Wachstum klang. Individualisierung und Rückzug mögen es die Soziologen nennen. Zur Belohnung winkte die körperliche Transformation, wenn die Seele dann auch noch clean wurde, umso besser.

Ohne mich zu bemühen, kann ich eine lange Reihe von Menschen aufzählen, deren körperliche Verwandlung schlicht faszinierend ist. Der Kunstkritiker, der zum ersten Mal in seinem Leben mit knapp fünfzig den Rücken strafft, die Kunstkritikerin, die sich die Leichtfüßigkeit eines jungen Mädchens bewahrt hat, Schauspieler, die kommen, um endlich mal für neunzig Minuten nicht über sich zu reden, arbeitende Mütter, denen Yoga dabei hilft, die Dreifachbelastung durch Beruf, Ehe und Familie zu ertragen, Väter, die eine neue Aufgabe suchen, Politiker, die ihre

Zweifel nicht laut werden lassen dürfen, Arbeitslose, die sich nach Disziplin sehnen, Überarbeitete, die ihr Telefon ausschalten wollen. Sie alle sind durch Yoga stärker geworden. Ihre Durchblutung, ihr Kreislauf, ihr Stoffwechsel, ihre Lungenfunktion und Potenz haben sich verbessert. Psychosomatische Erkrankungen gehen zurück: Rücken, Magen, Darm, Migräne. Alle sind gesünder, die meisten sehen besser aus. Sie stecken Misserfolge schneller weg, haben zumindest die Chance, sich dabei zu ertappen, bevor sie denselben Streit zum hundertsten Mal vom Zaun brechen.

Ich wundere mich, dass wir Yogis den anderen Menschen nicht mehr auf die Nerven gehen. Der Rummel, den wir um unsere Gesundheit, die Reinheit und Biegsamkeit unserer Körper, unseres Geistes veranstalten, mag uns persönlich guttun, es macht uns sicher zu langweiligen Partygästen.

Viele unserer Freunde übten mittlerweile Yoga. Wer nicht zum Yoga ging, hatte zumindest eine Meinung dazu und erklärte gerne, warum er »stattdessen« Pilates machte.

Während eine Finanzkrise eine Krise der Staatsfinanzen ausgelöst hatte und in vielen Ländern eine Staatskrise drohte, schienen die Menschen ein immer dickeres Fell gegenüber allem, was politisch und gesellschaftlich passierte, zu entwickeln und interessierten sich mehr und mehr für konsequente Selbstbeobachtung.

Artikel über die »Stille« häuften sich. Mails wurden mit »Alles Licht und alles Liebe« unterschrieben. Besonders junge Frauen tätowierten sich das Sanskrit-Zeichen für Om auf den Nacken. Auch von außen interessierte man sich plötzlich für uns. Die Universitäten untersuchten verstärkt die Wirkung von Meditation. Bücher über »Yoga und Psychologie« wurden geschrieben. Andererseits finanzierte niemand grundlegende Studien, weil damit kein Geld zu verdienen ist. Ein Typ in Glasgow entwickelt Konflikt-Yoga, um es später in Kriegsgebieten einzusetzen. Bikram Coudhury's Frau möchte Yoga als olympische Disziplin etablieren. Eine Woche Yogaferien in der Karibik mit einem berühmten Lehrer kostete über 6000 Dollar. In New York wurde aus Hass auf die prominenten Yogagurus und die ganze damit zusammenhängende Stil-Industrie das Studio »Yoga to the People« gegründet, in dem jeder bezahlte, wie viel er konnte. Ich kannte eine Lehrerin, die dieselbe Stimme hatte wie die Frau, die einen durchs Telefonbanking der Hypovereinsbank begleitete: freundlich, unerschütterlich, ein bisschen so, wie man mit Doofen spricht.

Man hörte das Wort »Entschleunigung« in schon absurder Frequenz und alle paar Wochen lernte man jemand Neuen kennen, der seinen Job hinschmiss, um Yogalehrer zu werden.

Einmal ließ ich mich zu einem gedankenlosen Scherz hinreißen, dessen Folgen möglicherweise unabsehbar waren. Ich war früh dran in der Schule, in der ich an diesem Abend unterrichtete, und sagte zu einer Schülerin, die ebenfalls gerne früh und immer besonders ernsthaft zu den Stunden erschien, ohne nachzudenken: »Und, wann wirst du Lehrerin?« Der Trick ist alt. Ich habe genug Lehrer dabei beobachtet, wie sie versuchten, schlummernde Spiritualitätsbedürfnisse bei Schülern zu wecken. Die

Schülerin, nicht mehr jung, trug ausgewaschene Leggings und ein ärmelloses Trikot, das am Bauch Falten warf. Ihre Haare hätten mal wieder gewaschen werden müssen und auf einem Schulterblatt saß gräulich blau der unvermeidliche Schmetterling.

»Ich weiß ...«, antwortete sie schon fast kokett, als hätte ich sie mit dem Tenor hinter der Bühne erwischt. »Ich dachte vielleicht, im Frühling schon.«

Ich wollte nicht wissen, wie die Frau, wie so viele einer bestimmten Art, künstlerisch begabt, gescheit und breithüftig als Drehbuchautorin/Hutdesignerin/Dokumentarfilmerin gescheitert war, wollte nicht Zeuge werden ihrer zarten Hoffnung, durch einen radikalen Kurswechsel ihr Leben womöglich in letzter Minute noch herumzureißen, indem sie ihr Hobby zum Beruf machte.

Was brachte sie mit, um eine gute Lehrerin zu werden? Warum sind es so oft Leute mit geringem Selbstbewusstsein, die sich von der neuen Aufgabe insgeheim auch eine Heilung *ihrer* angeschlagenen Seele versprechen?

Die Schmetterlingsfrau legte sich einen Block zwischen die Schulterblätter und streckte sich der Länge nach auf dem Boden aus.

Nach der Stunde war mein Zynismus wie weggeblasen. Eine matte Heiterkeit und dazu das gute Gefühl, alle ordentlich zum Schwitzen gebracht und ihnen hinterher die verdiente Ruhe verschafft zu haben, vertrieben alle Zweifel. Yoga zu unterrichten war ein großartiger Beruf. Wen kümmerte es schon groß, ob man sich dazu berufen fühlen musste und warum. Es richtete, anders, als Straßen teeren, keinen Schaden an, so wie Autounfälle, Klimaerwärmung,

Stau. War es nicht toll, dass sich immer mehr Leute dafür entschieden?

Doch so einfach war es nicht. Immer neue Lehrer tauchten auf. Von den alten dagegen waren nicht wenige verbittert. Das Geld war knapp, die Schulen wurden mehr und mehr zu Unternehmen, die nach marktwirtschaftlichen Kriterien geführt wurden. Verträge für die Schüler, Computerprogramme zum Einchecken, Boutiquen, Ferienangebote, Lehrerausbildung, gemeinsam singen, schwitzen, schweigen, heimlich fluchen: für die Schüler ein zweites Zuhause, für viele Lehrer Verhältnisse wie im Frühkapitalismus.

Die Yogaszene in Berlin, vor fünf Jahren noch überschaubar, fast intim und ein wenig exotisch, war inzwischen riesig und teils regelrecht zerstritten. Während man sich öffentlich zusammennahm und sich die Schüler nach der Stunde in den Armen lagen, wurden aus den Büros lange, böse Briefe hin und her geschickt. Alle hatten Angst, am großen Geschäft nicht mitzuverdienen. Doch nicht nur zwischen den Schulen, die um die Schüler, die Lehrer, die Sponsoren, die Unterstützung durch die Krankenkassen, das Interesse der Medien, die Stars aus Amerika kämpften, herrschte Spannung.

Auch innerhalb der Schulen gab es Bewegung. Das erste halbe Jahrzehnt war für die Lehrer ungeheuer produktiv und zerstörerisch zugleich gewesen. Konkurrenz, Neid, Missgunst blühten auf, wie durch lange Unterdrückung besonders stark. Lieben brachen auseinander, Schulen wurden gegründet und wieder geschlossen, Leute, die gemeinsam hundertmal »Mögen alle Menschen glücklich und frei sein« gesungen hatten, sprachen nicht mehr miteinander. Es gab das kommerzielle Mode-Yoga mit süßen Tops und schicken Matten und das orthodoxe Yoga mit seinem anstrengenden puritanischen Anspruch. Die Yogagemeinschaft war wie die der Blogger eindimensional, gemütlich und manchmal unfassbar persönlich: »Seit ich Yoga übe, ist meine Fruchtbarkeitsbehandlung ...« Die Yogawelt war ein geschlossenes System, die Sprache fast so schlimm wie damals in der marxistischen Gruppe, viele Lehrer unfähig zur Selbstkritik, gebeutelt zwischen einem tiefsitzenden Gefühl von Unzulänglichkeit oder geradezu lächerlichem Größenwahn. Auf der Kölner Yogakonferenz im Mai 2010 fiel zum ersten Mal im Zusammenhang mit Yogalehrern der Begriff Burn-out.

Ich sah mich um auf dieser Konferenz, die wie eine Aerobic-Messe aussah, tatsächlich aber exzellente Lehrer aus der ganzen Welt, natürlich auch die ein oder andere echte Nervensäge, versammelte, und fragte mich, ob meine Kollegen, von denen jedes Jahr mehr kamen, dieselben Zweifel bewegten. Wir inszenierten eine Heimat, die die Leute spirituell nannten, worunter weder sie noch wir uns etwas Genaues vorstellen konnten, einen Platz, an dem alle freundlich waren, einen Ort ohne Verbindlichkeit und doch in der lauwarmen Temperatur, die dem Kreislauf so gut bekommt. Und alle, die plötzlich müde waren, rationalen Weltzugängen nicht mehr trauten, keine Drogen mehr vertrugen, die ihren Geist als qualvolle Belagerung erlebten, die überlegten, einen Hund zu kaufen gegen die Einsamkeit, oder eine Spermaprobe, die das Unerklärliche in ihren Mondkalendern einfangen wollten, sie alle rollten ihre Matten aus, wo immer es ging, und schufen einen Boden, den ihnen keiner unter den Füßen wegziehen konnte.

Vor ein paar Wochen räumte ich bei einem Streit mit einem Ruck die Bücher aus dem Regal, zerriss ein T-Shirt und zerbrach einen soliden Kleiderbügel aus Kirschholz. Ich merkte sofort, wie die Wut nachließ, wie gut es getan hatte, etwas kaputtzumachen. Aus dem aufgewühlten Meer war im Nu wieder ein glatter See geworden, meine Haut war weich, mein Kiefer entspannt, meine Atmung ruhig. Als Kind hatte ich gerne meine Brille zerbrochen, mit der Faust die Badezimmertür eingeschlagen. Mein Spitzname war »Kalaschnikow«. Man kann nicht sagen, dass mir die Bestimmung, Yogalehrerin zu werden, in die Wiege gelegt war. Ich bin auch keine besondere Yogalehrerin, niemand würde mich nach Australien einladen. Gott sei Dank. Ich gebe mir natürlich Mühe, weil ich gar nicht anders kann. Aber habe ich mich verändert?

Wir modernen Frauen haben so viel Wut in uns. Das kommt vom Essen, sagen mein Mann und seine Freunde. »Ihr esst kein Fleisch, ihr esst überhaupt zu wenig, kein Wunder, dass die Nerven dauernd blank liegen.«

Als ich den Satz »Wir modernen Frauen ...« aufschrieb, tippte ich aus Versehen »Wir mordenden Frauen«, was mir gleich viel besser gefiel.

Gelegentlich ein bisschen aufräumen mit dem Wahnsinn, den wir uns als Menschen auferlegt haben, ist vielleicht der wichtigste Effekt, den Yoga haben kann.

Manchmal habe ich das Gefühl, bei vielen Yogis funktioniert die Verbindung zur Welt, zu ihren Familien, zu dem Menschen, den man liebt, zum Gefühl der Liebe überhaupt nur noch über Yoga, als sei Yoga das entscheidende Bindemittel. Vielleicht ist das der tiefere Grund, warum die Menschen Yoga so religiös betreiben, obwohl es keine Religion ist: wegen der Liebe und dem Element der Sinnstiftung, die in ihr stecken.

Yoga kann viel, aber nicht alles. Wer durch Yoga gerettet werden will, wird tief enttäuscht werden.

Der Augenblick, die Zeit, die Wahrheit: Was soll man sich unter diesen abstrakten Begriffen vorstellen, die sich mit ihrer magnetischen Wirkung unser Leben unter den Nagel reißen wollen? Das ganze Theater um die Gegenwart, die zusammenschrumpft auf einen nichts sagenden Moment, führt genau dahin: in die Leere. Das ist eine Menge, aber nicht alles.

Die fundamentale Geneigtheit zu etwas außer mir selbst, die Liebe zu etwas Größerem als mir selbst dagegen, so weit jedenfalls meine Erfahrung, rettet die Menschen davor, im eigenen Müll zu ersticken. Alle Karten auf einen Elefantengott zu setzen oder eine wohlmeinende Natur, wird schwierig.

Wir werden keine besseren Menschen durch Yoga. Von den Alten hat das übrigens auch nie jemand behauptet. Vielleicht genügt es schon, sich tatsächlich ehrlich die Frage zu stellen, der wir bislang konsequent ausweichen, egal zu wie vielen Jahresabos wir uns durchringen: Wie wollen wir leben?

Die Momente der Freiheit, in denen ich nichts will, nichts verstehen, nichts formulieren, keine Fragen, nicht mal Antworten, sind Momente brutalsten Glücks. Vielleicht ist es das, was gemeint ist mit »im Einklang mit sich selbst leben, an der Schwelle des Absoluten«.

Ich kann sie auch jenseits der Matte erleben, aber üben kann ich sie am besten dort: auf einer durchgewetzten, dummen Gummimatte, die mal die Unterlage für einen Teppich war. Die Natur ist eben nicht wohlmeinend und Gott hat keinen Rüssel.

Buttmannstraße 13, Berlin. Ich stieß ein schweres Tor auf und ging durch einen Gang auf den Hinterhof. Dort spielten zwei junge Männer Tischtennis auf einer ziemlich neuen Platte. Ein dritter saß an einem Tisch, trank Zitronenlimonade aus einer 2-Liter-Flasche und drehte sich einen Joint. Ich betrachtete das riesige Hinterhaus, dessen Fassade seit dem Weltkrieg nicht mehr gestrichen worden war.

»Hier gibt es irgendwo einen Raum, der leersteht. Ich würde da gerne Yoga unterrichten. Glaubt ihr, das könnte irgendjemanden interessieren?«

»So 'n esoterischer Kram? Keine Ahnung. Wüsste ich jetzt nicht.«

»Eigentlich ist das für Jugendliche gedacht. Wohnen hier welche?«

»Klar, hier wohnen jede Menge.«

»Super. Ich habe nämlich viele Jugendliche erlebt, die schon mit sechzehn Rückenprobleme haben und Übergewicht. Für die wäre es doch toll, sich zu bewegen und dabei gleichzeitig zur Ruhe zu kommen. Meint ihr nicht?«

»Die ham aber andre Interessen. Fahrradklauen, Handyklauen, solche Sachen.«

»Da müssen sie aber auch beweglich sein.«

»Hey, du hast doch einen Schlüssel. Zeig ihr doch mal den Raum!«

Geschickt schloss mir der Limonadentrinker im Finsteren, weil das Licht im Flur nicht ging, eine Wohnung im Erdgeschoss auf. In einer Art Küche stapelten sich die Bierkästen, aus dem Dunkel blinkten die roten Lichter einer Waschmaschine.

»Die gehört allen im Haus.«

In einem Zimmer standen ein paar Möbel vom Sperrmüll, eine Couch, ein paar Sessel, der zweite, etwa 15 Quadratmeter große Raum war leer bis auf Regale, in denen altes Kinderspielzeug lag und Kisten mit leuchtend bunter Wolle. Der Holzboden war bekleckst mit Farbe und an den Wänden hingen Kinderzeichnungen.

»Gibt's 'ne Heizung?«

»Klar.« Der Limonadentrinker zeigte auf einen Kasten, von dem aus sich ein riesiges Rohr schräg nach oben wand und schließlich in der Wand verschwand. »'nen Tipptopp-Holzofen.«

»Groß ist es ja nicht.«

»Machste eben erst mal kleine Gruppen.« Der Limonadenmann grinste.

»Und?«, fragte der andere, als wir zurückkamen.

»Der Raum ist schon ok. Jetzt brauche ich nur noch Leute.«

»Das kannste vergessen. Ist doch nur was für Schwule.«

»Wieso? Du hättest doch sicher auch gerne Muskeln.«

»Tut mir leid, ich will dir ja nicht deine Illusionen kaputtmachen. Ich meine, wenn du Yogalehrerin bist, wirste ja wohl so was wie 'ne Klientel haben. Hier, das kannste vergessen. Ich schwör's dir.«

Als ich mein Fahrrad aufsperrte, kam Nadja mit einer Mülltüte aus dem Haus. Sie war aus der Bretagne, die Tochter tunesischer Einwanderer, und lebte schon seit sieben Jahren hier in der Buttmannstraße, die in der Zeitung »Deutschlands gefährlichste Straße« hieß und gerade gar nicht so aussieht, als hauten sich hier Polen, Türken und Araber regelmäßig die Köpfe ein. Mindestens fünfundzwanzig Nationen lebten hier, viele Flüchtlinge aus Bosnien. Nadja arbeitete als Übersetzerin und bastelte manchmal in der Erdgeschosswohnung mit den Kindern von der Straße. Sie brachte ihnen Stricken bei, deswegen die Wolle. Sie hatte sehr weiße Zähne und ich war froh, ihr nach den E-Mails endlich gegenüberzustehen.

»Wie hoch ist die Miete?«, fragte ich sie.

»Ein Euro pro Quadratmeter«. Dafür gab es wie im ganzen Haus kein warmes Wasser, nur Etagenklos, Holzöfen, dünne Fenster, durch die im Winter der Wind pfiff. Das Haus war gerade wieder verkauft worden. Auch der jetzige Besitzer wusste, dass die alten Mieter gegen ihn und die geplante Sanierung vor Gericht zogen.

»Aber wir haben keine Chance. Wir wollten ihm anbieten, selber zu sanieren. Jetzt liegt das Ganze erst mal auf Eis. Spätestens nächstes Jahr müssen wir raus.«

Das Problem war auch die Versicherung. Nachdem viele der Kinder und Jugendlichen nachmittags auf ihre kleinen Geschwister aufpassen mussten, könnte es passieren, dass im Unterricht plötzlich ein Baby die Finger in die Steckdose bohrt, und dann? Wir beschlossen, uns mit Gangway e. V., einem Sozialbüro gleich nebenan, zusammenzutun, die gerade einen Laden renovierten, der ideal wäre.

Wir spazierten durch die warme Sommernacht an ein paar Spielhöllen und einer Moschee vorbei. Vor der »Barrikade«, der berühmten »letzten Bastion der Volksrepublik Wedding«, saßen ein paar Männer mit grimmigen Gesichtern, von denen sicher einer mal die Telefonnummer von Rio Reiser hatte, der hier früher seine Texte geschrieben haben soll. Ein Mann mit einer Bierflasche winkt Nadja zu und macht ein paar elegante Tanzbewegungen.

Da gingen sie fast jeden Abend hin, erzählte Nadja, ohne über das schwierige deutsche Wort Kiezkneipe zu stolpern. Wir begegneten einem Mädchen mit schiefen Zähnen und einem niedlichen Kurzhaarschnitt, den sie gerade umsonst bekommen hatte.

Nadja gratulierte ihr und erklärte mir: »Wir sind nämlich Meister darin, alles umsonst zu bekommen. Haarschnitte, Essen, Holz zum Heizen.«

»Und jetzt auch noch Yoga«, sagte ich.

So was Schwules.

Aufmerksamkeit ist meine Droge, doch ein sauber ausgeleuchtetes, schön gestyltes Innenleben ist eine Illusion.

Manchmal wird über uns Yogis berichtet, als seien wir Hippies mit einem Putzfimmel, die den Kampf um ein selbstbestimmtes Leben nur auf Goa hinkriegen. Wir, die wir alle duzen, werden nicht gerne mit der Frage konfrontiert, ob wir handlungsfähig sind oder nicht, weil es dann gleich nicht mehr so übersichtlich und hübsch ist auf der Yogamatte.

Doch die Strenge mit mir selbst, die Leichtigkeit, die himmlische Ruhe, die sich über mich legt, diese Erfahrung kann ich weitergeben. Die tut jedem gut. Ich habe keine Antworten parat, aber wo sonst kann ich ein nach unten schauender Baum sein?

Mit Dank an Kelly Britton, Lippy Orem, Michi Kern, Gerad Argeros, Freddie Helwig, Elisabeth Bernstein, Lara Baumann, an Marilyn, an Tirumulai Krishnamacharya, an die Berliner, die Londoner, die Münchner und alle Yogalehrer der Welt, an Gangway e.V. Wedding, Birgit Schmitz, in Liebe für Thomas, Josephine und Linda, und mit den besten Wünschen für den Unbekannten am Fenster.